全国高职高专临床医学专业"十三五"规划教材

（供临床医学、预防医学、口腔医学专业用）

人体解剖学与组织胚胎学

主　编　韩中保　苏衍萍

副主编　胡华麟　薛亚忠　郭芙莲　马永臻

编　者　（以姓氏笔画为序）

马永臻（山东医学高等专科学校）

王　艳（潍坊护理职业学院）

苏衍萍［山东第一医科大学（山东省医学科学院）］

单　政（新疆昌吉职业技术学院）

赵文涛（沧州医学高等专科学校）

胡华麟（安庆医药高等专科学校）

徐红涛（江苏医药职业学院）

郭芙莲（漯河医学高等专科学校）

韩中保（江苏医药职业学院）

程　云（包头医学院）

薛亚忠（红河卫生职业学院）

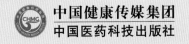

中国健康传媒集团
中国医药科技出版社

内容提要

本教材是"全国高职高专临床医学专业'十三五'规划教材"之一，系根据本套教材的编写指导思想和原则要求，结合专业培养目标和本课程的教学目标、内容与任务要求编写而成。本教材具有专业针对性强、紧密结合岗位知识和职业能力要求、理论与临床密切联系、对接执业助理医师资格考试要求、理论联系实际、凸显实用性等特点；内容主要包括人体解剖学、组织学和胚胎学等。本教材为书网融合教材，即纸质教材有机融合电子教材，教学配套资源（PPT、微课、视频、图片等），题库系统，数字化教学服务（在线教学、在线作业、在线考试）。

本教材主要供高职高专临床医学、预防医学、口腔医学等专业教学使用，也可作为基层医务工作者、青年教师的重要参考书。

图书在版编目（CIP）数据

人体解剖学与组织胚胎学/韩中保，苏衍萍主编.—北京：中国医药科技出版社，2018.8
全国高职高专临床医学专业"十三五"规划教材
ISBN 978-7-5214-0111-0

Ⅰ.①人… Ⅱ.①韩… ②苏… Ⅲ.①人体解剖学—高等职业教育—教材 ②人体组织学—人体胚胎学—高等职业教育—教材 Ⅳ.①R32

中国版本图书馆CIP数据核字（2018）第060696号

美术编辑 陈君杞
版式设计 南博文化

出版 **中国健康传媒集团** | 中国医药科技出版社
地址 北京市海淀区文慧园北路甲 22 号
邮编 100082
电话 发行：010-62227427 邮购：010-62236938
网址 www.cmstp.com
规格 889×1194mm $^1/_{16}$
印张 26 $^1/_4$
字数 556 千字
版次 2018 年 8 月第 1 版
印次 2021 年 11 月第 4 次印刷
印刷 三河市万龙印装有限公司
经销 全国各地新华书店
书号 ISBN 978-7-5214-0111-0
定价 **79.00 元**

获取新书信息、投稿、为图书纠错，请扫码联系我们。

数字化教材编委会

主　编　韩中保　苏衍萍

副主编　胡华麟　薛亚忠　郭芙莲　马永臻

编　者　（以姓氏笔画为序）

马永臻（山东医学高等专科学校）

王　艳（潍坊护理职业学院）

苏衍萍［山东第一医科大学（山东省医学科学院）］

张栋梁（江苏医药职业学院）

单　政（新疆昌吉职业技术学院）

赵文涛（沧州医学高等专科学校）

郝　玲（江苏医药职业学院）

胡华麟（安庆医药高等专科学校）

徐红涛（江苏医药职业学院）

郭芙莲（漯河医学高等专科学校）

韩中保（江苏医药职业学院）

程　云（包头医学院）

薛亚忠（红河卫生职业学院）

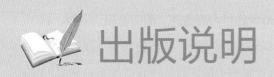

出版说明

为贯彻落实国务院办公厅《关于深化医教协同进一步推进医学教育改革与发展的意见》（〔2017〕63号）等有关文件精神，不断推动职业教育教学改革，推进信息技术与医学教育融合，加强医学人才培养，使职业教育切实对接岗位需求，教材内容与形式及呈现方式更加切合现代职业教育需求，适应"3+2"等多种临床医学专科教育人才培养模式改革要求，大力提升临床医学人才培养水平和教育教学质量，培养满足基层医疗卫生服务要求的临床医学专业人才，在教育部、国家卫生健康委员会、国家药品监督管理局的支持下，在本套教材建设指导委员会和评审委员会顾问、华中科技大学同济医学院文历阳教授，主任委员、厦门医学院王斌教授等专家的指导和顶层设计下，中国健康传媒集团·中国医药科技出版社组织全国80余所以高职高专院校及其附属医疗机构为主体的，近300名专家、教师历时近1年精心编撰了"全国高职高专临床医学专业'十三五'规划教材"，该套教材即将付梓出版。

本套教材包括高职高专临床医学专业理论课程主干教材共计20门，主要供全国高职高专临床医学专业教学使用，也可供预防医学、口腔医学等专业教学使用。

本套教材定位清晰、特色鲜明，主要体现在以下方面。

一、紧扣培养目标，满足培养基层医生需要

本套教材的编写，始终坚持"去学科、从目标"的指导思想，淡化学科意识，遵从高职高专临床医学专业培养目标要求，对接职业标准和岗位要求，培养从事基层医疗卫生服务工作（预防、保健、诊断、治疗、康复、健康管理）的高素质实用型医学专门人才，并适应"3+2"等多种临床医学专科教育人才培养模式改革要求。教材内容从理论知识的深度、广度和技术操作、技能训练等方面充分体现了上述要求，特色鲜明。

二、密切联系应用，强化培养岗位胜任能力

本套教材理论知识、方法、技术等与基层医疗卫生服务实际紧密联系，体现教材的先进性和适用性，满足"早临床、多临床、反复临床"的培养要求。教材正文中插入编写模块（课堂互动、案例讨论等），起到边读边想、边读边悟、边读边练，做到理论知识与基层医疗实践应用结合，为学生"早临床、多临床、

反复临床"创造学习条件，提升岗位胜任能力。

三、人文融合医学，注重培养人文关怀素养

本套教材公共基础课、医学基础课、临床专业课、人文社科课教材内容选择，面向基层（乡镇、村）、全科导向（全科医疗、全民健康），紧紧围绕基层医生岗位（基本医疗卫生服务、基本公共卫生服务）对知识、能力和素养的基本要求。在强化培养学生病情观察能力和应急处置能力的同时，注重学生职业素养的训练和养成，体现人文关怀。

四、对接考纲，满足医师资格考试要求

本套教材中，涉及执业助理医师资格考试相关课程教材的内容紧密对接执业助理医师资格考试大纲，并插入了执业助理医师资格考试"考点提示"，有助于学生复习考试，提升考试通过率。

五、书网融合，使教与学更便捷、更轻松

全套教材为书网融合教材，即纸质教材与数字教材、配套教学资源、题库系统、数字化教学服务有机融合。通过"一书一码"的强关联，为读者提供全免费增值服务。按教材封底的提示激活教材后，读者可通过 PC、手机阅读电子教材和配套课程资源（PPT、微课、视频、动画、图片、文本等），并可在线进行同步练习，实时反馈答案和解析。同时，读者也可以直接扫描书中二维码，阅读与教材内容关联的课程资源（"扫码学一学"，轻松学习 PPT 课件；"扫码看一看"，即刻浏览微课、视频等教学资源；"扫码练一练"，随时做题检测学习效果），从而丰富学习体验，使学习更便捷。教师可通过 PC 在线创建课程，与学生互动，开展在线课程内容定制、布置和批改作业、在线组织考试、讨论与答疑等教学活动；学生通过PC、手机均可实现在线作业、在线考试，提升学习效率，使教与学更轻松。此外，平台尚有数据分析、教学诊断等功能，可为教学研究与管理提供技术和数据支撑。

编写出版本套高质量教材，得到了全国知名专家的精心指导和各有关院校领导与编者的大力支持，在此一并表示衷心感谢。出版发行本套教材，希望受到广大师生欢迎，并在教学中积极使用本套教材和提出宝贵意见，以便修订完善。让我们共同打造精品教材，为促进我国高职高专临床医学专业教育教学改革和人才培养做出积极贡献。

中国医药科技出版社

2018 年 5 月

全国高职高专临床医学专业"十三五"规划教材

建设指导委员会

刘圆月（益阳医学高等专科学校）

江秀娟（重庆三峡医药高等专科学校）

孙　静（漯河医学高等专科学校）

苏衍萍［山东第一医科大学（山东省医学科学院）］

杨林娴（楚雄医药高等专科学校）

杨留才（江苏医药职业学院）

杨智昉（上海健康医学院）

李士根（济宁医学院）

李济平（安庆医药高等专科学校）

张加林（楚雄医药高等专科学校）

张兴平（毕节医学高等专科学校）

张爱荣（安庆医药高等专科学校）

陈云华（长沙卫生职业学院）

罗红波（遵义医药高等专科学校）

周少林（江苏医药职业学院）

周鸿艳（厦门医学院）

庞　津（天津医学高等专科学校）

郝军燕（江苏医药职业学院）

秦红兵（江苏医药职业学院）

徐宛玲（漯河医学高等专科学校）

海宇修（曲靖医学高等专科学校）

黄　海（江苏医药职业学院）

崔明辰（漯河医学高等专科学校）

康红钰（漯河医学高等专科学校）

商战平［山东第一医科大学（山东省医学科学院）］

韩中保（江苏医药职业学院）

韩扣兰（江苏医药职业学院）

蔡晓霞（红河卫生职业学院）

全国高职高专临床医学专业"十三五"规划教材

评审委员会

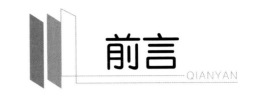

前言
QIANYAN

　　人体解剖学与组织胚胎学是高职高专临床医学专业必修的专业基础课程。本教材基于基层医疗卫生事业高素质技术技能型人才培养的目标要求，依照《高等职业学校临床医学专业教学标准》的要求，有机整合人体解剖学、组织学和胚胎学，将正常人体形态、结构及其发生、发展规律等基础理论知识与临床课程紧密结合，在知识和能力教学目标方面更加适合培养基层医生的需要。教材编写坚持"三基、五性、三特性"，教材注重简明扼要，理解性强，理论联系实际，凸显实用性。

　　全书共8篇24章，包括第一篇基本组织（上皮组织、结缔组织、肌组织和神经组织）、第二篇运动系统（骨学、关节学和肌学）、第三篇内脏学（消化系统、呼吸系统、泌尿系统、男性生殖系统、女性生殖系统和腹膜）、第四篇脉管系统（心血管系统和淋巴系统）、第五篇感觉器（视器、前庭蜗器和皮肤）、第六篇内分泌（内分泌系统）、第七篇神经系统（中枢神经系统、周围神经系统、神经传导通路以及脑和脊髓的被膜、血管及脑脊液循环）、第八篇人体胚胎学概要（人体胚胎早期发育）。每章的内容与国家执业助理医师考试对接。

　　在内容组织上，除正文外，还增设了"学习目标""案例讨论""知识链接""知识拓展""考点提示""本章小结"和"习题"等模块，从而达到教学目标明确具体、重点难点突出明显、助教助学清晰到位、临床结合适宜生动。插图形式多样，包括人体解剖标本图、组织切片图、模式图、示意图等，突出图文并茂，有利于学习者看图、读图和写图能力的提高。本教材为书网融合教材，即纸质教材有机融合电子教材，教学配套资源（PPT、微课、视频、图片等），题库系统，数字化教学服务（在线教学、在线作业、在线考试）。

　　本教材由来自高等医学院校、卫生类高职高专院校教学一线的11位教师精心编写，是集体智慧的结晶。编写分工为：绪论（韩中保）、第一篇基本组织（苏衍萍）、第二篇运动系统（薛亚忠 赵文涛）、第三篇内脏学（郭芙莲、马永臻、程云、徐红涛、单政）、第四篇脉管系统（胡华麟、程云、单政）、第五篇 感觉器（王艳、程云）、第六篇内分泌（程云）、第七篇神经系统（韩中保）、第八篇人体胚胎学概要（马永臻）。

　　本套教材在编写过程中，得到了教材建设指导委员会和评审委员会专家的关心指导，并受到各编委所在院校的大力支持，在此一并表示衷心的感谢！虽然我们尽了最大努力，力求精益求精，但由于时间仓促，水平有限，疏漏和不尽人意之处在所难免，敬请批评指正。

编　者

2018 年 3 月

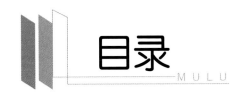

目录 MULU

绪论 ·· 1

一、人体解剖学与组织胚胎学的概念及其在医学教育中的地位 ········ 1

二、人体的组成和分部 ····························· 1

三、解剖学姿势和常用术语 ··························· 2

四、人体器官的变异、异常与畸形 ······················ 3

五、组织切片的常用染色法 ··························· 3

六、学习人体解剖学与组织胚胎学的基本观点与方法 ············· 3

第一篇 基本组织

第一章 上皮组织 ································· 6

第一节 被覆上皮 ······························· 7

一、单层上皮 ······························· 7

二、复层上皮 ······························· 9

第二节 腺上皮和腺 ····························· 10

第三节 上皮细胞的特化结构 ························ 12

第二章 结缔组织 ································ 15

第一节 固有结缔组织 ···························· 16

一、疏松结缔组织 ···························· 16

二、致密结缔组织 ···························· 20

三、脂肪组织 ······························· 21

四、网状组织 ······························· 22

第二节 软骨与骨 ······························ 22

一、软骨 ································· 22

二、骨 24

三、骨的发生和生长 27

第三节 血液 29

一、血细胞 30

二、血小板 33

三、骨髓和血细胞的发生 34

第三章 肌组织 40

第一节 骨骼肌 40

一、骨骼肌纤维的光镜结构 41

二、骨骼肌纤维的超微结构 41

三、骨骼肌纤维的收缩机制 44

第二节 心肌 44

一、心肌纤维的光镜结构 44

二、心肌纤维的超微结构 45

第三节 平滑肌 46

第四章 神经组织 49

第一节 神经元 49

一、神经元的结构 50

二、神经元的分类 51

三、突触 53

第二节 神经胶质细胞 54

一、中枢神经系统的神经胶质细胞 54

二、周围神经系统的神经胶质细胞 55

第三节 神经纤维和神经 56

一、神经纤维 56

二、神经 57

第四节 神经末梢 58

一、感觉神经末梢 58

二、运动神经末梢 59

第二篇 运 动 系 统

第五章 骨学 64

第一节 概述 64

一、骨的形态 64

二、骨的构造 ··· 66
三、骨的化学成分和物理性质 ··· 67
第二节 躯干骨 ··· 67
一、椎骨 ··· 67
二、肋 ·· 70
三、胸骨 ··· 70
第三节 颅骨 ·· 71
一、脑颅骨 ·· 71
二、面颅骨 ·· 71
三、颅的整体观 ·· 72
四、新生儿颅的特征及其生后变化 ······································ 75
第四节 四肢骨 ··· 75
一、上肢骨 ·· 75
二、下肢骨 ·· 78

第六章 关节学 ··· 84
第一节 概述 ·· 84
一、直接连结 ··· 84
二、间接连结 ··· 85
第二节 躯干骨的连结 ··· 86
一、脊柱 ··· 86
二、胸廓 ··· 88
第三节 颅骨的连结 ·· 89
一、颅骨的纤维连结和软骨连结 ·· 89
二、颞下颌关节 ·· 89
第四节 上肢骨的连结 ··· 90
一、上肢带骨连结 ··· 90
二、自由上肢骨连结 ·· 90
第五节 下肢骨的连结 ··· 93
一、下肢带骨连结 ··· 93
二、自由下肢骨连结 ·· 94

第七章 肌学 ·· 100
第一节 概述 ··· 100
一、形态和构造 ·· 100
二、起止点、配布和作用 ·· 101
三、命名法 ·· 101

　　四、辅助装置 ……………………………………………………………………………… 101

第二节　头颈肌 …………………………………………………………………………………… 102

　　一、头肌 …………………………………………………………………………………… 102

　　二、颈肌 …………………………………………………………………………………… 103

第三节　躯干肌 …………………………………………………………………………………… 104

　　一、背肌 …………………………………………………………………………………… 105

　　二、胸肌 …………………………………………………………………………………… 105

　　三、膈 ……………………………………………………………………………………… 106

　　四、腹肌 …………………………………………………………………………………… 107

第四节　上肢肌 …………………………………………………………………………………… 109

　　一、肩肌 …………………………………………………………………………………… 109

　　二、臂肌 …………………………………………………………………………………… 110

　　三、前臂肌 ………………………………………………………………………………… 111

　　四、手肌 …………………………………………………………………………………… 112

第五节　下肢肌 …………………………………………………………………………………… 113

　　一、髋肌 …………………………………………………………………………………… 113

　　二、大腿肌 ………………………………………………………………………………… 114

　　三、小腿肌 ………………………………………………………………………………… 114

　　四、足肌 …………………………………………………………………………………… 116

第六节　体表的肌性标志及局部记载 …………………………………………………………… 117

　　一、体表的肌性标志 ……………………………………………………………………… 117

　　二、局部记载 ……………………………………………………………………………… 117

第三篇　内　脏　学

第八章　消化系统 …………………………………………………………………………… 123

第一节　消化管 …………………………………………………………………………………… 124

　　一、口腔 …………………………………………………………………………………… 124

　　二、咽 ……………………………………………………………………………………… 127

　　三、食管 …………………………………………………………………………………… 129

　　四、胃 ……………………………………………………………………………………… 129

　　五、小肠 …………………………………………………………………………………… 131

　　六、大肠 …………………………………………………………………………………… 132

第二节　消化腺 …………………………………………………………………………………… 135

　　一、唾液腺 ………………………………………………………………………………… 135

　　二、肝 ……………………………………………………………………………………… 135

　　三、胰 ……………………………………………………………………………………… 138

　　第三节　消化管的微细结构 ……………………………………………………………… 139

　　　　一、消化管壁的一般结构 ………………………………………………………… 139

　　　　二、食管的微细结构 ……………………………………………………………… 140

　　　　三、胃壁的微细结构 ……………………………………………………………… 140

　　　　四、小肠的微细结构 ……………………………………………………………… 142

　　　　五、大肠的微细结构 ……………………………………………………………… 143

　　第四节　消化腺的微细结构 ……………………………………………………………… 144

　　　　一、唾液腺的微细结构 …………………………………………………………… 144

　　　　二、肝的微细结构 ………………………………………………………………… 145

　　　　三、胰的微细结构 ………………………………………………………………… 147

第九章　呼吸系统 …………………………………………………………………………… **151**

　　第一节　呼吸道 …………………………………………………………………………… 151

　　　　一、鼻 ……………………………………………………………………………… 152

　　　　二、喉 ……………………………………………………………………………… 153

　　　　三、气管与主支气管 ……………………………………………………………… 155

　　第二节　肺 ………………………………………………………………………………… 156

　　　　一、肺的形态 ……………………………………………………………………… 156

　　　　二、支气管树 ……………………………………………………………………… 157

　　　　三、支气管肺段 …………………………………………………………………… 157

　　第三节　胸膜 ……………………………………………………………………………… 158

　　　　一、壁胸膜 ………………………………………………………………………… 158

　　　　二、脏胸膜 ………………………………………………………………………… 158

　　　　三、胸膜腔 ………………………………………………………………………… 158

　　　　四、胸膜隐窝 ……………………………………………………………………… 158

　　　　五、胸膜和肺的体表投影 ………………………………………………………… 158

　　第四节　纵隔 ……………………………………………………………………………… 159

　　　　一、上纵隔 ………………………………………………………………………… 159

　　　　二、下纵隔 ………………………………………………………………………… 159

　　第五节　气管与肺的微细结构 …………………………………………………………… 160

　　　　一、气管与支气管 ………………………………………………………………… 160

　　　　二、肺 ……………………………………………………………………………… 161

第十章　泌尿系统 …………………………………………………………………………… **168**

　　第一节　肾 ………………………………………………………………………………… 169

　　　　一、肾的形态 ……………………………………………………………………… 169

　　　　二、肾的位置和毗邻 ……………………………………………………………… 169

三、肾的被膜 ……………………………………………………………………… 170

四、肾的结构 ……………………………………………………………………… 171

五、肾段血管与肾段 ……………………………………………………………… 171

第二节　输尿管 …………………………………………………………………… 172

第三节　膀胱 ……………………………………………………………………… 173

一、膀胱的形态 …………………………………………………………………… 173

二、膀胱壁的结构 ………………………………………………………………… 173

三、膀胱的位置和毗邻 …………………………………………………………… 174

第四节　尿道 ……………………………………………………………………… 174

第五节　泌尿系统的微细结构 …………………………………………………… 175

一、肾的微细结构 ………………………………………………………………… 175

二、膀胱的微细结构 ……………………………………………………………… 180

第十一章　男性生殖系统 ……………………………………………………… 184

第一节　男性生殖器 ……………………………………………………………… 185

一、睾丸 …………………………………………………………………………… 185

二、附睾 …………………………………………………………………………… 185

三、输精管和射精管 ……………………………………………………………… 185

四、附属腺 ………………………………………………………………………… 186

五、阴囊和阴茎 …………………………………………………………………… 187

六、男性尿道 ……………………………………………………………………… 188

第二节　睾丸与附睾的微细结构 ………………………………………………… 189

一、睾丸的微细结构 ……………………………………………………………… 189

二、附睾的微细结构 ……………………………………………………………… 192

第十二章　女性生殖系统 ……………………………………………………… 196

第一节　女性生殖器 ……………………………………………………………… 197

一、卵巢 …………………………………………………………………………… 197

二、输卵管 ………………………………………………………………………… 198

三、子宫 …………………………………………………………………………… 198

四、阴道 …………………………………………………………………………… 200

五、前庭大腺 ……………………………………………………………………… 200

六、女阴 …………………………………………………………………………… 201

【附1】乳房 ……………………………………………………………………… 202

【附2】会阴 ……………………………………………………………………… 203

第二节　卵巢与子宫的微细结构 ………………………………………………… 204

一、卵巢 …………………………………………………………………………… 204

二、子宫 206

第十三章　腹膜 213

一、概述 213

二、腹膜与腹盆腔脏器的关系 215

三、腹膜形成的结构 215

第四篇　脉　管　系　统

第十四章　心血管系统 221

第一节　概述 221

一、心血管系统的组成 221

二、血液循环途径 222

三、血管的吻合及其功能意义 223

第二节　心 224

一、心的位置、外形和毗邻 224

二、心腔 225

三、心的构造 227

四、心的传导系统 228

五、心的血管 230

六、心包 230

七、心的体表投影 231

第三节　动脉 231

一、肺循环的动脉 231

二、体循环的动脉 232

第四节　静脉 239

一、肺循环的静脉 240

二、体循环的静脉 240

第五节　心血管的微细结构 244

一、概述 244

二、血管的微细结构 246

三、微循环 249

第十五章　淋巴系统 254

第一节　淋巴系统的组成和结构特征 254

一、淋巴管道 255

二、淋巴组织 256

三、淋巴器官 ·· 256
第二节　人体各部的淋巴管道和淋巴结 ······································· 262
一、头颈部的淋巴结群 ·· 262
二、上肢的淋巴结群 ·· 262
三、胸部的淋巴结群 ·· 262
四、腹部的淋巴结群 ·· 262
五、盆部的淋巴结群 ·· 263
六、腹股沟淋巴结群 ·· 263

第五篇　感　觉　器

第十六章　视器 ··· 266
第一节　眼球 ··· 267
一、眼球壁 ·· 267
二、眼球内容物 ··· 271
第二节　眼副器 ··· 272
一、眼睑 ·· 272
二、结膜 ·· 272
三、泪器 ·· 273
四、眼球外肌 ·· 273
五、眶脂体 ··· 274
第三节　眼的血管 ·· 274
一、眼的动脉 ·· 274
二、眼的静脉 ·· 275

第十七章　前庭蜗器 ·· 278
第一节　外耳 ··· 279
一、耳郭 ·· 279
二、外耳道 ··· 279
三、鼓膜 ·· 279
第二节　中耳 ··· 280
一、鼓室 ·· 280
二、咽鼓管 ··· 281
三、乳突窦和乳突小房 ·· 281
第三节　内耳 ··· 281
一、骨迷路 ··· 282
二、膜迷路 ··· 282

第十八章　皮肤 ·· 288

一、表皮 ·· 288

二、真皮 ·· 290

三、皮肤的附属器 ·· 291

四、皮肤的年龄变化 ·· 292

第六篇　内　分　泌

第十九章　内分泌系统 ·· 296

第一节　垂体 ··· 296

一、腺垂体 ·· 296

二、神经垂体 ·· 299

第二节　甲状腺 ·· 300

一、甲状腺的位置和形态 ······································ 300

二、甲状腺的微细结构 ·· 301

第三节　甲状旁腺 ··· 302

一、甲状旁腺的位置和形态 ··································· 302

二、甲状旁腺的微细结构 ······································ 302

第四节　肾上腺 ·· 303

一、肾上腺的位置和形态 ······································ 303

二、肾上腺的微细结构 ·· 303

第五节　弥散神经内分泌系统 ·································· 305

第七篇　神 经 系 统

第二十章　中枢神经系统 ·· 309

第一节　脊髓 ··· 309

一、脊髓的位置和外形 ·· 309

二、脊髓的内部结构 ··· 310

三、脊髓的功能 ··· 312

第二节　脑干 ··· 313

一、脑干的外形 ··· 314

二、脑干的内部结构 ··· 315

三、脑干的功能 ··· 318

第三节　小脑 ··· 318

一、小脑的外形及分叶 ·· 318

二、小脑的内部结构 ································· 320
三、小脑的功能 ····································· 320
第四节　间脑 ··· 320
一、背侧丘脑 ······································· 321
二、后丘脑 ··· 321
三、上丘脑 ··· 321
四、下丘脑 ··· 321
五、底丘脑 ··· 322
六、第三脑室 ······································· 322
第五节　端脑 ··· 322
一、端脑的内部结构 ································· 324
二、端脑的功能 ····································· 328

第二十一章　周围神经系统 ···························· **331**
第一节　脊神经 ······································· 331
一、概述 ··· 331
二、颈丛 ··· 333
三、臂丛 ··· 333
四、胸神经前支 ····································· 336
五、腰丛 ··· 337
六、骶丛 ··· 338
第二节　脑神经 ······································· 340
一、嗅神经 ··· 341
二、视神经 ··· 342
三、动眼神经 ······································· 342
四、滑车神经 ······································· 342
五、三叉神经 ······································· 342
六、展神经 ··· 343
七、面神经 ··· 344
八、前庭蜗（位听）神经 ····························· 345
九、舌咽神经 ······································· 345
十、迷走神经 ······································· 346
十一、副神经 ······································· 348
十二、舌下神经 ····································· 348
第三节　内脏神经 ····································· 348
一、内脏运动神经 ··································· 348
二、内脏感觉神经 ··································· 350
三、牵涉性痛 ······································· 350

第二十二章　神经传导通路 ································· **355**
 第一节　感觉传导通路 ···································· 355
  一、本体感觉与精细触觉传导通路 ············· 355
  二、痛温度、粗略触觉和压觉传导通路 ········· 356
  三、视觉传导通路和瞳孔对光反射通路 ········· 358
 第二节　运动传导通路 ···································· 359
  一、锥体系 ··· 359
  二、锥体外系 ··· 361

第二十三章　脑和脊髓的被膜、血管及脑脊液循环 ········ **364**
 第一节　脑和脊髓的被膜 ································· 364
  一、脊髓的被膜 ······································ 364
  二、脑的被膜 ··· 365
 第二节　脑和脊髓的血管 ································· 368
  一、脑的血管 ··· 368
  二、脊髓的血管 ······································ 371
 第三节　脑脊液及其循环 ································· 371

第八篇　人体胚胎学概要

第二十四章　人体胚胎早期发育 ························· **375**
 第一节　生殖细胞与受精 ································· 375
  一、生殖细胞 ··· 375
  二、受精 ··· 376
 第二节　植入前的发育 ···································· 377
  一、卵裂 ··· 377
  二、胚泡形成 ··· 378
 第三节　植入和植入后的发育 ····························· 378
  一、植入 ··· 378
  二、蜕膜形成 ··· 379
  三、二胚层胚盘及三胚层胚盘 ··················· 380
 第四节　胎膜与胎盘 ······································ 383
  一、胎膜 ··· 383
  二、胎盘 ··· 385
 第五节　双胎、多胎与联胎 ······························ 386
  一、双胎 ··· 386

二、多胎 ……………………………………………………………………… 387

三、联体双胎 ……………………………………………………………… 387

第六节 先天畸形 …………………………………………………………… 387

一、先天畸形的发生原因 ………………………………………………… 387

二、致畸敏感期 …………………………………………………………… 387

参考答案 …………………………………………………………………… 390

参考文献 …………………………………………………………………… 393

绪　　论

一、人体解剖学与组织胚胎学的概念及其在医学教育中的地位

人体解剖学与组织胚胎学是研究正常人体形态结构、发生发育及其与功能关系的科学，是由人体解剖学、组织学和胚胎学有机组合而成的一门重要的医学基础课程，属生物学科中的形态学范畴，是医学教育中重要的基础课程之一。

人体解剖学主要是用手术器械解剖及肉眼观察的方法，来研究正常人体的形态、结构的科学，又称大体解剖学。按照人体各功能系统（如运动系统、消化系统）进行研究的称为系统解剖学；按照人体各局部（如胸部、腹部）进行研究的称为局部解剖学；着重研究与临床应用有关的称为应用解剖学或临床解剖学。随着揭示人体奥秘的不断深化，还会有一些新学科不断从解剖学中分化出来，但在广义上它们仍属于解剖学范畴。

组织学是借助显微镜研究人体微细结构的科学。由于电子显微镜、组织化学和放射自显影技术等的应用，人体微细结构的研究已经发展到亚细胞和分子水平。

胚胎学是研究人体发生、发展及其机制规律的科学，男女两性生殖细胞、受精、胚胎早期发生及各器官系统的发育是胚胎学的主要内容。

恩格斯说："没有解剖学就没有医学"。医学中1/3以上的名词来自人体解剖学及组织胚胎学。所以，人体解剖学及组织胚胎学是医学生走进医学大门的"敲门砖"，是一门必修的重要的医学基础课。医学生只有正确理解和掌握人体各器官系统的正常形态结构特征、位置、毗邻与生长发育规律，才能进一步认识和掌握生命活动的过程、疾病发生发展的规律，才能正确判断人体的正常与异常，鉴别生理与病理状态，才能有效采取防病、治病、护理措施，努力增进人类健康、提高人们生活质量。因此，每个医学生都必须学好人体解剖学与组织胚胎学。

二、人体的组成和分部

（一）人体的组成

人与其他一切生物一样，最基本的形态结构和功能单位是细胞，构成人体的细胞大小不一、形态多种多样，功能各异，但基本结构都由细胞膜、细胞质和细胞核组成。许多形态相似、功能相近的细胞被细胞间质结合在一起所形成的结构称组织，人体共有上皮组织、结缔组织、肌组织和神经组织四类。几种不同的组织有机地组合，构成具有一定形态、完成特定功能的结构，称器官，如胃、肺、肾、心等。共同完成某种生理功能的一些器官，

互相联系并有序地排列构成系统，人体有运动、消化、呼吸、泌尿、生殖、脉管、神经、内分泌系统以及感觉器官等系统。其中消化、呼吸、泌尿、生殖系统的器官大部分位于胸、腹和盆腔内，并借助一定的孔道直接或间接与外界相通，故总称为内脏。人体的器官系统虽然各有其形态结构特征和特定的功能，但它们是互相联系和互相影响的，并在神经－体液的调节下，形成一个完整统一的有机体，以进行正常的生命活动。

（二）人体的分部

人体按外部形态可分为头、颈、躯干和四肢四部分。头的前部称面，颈的后部称项。躯干前面是胸和腹，后面是背和腰。四肢分为上肢和下肢，上肢又分肩、臂、前臂和手；下肢又分臀、股（大腿）、小腿和足。

三、解剖学姿势和常用术语

（一）解剖学姿势

解剖学姿势是指人体直立，两眼向前平视，上肢下垂于躯干两侧，手掌向前，两足并立，足趾向前的姿势。解剖学姿势是用以说明人体各结构、器官之间位置关系的特定标准姿势，在描述人体器官时，不管所描述的标本、模型、局部或患者处于任何位置，都必须以解剖学姿势为依据。

（二）常用方位术语

按解剖学姿势，常用方位术语如下。

1.**上和下** 是描述部位高低关系的名词，近头顶者为上，近足底者为下。如眼位于鼻之上，而口则位于鼻之下。

2.**前和后** 近腹面者为前，近背面者为后。前、后也可分别称腹侧和背侧。

3.**内侧和外侧** 描述各部位与人体正中面相对的位置关系时，近正中矢状面者称内侧，反之称外侧。在前臂、小腿，常将内侧分别称尺侧和胫侧；外侧分别称桡侧和腓侧。

4.**内和外** 描述空腔器官以及器官与体腔的相互位置关系时，在腔内或近腔者为内，反之为外。如舌在口腔内；心在胸腔内。

5.**浅和深** 描述器官或结构与体表的位置关系时，凡近体表者称浅，反之称深。

6.**近侧与远侧** 在四肢，近躯体附着点为近侧，反之为远侧。

（三）轴和面

根据解剖学姿势，人体任何部位均可设置为3个互相垂直的轴和面（图1）。

1.**轴** 描述关节运动时的术语。①垂直轴：上下方向，与地面垂直且和人体长轴平行的轴，称垂直轴。②矢状轴：前后方向，与地面平行且与人体长轴垂直

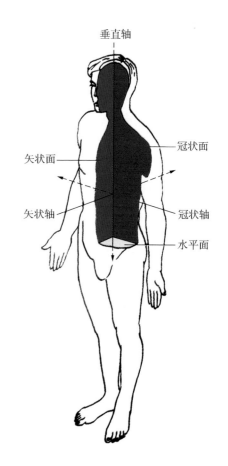

图1

的轴，称矢状轴。③冠状轴：左右方向，与地面平行且垂直于矢状轴和垂直轴的轴，称冠状轴，又称额状轴。

2.面　①矢状面：沿前后方向将人体分成左、右两部分的纵切面，称矢状面。其中，通过人体正中线的矢状面，称正中矢状面，它将人体分成对称的两半。②冠状面：从左右方向将人体分成前、后两部分的纵切面，称冠状面，又称额状面。③水平面：与地面平行且与矢状面和冠状面相互垂直的面，称水平面，又称横断面。在内脏器官，垂直其长轴的切面称横切面，平行于长轴的切面统称纵切面。

四、人体器官的变异、异常与畸形

根据中国人体质调查资料，通常把统计学上占优势的结构，称之为正常。有些人某些器官的形态、构造、位置、大小可能与正常形态不完全相同，但与正常值比较接近，相差并不显著，又不影响其正常生理功能者，称之为变异。若超出一般变异范围，统计学上出现率极低甚至影响其正常生理功能者，则称之为异常或畸形。

五、组织切片的常用染色法

组织学所观察的标本，一般是将器官或组织切成薄片粘贴在载玻片上，然后再经过染色等处理，才能做成组织切片标本在显微镜下观察。最常用的染色法是苏木素和伊红染色（简称HE染色）。苏木素是碱性染料，可将细胞内某些成分染成蓝色。对碱性染料亲和力强的着色物质称为嗜碱性物质。伊红是酸性染料，可将细胞内某些成分染成红色，对酸性染料亲和力强的着色物质称为嗜酸性物质。

六、学习人体解剖学与组织胚胎学的基本观点与方法

（一）结构与功能相联系的观点

人体的形态结构和功能是密切相关的。一定的形态结构决定细胞、组织和器官的功能，如骨骼肌细胞具有收缩的结构，因而以骨骼肌细胞为主组成的肌，与人体运动功能密切相关。功能的改变，也可影响形态结构的发展和变化，如加强体育锻炼，可使骨骼肌变粗、肌发达；长期卧床，可导致骨骼肌细弱、肌萎缩。可见结构与功能相互联系、相互制约。

（二）局部和整体统一的观点

学习人体解剖学及组织胚胎学都从个别器官即局部入手，但局部不能离开整体而独立存在，且每一个器官、系统的功能并非孤立的局部活动，而是整体功能的组成部分，相互之间存在着密切而又错综复杂的联系。因此，应从局部与整体统一的观点出发，以局部理解整体，由整体深入局部，弄懂弄通局部与整体间的联系，夯实基础理论和知识。

（三）进化发展与环境统一的观点

人类是由亿万年前的灵长类古猿进化而来的，在形态结构上还保留着灵长类哺乳动物的结构特点，如身体两侧对称，体腔被分成胸腔和腹腔等。现代人类的形态结构，仍在不断地发展和变化，如人体的细胞、组织和器官一直处于新陈代谢、分化发育的动态之中，血细胞处于不断更新之中。

人生活在自然和社会的大环境中，不仅从外界环境中进行物质交换，而且不可避免地受到自然规律、社会现象的影响。人体通过神经–体液的调节和控制，不断地统一人体内部的功能活动，以适应周围环境；同时，应注意科学发展与保护环境相统一，努力营造和谐的社会，保障人人享有健康生活。

（四）理论联系实际的观点

学习人体解剖学及组织胚胎学的目的是为了实际应用。在学习中要注重理论联系实际，通过观察尸体、大体标本、模型、组织切片，加深对理论知识的理解和记忆；对临床上看得见、听得到、摸得着、用得上的解剖学知识要在自身活体上反复触摸，准确定位，通过反复比较、对照分析、综合归纳、举一反三，牢牢把握。人体解剖学与组织胚胎学研究的就是正常的人体结构，而自己就是最好的教科书和图谱，把书本知识与自己的身体结合起来，学习效果就会事半功倍。在获得教材知识的同时，还应涉猎参考书，拓宽知识面；参与研究性学习，活跃自己的思路；努力参加社会实践，达到学以致用。

本章小结

人体解剖学与组织胚胎学是研究正常人体形态结构、发生发育及其与功能关系的科学，属于形态学科，是医学教育中重要的一门基础课程。细胞是构成人体的最基本结构与功能单位，再进一步形成组织、器官和系统，在神经、体液的调节下形成一个有机整体。人体按外部形态可分为头、颈、躯干和四肢四部分。解剖学姿势是正确描述人体各器官的位置和形态结构的标准姿势，无论人体处于何种位置，均应按照解剖学姿势来描述人体的方位。人体的器官结构存在有变异和畸形，与人体正常的器官结构之间存在有个体差异。因此，学习人体解剖学与组织胚胎学要采取结构与功能相联系的观点、局部与整体统一的观点、进化发展与环境统一的观点和理论联系实际的观点。

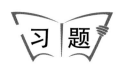

习 题

一、选择题

1.下列哪一项不是解剖学姿势

 A.两足并拢，足尖向前   B.两足呈外"八"形   C.手掌向前

 D.两眼平视前方   E.上肢下垂于躯干两侧

2.下列关于人体方位描述错误的是

 A.拇指在桡侧，小拇指在尺侧

 B.眼位于鼻的外侧、耳的内侧

 C.手指相对于前臂而言为近侧

 D.足相对于小腿而言为远侧

 E.离皮肤近者为浅

3.关于人体描述错误的是

 A.细胞是人体结构与功能的最基本单位   B.肝为器官

 C.人体通常分为4个部分   D.心脏为内脏器官

 E.胃为内脏器官

4.人体结构、功能的最基本单位是

A.细胞 　　　　　　　B.组织 　　　　　　　C.器官

D.系统 　　　　　　　E.以上都是

5.关于人体描述错误的是

A.人体分头、颈、躯干、四肢四个部分 　　　B.颈的前面为项，后为颈

C.躯干的前面为胸和腹 　　　　　　　　　　D.躯干的后面为背和腰

E.上肢分为肩、臂、前臂和手

二、思考题

1.简述人体的构成。

2.简述人体的分部。

（韩中保）

第一篇 基本组织

第一章 上皮组织

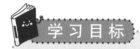 **学习目标**

1. **掌握** 上皮组织的概念和分类；被覆上皮的分类、分布、结构和功能。
2. **熟悉** 上皮细胞不同侧面的特化结构及功能。
3. **了解** 腺上皮和腺的概念、分类；外分泌腺和内分泌腺的概念。

 案例讨论

[案例]患者，男性，45岁。因食欲减退、恶心、嗳气、烧心、上腹持续性胀满或隐痛、消瘦、乏力一年余入院就诊。体格检查：患者消瘦、虚弱、贫血。

辅助检查：胃镜检查结果为萎缩性胃炎。胃黏膜活检、病理报告为不完全性肠上皮化生。诊断：慢性萎缩性胃炎合并肠上皮化生。

[讨论]

1.胃和大肠上皮属于什么组织？

2.大肠上皮与胃黏膜上皮细胞的区别是什么？

上皮组织简称上皮，是由许多排列紧密、形态较规则的上皮细胞和少量的细胞外基质组成。上皮细胞的两端在结构和功能上具有明显的差别称之为极性，上皮细胞朝向体表或器官腔面的一侧称游离面，常分化出特殊的结构以适应其功能；与游离面相对的另一侧，称基底面，借基膜与结缔组织相连。大部分上皮组织内无血管，其所需的营养物质由结缔组织内的毛细血管经基膜渗透供给，上皮组织内有丰富的感觉神经末梢分布。

上皮组织具有保护、吸收、分泌和排泄等功能。根据功能，上皮组织主要分为被覆上皮和腺上皮两大类。被覆于体表或衬于体腔和有腔器官腔面的上皮组织称为被覆上皮。构成腺体的以分泌功能为主的上皮称之为腺上皮。

第一节 被覆上皮

被覆上皮根据上皮细胞的层数和在垂直切面上表层细胞的形状进行分类（表1-1）。

表 1-1 被覆上皮的类型和主要分布

上皮类型		主要分布
单层上皮	单层扁平上皮	内皮：心、血管和淋巴管的腔面
		间皮：胸膜、腹膜和心包膜的表面
		其他：肺泡上皮和肾小囊壁层的上皮等
	单层立方上皮	肾小管和甲状腺滤泡上皮等
	单层柱状上皮	胃、肠和子宫等腔面
	假复层纤毛柱状上皮	呼吸管道等腔面
复层上皮	复层扁平上皮	未角化的：口腔、食管和阴道等腔面
		角化的：皮肤的表皮
	复层柱状上皮	眼睑结膜和男性尿道
	变移上皮	肾盏、肾盂、输尿管和膀胱等腔面

一、单层上皮

（一）单层扁平上皮

单层扁平上皮很薄，由一层扁平细胞组成。从表面观察，细胞呈多边形或不规则形，细胞边缘呈锯齿状或波浪状，相邻细胞互相嵌合；细胞核呈圆形，位于细胞中央。从垂直切面观察，细胞扁，胞核扁圆形；胞质很少，仅胞核的部位略厚（图1-1）。根据分布部位不同可分为内皮、间皮和其他部位的单层扁平上皮（表1-1）。内皮和间皮可保持器官表面光滑，利于血液和淋巴液的流动，利于内皮细胞内、外的物质交换，减缓器官间的摩擦，利于内脏运动。

 考点提示

内皮是指分布于心、血管和淋巴管内腔的单层扁平上皮。

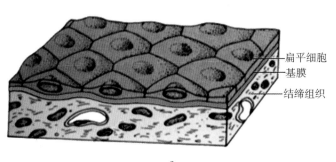

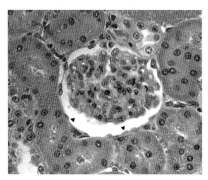

a b

图 1-1 单层扁平上皮

a.模式图；b.单层扁平上皮光镜像（肾小囊壁层）（高倍）

扁平细胞
基膜
结缔组织

（二）单层立方上皮

单层立方上皮由一层近似立方形的细胞组成（图1-2）。从垂直切面观察，细胞呈正方形；从表面观察，细胞呈多边形。细胞核位于细胞中央，呈圆形。主要构成肾小管、甲状腺滤泡，具有吸收和分泌功能。

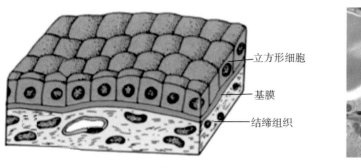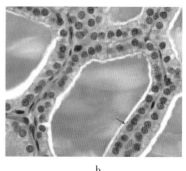

a　　　　　　　　　　b

图1-2　单层立方上皮

a.模式图；b.单层立方上皮光镜像（甲状腺）（高倍）

（三）单层柱状上皮

单层柱状上皮主要由一层柱状细胞构成。从垂直切面观察，细胞呈柱状，从表面观察，细胞呈多边形；细胞核呈椭圆形，其长轴与细胞长轴平行，靠近细胞的基底部。主要分布在胃肠、子宫、肾集合管、胆囊和输卵管等器官的腔面，具有吸收或分泌的功能。分布于肠管腔面的单层柱状上皮细胞之间还有杯状细胞。杯状细胞形似高脚酒杯状，顶部胞质内充满分泌颗粒。由于颗粒中含黏蛋白，故称黏原颗粒。柱状细胞游离面在电镜下有排列整齐的微绒毛，构成光镜下的纹状缘，具有扩大吸收面积的作用（图1-3）。分布在子宫和输卵管等腔面的单层柱状上皮，细胞游离面具有纤毛。

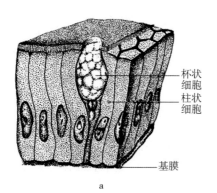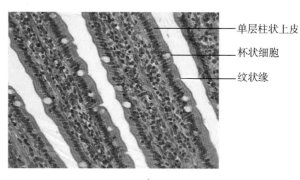

a　　　　　　　　　　b

图1-3　单层柱状上皮

a.模式图；b.单层柱状上皮小肠光镜图（低倍）

（四）假复层纤毛柱状上皮

假复层纤毛柱状上皮由柱状细胞、梭形细胞、锥体形细胞和杯状细胞组成，这些细胞形态各异，高低不等，细胞的基底部均附在基膜上。由于这些细胞的胞核位置不在同一水平面上，在垂直切面观察形似复层上皮，柱状细胞数量最多，其游离面具有纤毛，故称为假复层纤毛柱状上皮（图1-4）。主要分布在呼吸管道的腔面，具有重要的保护功能。

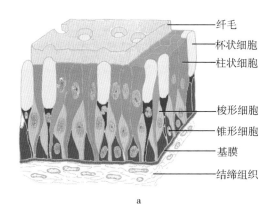
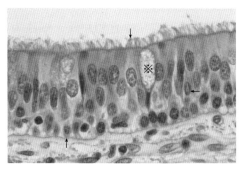

a   b

图 1-4 假复层纤毛柱状上皮

a. 模式图；b. 假复层纤毛柱状上皮光镜像（人气管）（高倍）

↓纤毛柱状细胞；※杯状细胞；↑锥形细胞；←梭形细胞

二、复层上皮

（一）复层扁平上皮

复层扁平上皮从垂直切面观察，由多层细胞组成，多层细胞形状不一，表层细胞呈扁平鳞片状，又称复层鳞状上皮（图1-5）。最底层的一层基底细胞附于基膜，呈立方形或矮柱状，细胞较幼稚，具有旺盛的分裂能力，HE染色呈嗜碱性。中间数层为多边形的细胞，其浅层细胞呈梭形。表层为几层扁平细胞。新生的细胞逐渐向浅层移动，最表层的扁平细胞不断退化、脱落。这种上皮与深部结缔组织的连接凹凸不平，扩大两者的接触面积，既保证上皮组织的营养供应，又使连接更加牢固。

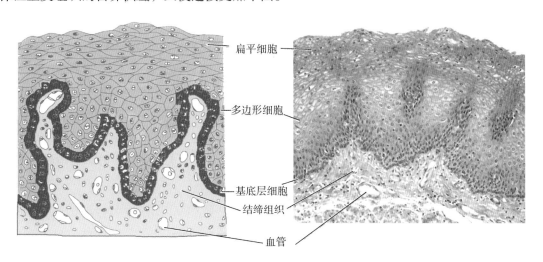

扁平细胞

多边形细胞

基底层细胞
结缔组织

血管

图 1-5 复层扁平上皮

a. 模式图；b. 未角化复层扁平上皮光镜像（食管）（高倍）

复层扁平上皮又根据表层细胞是否角质化分为两类，一类为角化的复层扁平上皮，位于皮肤的表皮；另一类为未角化的复层扁平上皮，衬贴在口腔和食管等腔面，浅层细胞有核，含角蛋白少。复层扁平上皮具有耐摩擦和阻止异物侵入等作用，具有很强的再生修复能力。

考点提示

衬贴在口腔和食管等腔面的为未角化的复层扁平上皮。

（二）复层柱状上皮

复层柱状上皮从垂直切片观，细胞为多层，浅层为一层排列较整齐的柱状细胞，深层为一层或几层多边形细胞。此种上皮主要分布于眼睑结膜和衬贴在男性尿道等处。

（三）变移上皮

变移上皮的特点是细胞形状和层数可随器官的收缩与扩张状态而变化，故又称移行上皮，分布于排尿管道，垂直切面观，由基底细胞、中间层细胞和表层细胞构成。在膀胱收缩时，上皮变厚，细胞层数增多，表层细胞呈大立方形。一个表层细胞可覆盖几个中间层细胞，称为盖细胞。膀胱扩张时，上皮变薄，细胞层数减少（图1-6）。

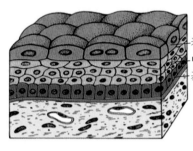
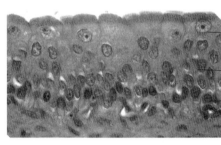

表层细胞
中间层细胞
基底层细胞

a

表层细胞
中间层细胞
基底层细胞

b

图1-6　膀胱变移上皮
a.模式图；b.光镜像（空虚态）

知识拓展

上皮化生

上皮化生是指在病理情况下已分化成熟的上皮组织在形态、排列和功能上发生了变异，转变成另一种上皮组织，并可逆转的适应现象。化生在一定程度上对人体可能是有益的，如长期吸烟或慢性气管炎患者，气管的假复层纤毛柱状上皮可变为复层扁平上皮，能增强黏膜的抵抗力，使黏膜在不利的情况下仍能生存，但气管上皮化生时，丧失了纤毛，削弱了呼吸道的防御功能使之易受感染。当化生的上皮未能分化成熟，产生不典型增生时，有发生恶变的可能。如肠上皮化生是指胃黏膜上皮细胞被肠型上皮细胞所代替，即胃黏膜中出现类似小肠或大肠黏膜的上皮细胞。

第二节　腺上皮和腺

腺上皮是一类以分泌功能为主的上皮。由腺上皮构成的器官称为腺。腺的发生主要起源于胚胎时期的被覆上皮。这些上皮细胞分裂增殖，形成细胞索，长入深部的结缔组织中，分化成腺（图1-7）。有的腺分泌物经导管排至体表或有腔器官腔内，称外分泌腺，如汗腺、食管腺、胃腺等。有的腺在分化过程中导管退化消失，称为无管腺，分泌物释放后入血管和淋巴管，随血液和淋巴液运送至全身各处发挥作用，称内分泌腺，其分泌物称为激素，如甲状腺、肾上腺等。

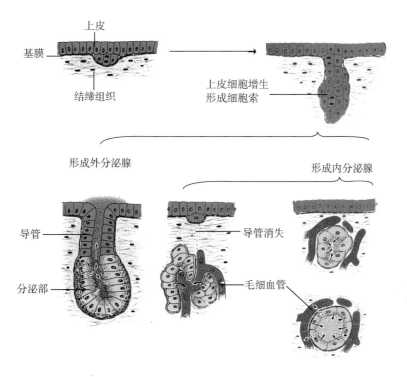

图 1-7　腺发生

外分泌腺由分泌部和导管两部分组成（图 1-8）。分泌部由一层腺上皮细胞组成，中央有腔。分泌部呈泡状和管泡状，又称为腺泡。根据腺细胞分泌物的性质不同，可分为浆液细胞或黏液细胞。这两种腺细胞分别组成浆液性腺泡和黏液性腺泡。浆液性腺细胞的分泌物为较稀薄的液体，主要为各种不同的蛋白酶；黏液性腺泡分泌物形成黏液，覆盖在上皮游离面，起润滑和保护上皮的作用。导管直接与分泌部连通，由单层或复层上皮构成，可将分泌物排至体表或器官腔内。腺的导管还有吸收水和电解质及排泌作用。

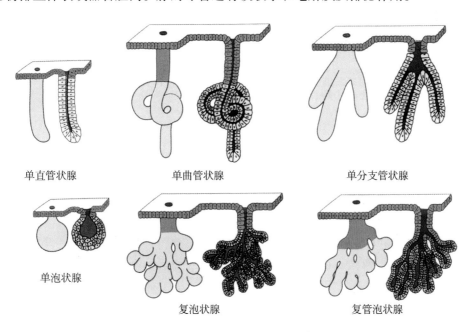

图 1-8　外分泌腺的形态分类

第三节 上皮细胞的特化结构

上皮细胞的游离面、基底面和侧面常形成与功能相适应的一些特殊结构（图1-9~图1-12，表1-2）。

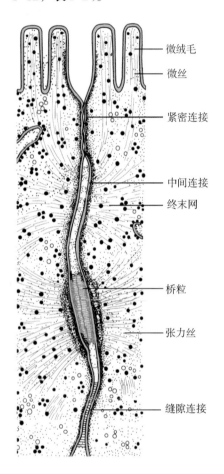

图1-9 单层柱状上皮的微绒毛与细胞连接结构

> **考点提示**
>
> 缝隙连接具有小分子物质交换和传递信息的功能。

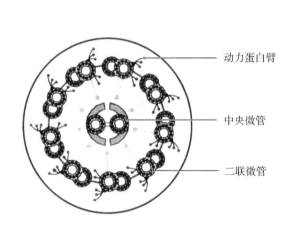

图1-10 纤毛横切面结构

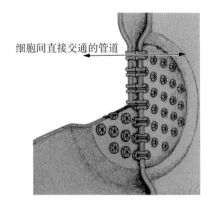

图1-11 半桥粒和基膜结构

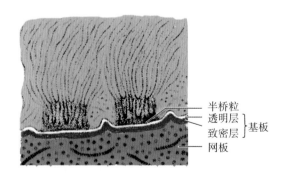

图1-12 上皮细胞基底面质膜内褶结构

表 1-2　上皮细胞的特化结构

	名称	结构特点	功能
游离面	微绒毛	为细胞膜和细胞质向细胞表面形成的指状突起,内含纵行的微丝	扩大细胞的表面积
	纤毛	为细胞膜和细胞质向细胞表面形成的较长突起,内含纵行的微管	定向摆动
	细胞衣	由细胞表面的糖链交织而成	黏着、识别及物质交换
侧面	紧密连接	近游离面,相邻细胞侧面间断性融合,呈箍状	连接和封闭
	中间接连	于紧密连接下方,相邻细胞间隙内充满丝状物,细胞膜的胞质面有致密物和细丝	黏着、保持细胞形状和传递细胞收缩力
	桥粒	细胞间隙中央有一条致密的中线,胞质面的致密物质构成的附着板,张力丝附着于该板上	连接牢固
	缝隙连接	相邻细胞膜上有直径为 2nm 小管相通	小分子物质交换和传递信息
基底面	基膜	上皮与结缔组织间薄层均质膜,分为基板和网板	连接和支持,是一种半透膜
	质膜内褶	上皮细胞基底面的质膜向细胞内凹陷形成,周围有纵向排列的线粒体	扩大细胞基底面的面积,有利于水、电解质的转运
	半桥粒	上皮细胞一侧形成桥粒一半的结构	加强上皮与基膜的连接

本章小结

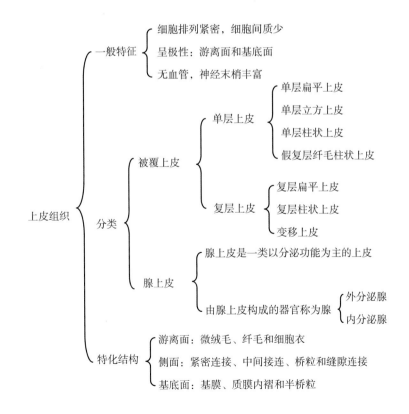

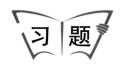

一、选择题

1.下列哪种器官的上皮为变移上皮
    A.胆囊   B.食管   C.胃
    D.膀胱   E.气管

2.下列哪项不是复层扁平上皮的特点
    A.由多层细胞组成   B.表层细胞为扁平形   C.中间层为多边形细胞
    D.基底层细胞呈立方形   E.有的表层细胞角化

3.内皮分布于
    A.胸膜   B.肾小囊壁层   C.肺泡
    D.心包膜   E.淋巴管

4.下列哪种器官的上皮是单层立方上皮
    A.甲状腺   B.胰腺   C.腮腺
    D.小肠   E.甲状旁腺

5.假复层纤毛柱状上皮分布于
    A.附睾的输出小管   B.子宫   C.气管和支气管
    D.胆囊   E.输卵管

6.被覆上皮分类的依据是
    A.上皮的厚度   B.上皮的功能
    C.上皮细胞排列的层次及表层细胞的形态
    D.上皮分布的部位   E.上皮内有无血管

7.下列对单层扁平上皮的描述哪项错误
    A.细胞扁，胞质少   B.有减少摩擦的功能   C.也分布于肾小囊壁层
    D.心包膜的上皮称内皮   E.腹膜上皮称为间皮

8.有纹状缘的单层柱状上皮分布于
    A.胃   B.大肠   C.子宫
    D.肾小管的近端小管   E.小肠

9.连接上皮细胞与基膜的特殊结构为
    A.基板   B.基底部细胞膜   C.质膜内褶
    D.网板   E.半桥粒

10.上皮细胞的侧面没有
    A.紧密连接   B.缝隙连接   C.半桥粒
    D.中间连接   E.闭锁小带

二、思考题

1.被覆上皮的分类、分布和功能。

2.试述微绒毛与纤毛的形态结构和功能的异同。

3.浆液性腺细胞和黏液性腺细胞的结构和功能的异同。

（苏衍萍）

第二章 结缔组织

学习目标

1. **掌握** 疏松结缔组织内各种细胞成分、各种纤维成分的光镜结构及其功能。软骨分类、各种软骨的结构和功能；骨组织的结构；长骨骨干的结构；血液各种有形成分的正常值、形态结构和功能。

2. **熟悉** 基质的组成、特性、分子筛的概念及功能；各种骨细胞的结构和功能，骨髓的结构和功能。

3. **了解** 致密结缔组织、脂肪组织和网状组织的基本结构和功能；软骨的生长方式，骨的发生和改建；骨髓的结构，造血干细胞和造血祖细胞，血细胞发生过程的形态演变。

结缔组织是由细胞和大量的细胞外基质构成。根据结构和功能分为固有结缔组织、软骨组织、骨组织和血液。结缔组织的主要功能为连接、支持、营养、保护、防御和修复等。

结缔组织均由胚胎时期的间充质分化而来。间充质由间充质细胞和大量无定形的基质组成。间充质细胞呈星状多突形，相邻细胞以突起连结形成三维立体细胞网；细胞之间有缝隙连接；细胞核大、染色浅、核仁明显；细胞质弱嗜碱性（图2-1）。间充质细胞是一种低分化的细胞，在胚胎发育过程中可分化成各种结缔组织细胞、血管内皮细胞和肌细胞等。

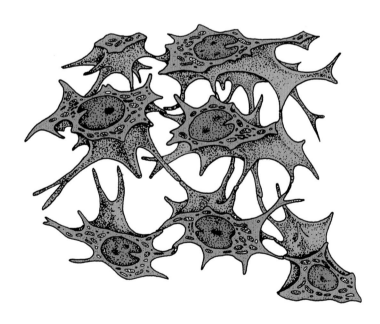

图 2-1 间充质立体模式图

第一节　固有结缔组织

案例讨论

[案例] 患儿，男性，6岁。因近来气候变化出现咳嗽，咳白色黏痰，发热、憋喘入院治疗。体格检查：体温37.8℃，口唇稍有发绀，肺部听诊有广泛哮鸣音。辅助检查：血常规检查：白细胞$8.5×10^9$/L，中性粒细胞70%。诊断与治疗：患儿诊断为过敏性哮喘，给予支气管扩张药雾化吸入，憋喘症状缓解，听诊两肺哮鸣音明显减少。

[讨论]

1. 患儿出现哮喘的诱因是什么？为什么给予支气管扩张药后症状缓解？

2. 肥大细胞如何参与了过敏反应？其结构特点和功能是什么？

固有结缔组织又分为疏松结缔组织、致密结缔组织、网状组织和脂肪组织4种类型。不同结缔组织的细胞成分及细胞外基质的构成不同。

一、疏松结缔组织

疏松结缔组织又称蜂窝组织，其结构特点是细胞种类较多，纤维量较少，排列疏松（图2-2）。疏松结缔组织在体内分布广泛，存在器官、组织之间，具有支持、连接、营养、修复和防御等功能。

（一）细胞

疏松结缔组织内有成纤维细胞、巨噬细胞、浆细胞、肥大细胞、脂肪细胞、未分化的间充质细胞和少量来自血液的各种白细胞（图2-2）。各类细胞的数量和分布状态随存在的部位和功能状态而异。

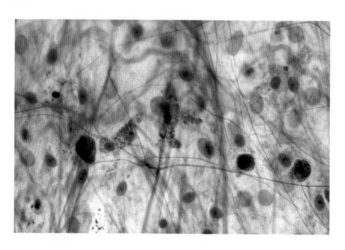

图2-2　疏松结缔组织铺片（仿真）

1.成纤维细胞　是疏松结缔组织中主要的细胞。因能合成纤维和基质故名成纤维细胞。细胞呈扁平多突状；细胞核较大，着色浅，核仁明显；细胞质呈弱嗜碱性。电镜下，胞质内有丰富的粗面内质网、游离核糖体及发达的高尔基复合体（图2-3）。

当成纤维细胞的功能处于静止状态时，称为纤维细胞。细胞体积较小，呈长梭形或扁平星状，胞核小而着色深，核仁不明显，胞质呈弱嗜酸性。

2.巨噬细胞 又称组织细胞，是体内广泛存在的具有强大吞噬功能的细胞。形态多样，随功能状态而改变。静止状态呈圆形或椭圆形；当功能活跃时，常伸出较长的伪足而形态不规则。胞质丰富，多为嗜酸性，可有异物颗粒和小泡，细胞核较小，卵圆形或肾形，染色深。电镜下，细胞表面有许多皱褶、小泡和微绒毛，胞质内含有大量的初级溶酶体、次级溶酶体、吞噬体、吞饮小泡、残余体；近细胞膜处的细胞质内有微丝和微管等（图2-4）。

考点提示

成纤维细胞可合成和分泌纤维及基质。

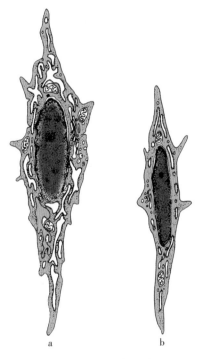

图2-3 成纤维细胞
a.模式图；b.电镜结构

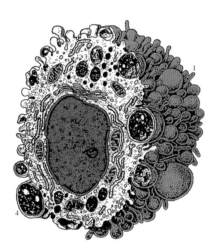

图2-4 巨噬细胞电镜结构
1.微绒毛；2.初级溶酶体；
3.次级溶酶体；4.吞噬体

巨噬细胞是血液内单核细胞穿出血管进入周围组织后分化形成的，属于机体单核吞噬细胞系统的主要成员，具有以下功能。

（1）吞噬作用 巨噬细胞受到细菌代谢产物和炎症组织的变性蛋白等刺激，能够向其做定向变形运动，吞噬细菌、病毒、体内衰老变性的细胞及异物等。

（2）抗原呈递作用 巨噬细胞能识别、捕捉侵入机体的病原微生物等抗原物质。被巨噬细胞捕捉的抗原物质经加工处理后，与主要组织相容性复合物（MHC）-Ⅱ类分子结合，形成抗原-MHC-Ⅱ类分子复合物，储存在其细胞表面，并呈递给淋巴细胞，激活淋巴细胞，启动免疫应答（图2-5）。活化的巨噬细胞能杀伤肿瘤细胞。

考点提示

巨噬细胞是血液内单核细胞穿出血管进入周围组织后分化形成的。

（3）分泌功能 巨噬细胞能释放溶酶体中的水解酶，以分解细胞外物质；同时还能合成和释放多种生物活性物质，如溶菌酶、干扰素、肿瘤坏死因子、白细胞介素1、补体和多种细胞因子等，具有防御和调节免疫等功能。

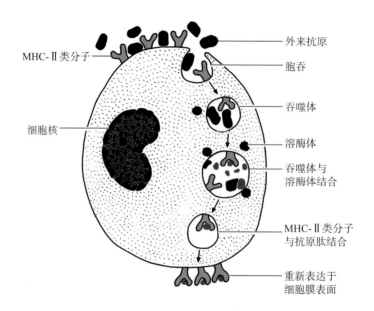

图 2-5　巨噬细胞处理、呈递抗原过程

3.浆细胞　在一般结缔组织内较少见，而在病原菌或异物蛋白易入侵的部位如消化道、呼吸道固有层结缔组织内多见。浆细胞是由B淋巴细胞在抗原刺激下分化发育形成。光镜下，细胞呈圆形或卵圆形，大小不等。胞质丰富，嗜碱性，近细胞核处有一浅染区域；核圆形，较小，常偏于细胞一侧，染色质致密呈块状，常在核膜下排列呈辐射状，核仁明显（图2-2）。电镜下，胞质内有丰富的平行排列的粗面内质网、游离核糖体，核周有中心体和发达的高尔基复合体等，构成光镜下的核周浅染区（图2-6）。浆细胞能合成和分泌免疫球蛋白，即抗体，参与机体的体液免疫反应。

> **考点提示**
>
> 浆细胞是由B淋巴细胞在抗原刺激下分化发育形成。

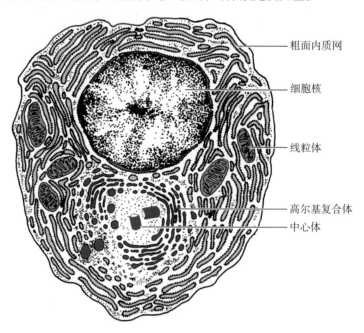

图 2-6　浆细胞电镜结构

4.肥大细胞　多位于小血管周围，细胞较大，呈圆形或卵圆形，细胞核小呈圆形，胞质内充满粗大具有异染性的嗜碱性颗粒（图2-2）。电镜下，颗粒大小不一，呈圆形或卵圆形，表面有单位膜包裹（图2-7）。肥大细胞来源于骨髓的造血干细胞。在与外界接触的部位如真皮、消化道与呼吸道黏膜的结缔组织分布较多，主要参与机体的过敏反应。肥大细胞的颗粒内含组胺、嗜酸性粒细胞趋化因子、肝素等，在胞质内合成和释放白三烯。当机体过敏时，肥大细胞脱颗粒，颗粒内容物释放出来，组胺和白三烯可引起毛细血管扩张及通透性增加，肝素有抗凝血作用。嗜酸性粒细胞趋化因子可引导嗜酸性粒细胞定向聚集到过敏反应的部位，从而减轻过敏反应。

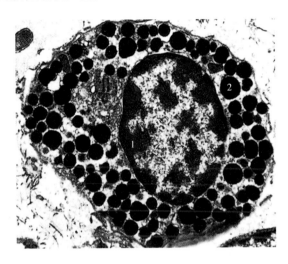

图 2-7 肥大细胞电镜像

1. 细胞核；2. 颗粒

5.脂肪细胞 常单个或成群分布，细胞较大，呈球形或卵圆形，相互挤压时呈多边形。胞质内充满脂滴，胞核及其他成分均被挤到细胞的周边。HE染色标本，脂滴被脂溶剂（如二甲苯）溶解，使细胞呈空泡状（图2-2）。脂肪细胞是由未分化的间质细胞分化形成，具有合成和贮存脂肪、参与脂质代谢的功能。

6.未分化的间充质细胞 多分布在小血管周围，是一种分化程度较低的干细胞，形似纤维细胞。它们保持着间充质细胞的分化潜能，在炎症与创伤修复等情况下，可以分化为成纤维细胞、脂肪细胞、新生血管壁的内皮细胞和平滑肌细胞等。

（二）纤维

结缔组织的纤维分三种类型：即胶原纤维、弹性纤维和网状纤维。

1.胶原纤维 数量最多，新鲜时呈白色，有光泽，故又称白纤维。HE染色呈粉红色，波浪形（图2-2）。其化学成分为胶原蛋白。胶原纤维的韧性大，抗拉力强。

2.弹性纤维 新鲜时呈黄色，又称黄纤维。在HE染色标本中，着色与胶原纤维相似，与胶原纤维不易区别。用醛复红或地衣红能将弹性纤维染成紫色或棕褐色。弹性纤维较细，折光性强，有分支，交织成网（图2-2）。弹性纤维具有弹性，除去外力后能迅速复原。

3.网状纤维 在HE染色标本上不易着色，银染色呈黑色，故又称嗜银纤维。网状纤维较细，短而分支多，互相交织成网。大多分布在结缔组织与上皮组织、神经组织交界处，肌细胞、脂肪细胞周围以及造血器官等部位。

除了成纤维细胞生成网状纤维外，血管和消化道的平滑肌细胞也可以生成网状纤维和胶原纤维。

（三）基质

基质是由生物大分子形成的无定形胶状物，充填于细胞和纤维之间，其化学成分主要为蛋白多糖和糖蛋白，从毛细血管动脉端渗入基质内的液体称为组织液。

1.蛋白多糖 是由蛋白质与多糖结合成的大分子复合物，是基质的主要成分。其中主要的多糖成分是透明质酸，其次是硫酸软骨素A、硫酸软骨素C、硫酸角质素和硫酸乙酰肝素等。透明质酸是一种曲折盘绕的长链大分子，它与其他的多糖成分和蛋白质聚合形成有许多微孔隙的大分子，称为分子筛（图2-8），分子筛具有屏障作用，允许小于其孔径的水和溶于水的营养物、激素、气体分子、离子、代谢产物等通过，便于血液与细胞之间进行物质交换。而大于其孔径的物质如细菌、大分子物质等不能通过，使其成为限制细菌扩散的防御屏障。溶血性链球菌和癌细胞能产生透明质酸酶，破坏分子筛的屏障作用，使感染和肿瘤蔓延扩散。

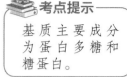

考点提示

基质主要成分为蛋白多糖和糖蛋白。

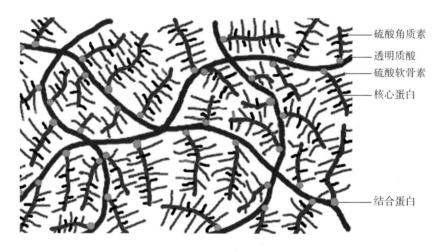

硫酸角质素
透明质酸
硫酸软骨素
核心蛋白

结合蛋白

图 2-8　蛋白多糖分子结构

2.糖蛋白 主要有纤维粘连蛋白、层粘连蛋白和软骨粘连蛋白等。这类大分子的表面具有与多种细胞、胶原及蛋白多糖相结合的位点，是将此三种成分有机连接的介质；此外，对细胞的分化与迁移也具有一定的作用，并参与基质分子筛的构成。

3.组织液 正常状态下，组织液从毛细血管动脉端渗入基质内，然后经毛细血管静脉端或毛细淋巴管回流入血液或淋巴。组织液的不断更新，有利于血液中的氧和营养物质不断地经结缔组织输送给各种组织的细胞，并将细胞的代谢产物和二氧化碳运走，成为细胞赖以生存的液态环境。在病理情况下，基质中的组织液可增多或减少，临床上称为水肿或脱水。

二、致密结缔组织

致密结缔组织是一种以纤维为主要成分，而细胞和基质较少的结缔组织。绝大多数的致密结缔组织是以大量胶原纤维为主，少数以弹性纤维为主。纤维粗大而且排列紧密，故支持连接和保护的作用较强。根据纤维的性质和排列方式可分为以下几种。

（一）规则致密结缔组织

规则致密结缔组织分布在肌腱（图2-9）、腱膜等处，其细胞外基质中主要含大量粗大、平行排列的胶原纤维束，纤维间借少量基质相连。纤维束间有成纤维细胞，又称腱细胞，沿纤维的长轴排列。

（二）不规则致密结缔组织

不规则致密结缔组织主要分布在皮肤的真皮、巩膜和内脏器官的被膜等处，其细胞外基质内主要含大量粗大、排列不规则的胶原纤维束，纤维束交织成致密的板层结构，仅有少量成纤维细胞和基质（图2-10）。

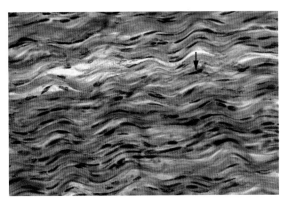

图2-9　规则致密结缔组织（肌腱纵切）（高倍）

↓腱细胞

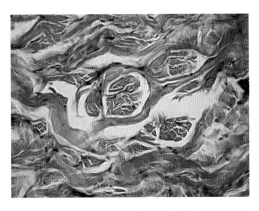

图2-10　不规则致密结缔组织（真皮）（高倍）

三、脂肪组织

脂肪组织是由大量脂肪细胞聚集而成，并被少量疏松结缔组织分隔成许多小叶。主要作用是缓冲和能量储存（图2-11）。

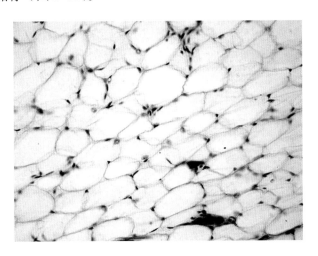

图2-11　脂肪组织（高倍）

知识拓展

肥 胖 症

肥胖症是由于摄入的能量超出消耗所引起的，主要体现在脂肪细胞的数量增多、体积增大，体积增大是细胞内的脂滴堆积的结果。单纯性肥胖分增生性肥胖和肥大性肥胖两类。增生性肥胖的脂肪细胞不仅仅体积变大，而且脂肪细胞的数目也有所增多，多见于未成年前，减肥困难；肥大性肥胖的脂肪细胞只有体积变大，而数目变化不大，多见于成年人。内脏脂肪过多与胰岛素抵抗、血脂异常及心血管疾病等密切相关。

四、网状组织

网状组织主要由网状细胞、网状纤维和基质构成。网状细胞为星状多突的细胞，细胞质较多，弱嗜碱性；细胞核大，圆形或卵圆形，染色淡，核仁明显（图2-12）。网状细胞具有产生网状纤维的功能，网状纤维细而多分支，交织成网架。网状组织分布在骨髓、淋巴结、脾和淋巴组织等处，形成血细胞和淋巴细胞发育的微环境。

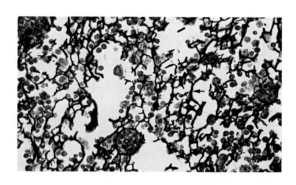

图 2-12　网状组织（淋巴结）（镀银染色）（高倍）
←网状纤维

第二节　软骨与骨

软骨组织和骨组织主要构成机体的支架，起着支持、保护的作用。

一、软骨

软骨由软骨组织及其周围的软骨膜构成。软骨组织主要由软骨基质、纤维和软骨细胞构成。

（一）软骨组织

1.软骨基质　呈固态，其化学组成与疏松结缔组织的基质相似，但糖胺多糖以硫酸软骨素含量最高；也以透明质酸分子为主干，形成分子筛结构；在HE染色时呈嗜碱性。基质内的小腔称为软骨陷窝，软骨细胞即位于此陷窝中。软骨陷窝周围的基质呈强嗜碱性，称为软骨囊；软骨组织内无血管，但基质富含水分，渗透性好，因而软骨膜内血管中的营养物质可通过渗透进入软骨组织。

2.纤维　纤维埋于基质中，使软骨具有韧性和弹性。纤维的种类和含量因软骨类型而异。

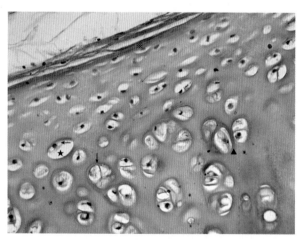

图 2-13　透明软骨（气管软骨）（高倍）
▲软骨囊；↓同源细胞群；★软骨陷窝；
←软骨细胞；※软骨膜

3.软骨细胞　位于软骨陷窝中。软骨组织周边部的软骨细胞幼稚，单个分布，体积小，呈扁圆形；越靠近软骨中心，软骨细胞越成熟，体积渐大，呈椭圆形或圆形，成群分布（多为2～6个聚集），它们由同一个幼稚软骨细胞分裂而来，故称同源细胞群。成熟软骨细胞的核圆或卵圆形，染色浅，可见1～2个核仁，细胞质呈弱嗜碱性（图2-13）。

（二）软骨膜

除关节软骨外，软骨表面均被覆一层致密结缔组织，即软骨膜。软骨膜可分为内层和外层，外层纤维多，较致密，主要起保护作用；内层细胞和血管多，较疏松，其中的梭形骨祖细胞可增殖分化为软骨细胞，使软骨生长。

（三）软骨的分类

根据软骨组织中所含纤维的不同，将软骨分为三种：透明软骨、纤维软骨和弹性软骨（表2-1）。

表2-1 软骨的分类及分布

	纤维	分布
透明软骨	胶原原纤维	关节软骨、肋软骨、气管和支气管等处
弹性软骨	弹性纤维	耳郭和会厌等处
纤维软骨	胶原纤维	关节盘、椎间盘和耻骨联合等处

1.透明软骨 因在新鲜时呈半透明状而得名，分布较广，包括肋软骨、关节软骨及呼吸道软骨等。透明软骨内的纤维是胶原原纤维。胶原原纤维很细，其折光率与基质相似，因而在光镜下与基质不易区分。基质内含大量水分，这是透明软骨呈半透明的重要原因之一（图2-13）。透明软骨具有较强的抗压性，并有一定的弹性和韧性。

2.纤维软骨 新鲜时呈不透明的乳白色，分布于椎间盘、关节盘及耻骨联合等处。其结构特点是基质内有大量平行或交叉排列的胶原纤维束，基质较少，软骨细胞较少、体积小，常成行分布于纤维束之间（图2-14）。纤维软骨韧性很强，主要起连结和保护作用。

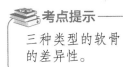

考点提示

三种类型的软骨的差异性。

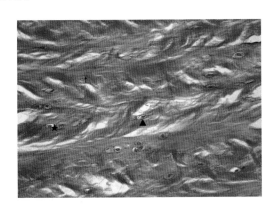

图2-14 纤维软骨（高倍）
↑胶原纤维束；★软骨细胞；▲软骨囊

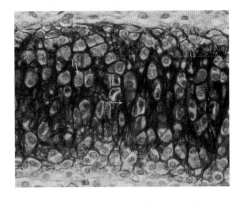

图2-15 弹性软骨 特殊染色（高倍）
软骨细胞（↓）；弹性纤维（→）

知识拓展

软骨组织工程

软骨内无血管，一旦损伤，极难修复至正常。为解决这一难题而开展的软骨组织工程研究，十余年来在世界各国蓬勃发展，取得了许多很有意义的成果。软骨组织工程的基本方法：将自体或异体组织细胞经体外培养扩增后，接种到一种组织相容性好可降解吸收的生物材料上，将组织细胞—生物材料复合体植入体内的组织缺损部位，生物材料逐渐被降解吸收，而组织细胞形成新的有功能的软骨组织，从而达到修复软骨缺损的目的。

二、骨

骨主要由骨组织、骨髓和骨膜等构成，具有运动、保护和支持作用，骨髓是血细胞发生的部位。此外，骨组织是人体重要的钙、磷贮存库，体内99%的钙和85%的磷贮存于骨内。

（一）骨组织

骨组织是人体最坚硬的组织之一，由大量钙化的细胞外基质和多种细胞组成。钙化的细胞外基质称为骨基质，细胞包括骨祖细胞、成骨细胞、骨细胞和破骨细胞。骨细胞数量最多，分散在骨基质内，其余3种细胞位于骨组织边缘（图2-16）。

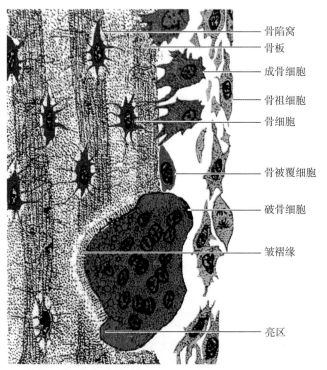

图2-16 骨组织的各种细胞

（图中标注：骨陷窝、骨板、成骨细胞、骨祖细胞、骨细胞、骨被覆细胞、破骨细胞、皱褶缘、亮区）

1.骨基质 简称骨质，即钙化的细胞外基质，包括有机质和无机质。有机质由大量胶原纤维和少量无定型基质组成。基质呈凝胶状，主要成分是中性和弱酸性糖胺多糖，还含有多种糖蛋白，如骨钙蛋白、骨粘连蛋白和骨桥蛋白。无机质又称骨盐，占骨重量的65%，主要为细针状羟基磷灰石结晶，沿胶原纤维长轴排列。

最初形成的细胞外基质无钙盐沉积，称类骨质。类骨质钙化称为骨质。骨基质中的胶原纤维成层排列，并与骨盐紧密结合，构成板层状的骨板，同层骨板内的纤维相互平行，相邻两层骨板的纤维相互垂直或成一定角度，犹如多层木质胶合板的结构，可以有效增强骨的强度。在骨板内和骨板间有大量容纳骨细胞胞体的小窝称为骨陷窝，以及容纳骨细胞突起的小管称为骨小管。

在长骨骨干以及长骨骺、短骨、扁骨和不规则骨的表面，骨板层数多、排列规则，所有骨板结合紧密，构成骨密质。在长骨骺、短骨、扁骨和不规则骨的内部，数层不规则的骨板形成大量针状或片状骨小梁，它们交织成多孔立体网格样结构，网孔大小不一、肉眼可见，构成骨松质。

2.骨组织的细胞 骨组织的细胞内除大量骨细胞外，还有骨祖细胞、成骨细胞和破骨细胞。

（1）骨祖细胞 位于骨组织和骨膜的交界处，细胞较小，呈梭形。骨祖细胞是骨组织的干细胞，当骨组织生长、改建及骨折修复时，骨祖细胞能分裂分化为成骨细胞。

（2）成骨细胞 位于骨组织表面，成年前较多，成年后较少。成骨细胞常呈单层排列，胞体较大，立方形或矮柱状，表面伸出许多细小突起，并与邻近的成骨细胞或骨细胞的突起形成缝隙连接；成骨细胞的核较大，呈圆形，可见明显的核仁；胞质嗜碱性。成骨细胞的功能是合成和分泌胶原纤维和基质。当成骨细胞被其分泌的类骨质包埋并有钙盐沉积时，便成为骨细胞。

（3）骨细胞 单个分散于骨板内或骨板间，胞体较小呈扁椭圆形，位于骨陷窝内，胞体伸出许多细长突起，位于骨小管内，相邻骨细胞的突起形成缝隙连接，因而骨小管也彼此通连。骨陷窝和骨小管内的组织液可营养骨细胞，同时运走代谢产物。骨细胞对骨质的更新与维持具有重要作用，骨陷窝周围的薄层骨质钙化程度较低，当机体需要时，骨细胞可溶解此层骨质使钙释放，进入骨陷窝的组织液中，从而参与调节血钙的平衡。

（4）破骨细胞 数量较少，位于骨组织表面的小凹陷内。破骨细胞是一种多核巨细胞，一般认为它是由多个单核细胞融合形成。破骨细胞的主要功能是溶解和吸收骨质，参与骨组织的重建和维持血钙的平衡（图2-17）。

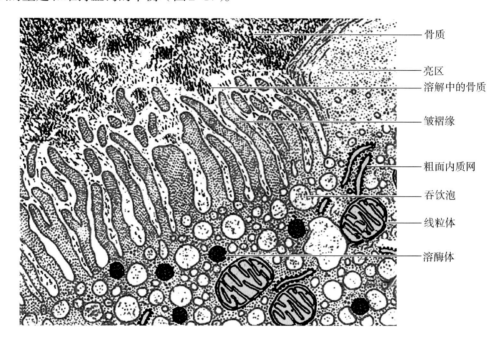

骨质

亮区
溶解中的骨质

皱褶缘

粗面内质网

吞饮泡

线粒体

溶酶体

图2-17 破骨细胞电镜结构

知识拓展

骨质疏松

骨质疏松是多种原因引起的一组骨病。病理表现为骨组织显微结构受损，骨盐成分和骨基质等比例不断减少，骨质变薄，骨小梁数量减少，骨脆性增加和骨折危险度升高的一种全身骨代谢障碍的疾病。钙的缺乏是被大家公认的导致骨质疏松的因素之一。降钙素以及维生素D的不足也很重要。在大量进食酸性食物时，身体就会自然地消耗骨骼中的钙盐来中和血液的酸性物质，以维持酸碱平衡。因此，酸性体质是钙盐流失、骨质疏松的重要原因。由此可见，通过改善酸性体质的途径，预防骨质疏松就显得尤为重要。

（二）长骨的结构

长骨由骨干和骨骺两部分构成，表面被覆骨膜和关节软骨，骨干内部的骨髓腔和骨骺内部的骨松质网眼内有骨髓。

1.骨干 主要由骨密质构成。骨密质在骨干内形成环骨板、骨单位和间骨板。骨干中有横穿的穿通管，又称福尔克曼管，内含血管、神经及组织液（图2-18）。

（1）环骨板　是环绕骨干内、外表面排列的骨板，分别称内环骨板和外环骨板。外环骨板较厚，由数层至数十层骨板组成，较整齐地环绕骨干排列。内环骨板较薄，由数层排列不甚规则的骨板组成。

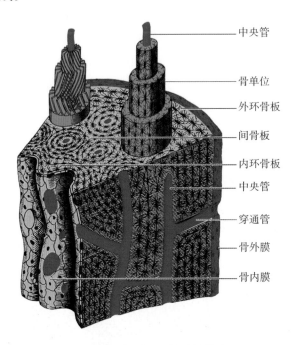

图2-18　长骨骨干立体结构模式图

（2）骨单位　又称哈弗斯系统，是内、外环骨板之间的纵行圆筒状结构，数量多，是长骨起支持作用的主要结构。骨单位长0.6 ~ 2.5mm，直径30 ~ 70nm，其中轴为纵行的管道称中央管，又称哈弗斯管，内含组织液、血管和神经；周围是10 ~ 20层呈同心圆排列的骨单位骨板，又称哈弗斯骨板（图2-19）。

（3）间骨板　存在于骨单位之间或骨单位与环骨板之间，是骨生长和改建过程中原有的骨单位被吸收时的残留部分（图2-19）。

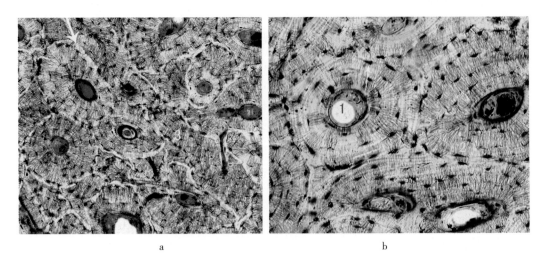

a　　　　　　　　　　　　　　　　　　b

图2-19　长骨横切片光镜像（硫堇染色）

a. 低倍；b. 高倍

1.中央管；2.骨小管；3.间骨板；↓黏合线；↑骨陷窝

2.骨骺 主要由骨松质构成，其表面有薄层骨密质。骨骺的关节面上有关节软骨覆盖。骨松质内的小腔隙与骨干内的骨髓腔相通。

3.骨膜 除关节面以外，骨的内、外表面均覆盖有结缔组织膜，分别称骨内膜和骨外膜，通常所说的骨膜指骨外膜。骨外膜较厚，分为内、外两层；外层较厚，由致密结缔组织构成，含粗大密集的胶原纤维，其中有些纤维穿入骨质，称穿通纤维，将骨外膜固定于骨；内层较薄，组织疏松，含骨祖细胞、血管神经等。骨内膜很薄，衬覆于骨髓腔面、穿通管和中央管的内表面及骨小梁的表面，由一层扁平的骨祖细胞和少量结缔组织构成。骨膜的主要作用是营养骨组织，并为骨的生长和修复提供成骨细胞。

4.骨髓 见本章第三节。

三、骨的发生和生长

骨发生于胚胎时期的间充质，出生以后继续生长发育，直至成年期才停止加长和增粗，但骨的内部改建终身进行，改建速度随年龄增长而逐渐减缓。

（一）骨的发生

骨的发生有两种形式，即膜内成骨和软骨内成骨。

1.膜内成骨 先由间充质形成骨的膜性雏形，再在此雏形内发生骨化过程。额骨、顶骨、枕骨、颞骨、锁骨等以此种方式发生。其具体过程：在将要成骨的部位，间充质首先分化为原始结缔组织膜，然后间充质细胞分化为骨祖细胞，继而分化为成骨细胞；成骨细胞分泌类骨质，自身被包埋其中成为骨细胞，类骨质钙化成为骨基质。最早形成骨组织的部位称骨化中心（图2-20）。

考点提示

骨的发生有膜内成骨和软骨内成骨两种形式。

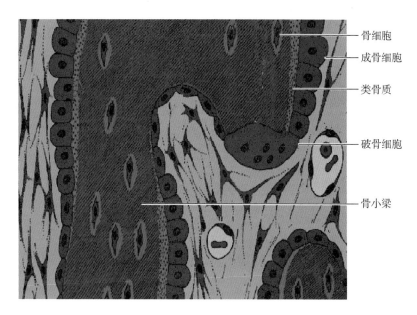

图 2-20 膜内成骨

骨细胞
成骨细胞
类骨质
破骨细胞
骨小梁

2.软骨内成骨 在骨发生的部位先形成透明软骨雏形，然后软骨组织逐渐由骨组织替代。人体的大多数骨如四肢骨、躯干骨和部分颅底骨等都是以此种方式发生的。

（二）长骨的生长

在骨的发生过程中和发生后，骨不断生长，表现在骨加长和增粗两方面。

1.骨加长 骨的加长是通过骺板的不断生长和不断骨化而实现的。这种替换过程与初级骨化中心的形成过程类似，但变化的顺序性和区域性更明显。从骨骺端到骨干骨髓腔之间，骺板依次分为软骨贮备区、软骨增生区、软骨成熟区、软骨钙化区和成骨区5个区（图2-21）。以上各区的变化是连续进行的，而且软骨的增生、退化及成骨在速率上保持平衡；这就保证了在骨干长度增长的同时，骺板保持一定的厚度。17～20岁时，骺板停止生长并逐渐由骨组织取代，长骨停止增长；这时，在骨干与骨骺间留有一条骺板的痕迹线称为骺线。

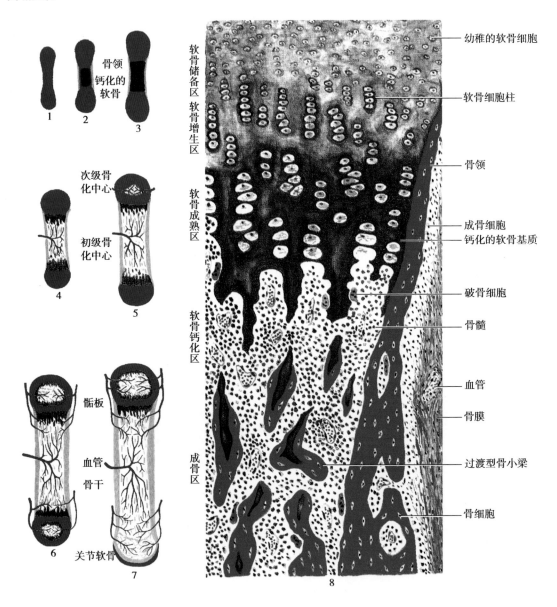

图2-21 软骨内成骨过程和长骨发生、生长
1.软骨雏形；2～7.软骨内成骨及长骨生长；8.骺板成骨

2.骨增粗 骨的增粗是由骨外膜深部的成骨细胞不断在骨干表面添加骨组织而实现的。而在骨干内表面，骨组织不断被破骨细胞吸收，使骨髓腔横向扩大。骨干外表面的新骨形成速度略快于骨干内部的吸收速度，这样骨干的骨密质逐渐增厚。到30岁左右，长骨不再增粗。

在骨的生长发育过程中，骨进行着一系列的改建过程，外形和内部结构不断变化。并且骨内部的改建持续终身，从而使骨与整个机体的发育和生理功能相适应，也使得骨组织具有十分明显的年龄性变化。

第三节 血 液

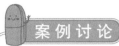

[案例]患者，女性，35岁。头晕、乏力4个月，伴皮肤青紫1周入院。体格检查：贫血貌，睑结膜苍白，全身皮肤散在出血点，肝、脾、淋巴结不大。体温37℃，脉搏90次/分，呼吸20次/分，血压100/60mmHg。辅助检查：白细胞 $2.6×10^9$/L，中性粒细胞45%，淋巴细胞50%，血小板 $26×10^9$/L，血红蛋白56g/L，网织红细胞0.008%。诊断与治疗：患者确诊为再生障碍性贫血（再障）。给予去除病因和支持及对症治疗。

[讨论]

1.红细胞、白细胞、血小板的正常值分别是多少？

2.何谓再生障碍性贫血？血象检查有什么特点？

血液是呈液态的结缔组织，在心血管系统内不断流动。正常人的血量为体重的7%～8%，故体重60kg的成人血量为4200～4800ml。血液由血浆和血细胞组成。从血管取少量血液加入适量抗凝剂（如肝素或枸橼酸钠），经自然沉降或离心沉淀后，血液可分出三层：上层为淡黄色的血浆，下层为红细胞，中间的薄层为白细胞和血小板。

血浆相当于细胞外基质，约占血液容积的55%，其中90%是水，其余为血浆蛋白（白蛋白、球蛋白、纤维蛋白原）、脂蛋白、脂滴、无机盐、酶、激素、维生素和各种代谢产物。血液流出血管后，溶解状态的纤维蛋白原转变为细丝状的纤维蛋白，将血细胞和大分子血浆蛋白包裹起来，形成凝固的血块，并析出淡黄色的清亮液体，称血清。血清与血浆的区别在于血清不含纤维蛋白原。

血细胞又称血液的有形成分，约占血液容积的45%，包括红细胞、白细胞和血小板（图2-22）。血细胞形态结构的光镜观察通常采用Wright或Giemsa染色的血涂片标本。血细胞分类和计数的正常值如下：

$$
血细胞
\begin{cases}
红细胞（3.5～5.5）×10^{12}/L \\
白细胞（4.0～10）×10^9/L
\begin{cases}
有粒白细胞
\begin{cases}
中性粒细胞50\%～70\% \\
嗜酸性粒细胞0.5\%～3\% \\
嗜碱性粒细胞0～1\%
\end{cases} \\
无粒白细胞
\begin{cases}
淋巴细胞20\%～30\% \\
单核细胞3\%～8\%
\end{cases}
\end{cases} \\
血小板（100～300）×10^9/L
\end{cases}
$$

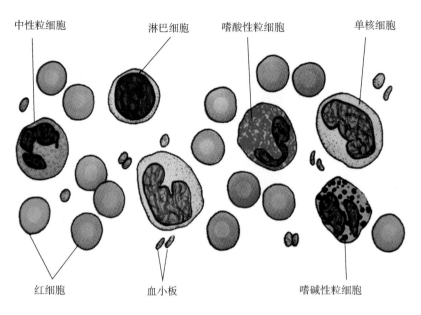

中性粒细胞　　淋巴细胞　　嗜酸性粒细胞　　单核细胞

红细胞　　血小板　　嗜碱性粒细胞

图 2-22　血细胞和血小板光镜结构模式图

血液保持一定的比重（1.050 ~ 1.060）、pH（7.3 ~ 7.4）、渗透压（313mOsm/L）、黏滞性和化学成分，在维持机体内环境的稳态中发挥重要作用。血液成分与性质的变化可诱发机体多种疾病，反之，多种疾病也可导致血液成分或性质发生特征性的变化。血细胞的形态、数量、比例和血红蛋白含量的测定称为血象。患病时，血象常有显著变化。故检查血象对了解机体身体状况和诊断疾病具有重要意义。

一、血细胞

（一）红细胞

红细胞形态呈双凹圆盘状（图 2-23），直径 7 ~ 8μm，中央较薄约 1μm，周缘较厚约 2μm。因此，在血涂片中，红细胞中央染色较浅，周缘染色较深（图 2-24）。红细胞的这种形态可使其具有较大的表面积，最大限度地携带 O_2 和 CO_2。

扫码"看一看"

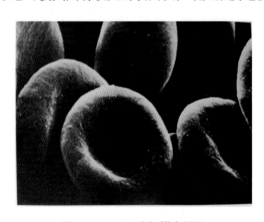

图 2-23　红细胞扫描电镜图

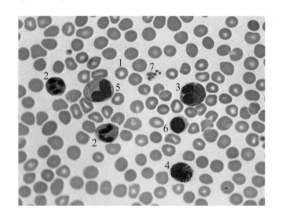

图 2-24　血细胞（光镜）（Wright 染色）（高倍）

1. 红细胞；2. 中性粒细胞；3. 嗜酸性粒细胞；
4. 嗜碱性粒细胞；5. 单核细胞；6. 淋巴细胞；
7. 血小板

成熟的红细胞无细胞核，也无细胞器，由于红细胞缺乏线粒体，ATP 由无氧酵解产生；细胞质内充满血红蛋白（Hb），使红细胞呈现颜色，血红蛋白具有结合与运输 O_2 和 CO_2 的功能。血红蛋白与 O_2 和 CO_2 的结合是可逆性的，当血液流经肺时，血红蛋白即释放 CO_2 而与 O_2 结合；当血液流经其他器官组织时，红细胞则释放 O_2 并与 CO_2 结合。血红蛋白对 CO 的亲和力比 O_2 的亲和力大得多，且结合后不易分离。如煤气中毒时，因血红蛋白与大量 CO 结合，阻碍了其与 O_2 的结合，导致组织缺 O_2，严重时可引起死亡。

红细胞的渗透压与血浆相等，相当于0.9%的NaCl溶液，使出入红细胞的水分维持平衡。当血浆渗透压降低时，过量水分进入细胞，细胞膨胀成球形，甚至破裂，血红蛋白逸出，称为溶血，溶血后残留的红细胞膜囊称为血影；反之，若血浆的渗透压升高，可使红细胞内的水分析出过多，导致红细胞皱缩。凡能损害红细胞膜的因素，如脂溶剂、蛇毒、溶血性细菌等均能引起溶血。

红细胞的细胞膜，除了维持红细胞的正常形态外，还含有特异性抗原与血型，与临床关系最密切的是ABO和Rh血型系统。

> **考点提示**
>
> 红细胞无细胞器及细胞核，胞质内充满血红蛋白。

正常成人血液中红细胞数的平均值，男性为（4.0 ~ 5.5）× 10^{12}/L，女性为（3.5 ~ 5.0）× 10^{12}/L。正常成人血液中血红蛋白含量，男性为120 ~ 150g/L，女性110 ~ 140g/L。红细胞的数目及血红蛋白的含量有生理性改变，如婴儿高于成人，运动时多于安静状态，高原地区居民大都高于平原地区居民。红细胞形态和数目的改变以及血红蛋白质和量的改变超出正常范围，则为病理现象。

红细胞的平均寿命约120天。衰老的红细胞在经过脾和肝时被巨噬细胞清除。与此同时，每天有大量新生红细胞从骨髓进入血液。外周血中除了大量成熟红细胞外，还有少量未完全成熟的红细胞，称网织红细胞。在成人为红细胞总数的0.5% ~ 1.5%，新生儿较多，可达3% ~ 6%。用煌焦油蓝染色，可见细胞质内有蓝色的细网或颗粒，它是细胞内残留的核糖体（图2-25）。表明网织红细胞仍有合成血红蛋白的功能。红细胞完全成熟时，核糖体消失，血红蛋白的含量即不再增加。

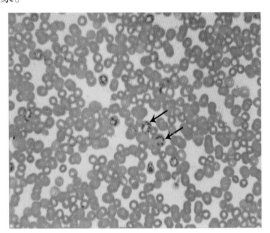

图2-25 网织红细胞（光镜）（煌焦油蓝染色）（高倍）
→网织红细胞

> **知识拓展**
>
> **贫 血**
>
> 贫血是指人体外周血液单位体积中血红蛋白（Hb）、红细胞（RBC）计数和（或）血细胞比容（HCT）低于同性别、年龄和地区正常标准的一种常见的临床症状。贫血是一种常见症状，各系统疾病均可引起贫血。临床上，成年男性Hb低于120g/L，女性低于110g/L，其HCT分别低于0.43和0.37，即可诊断为贫血。

（二）白细胞

白细胞为无色、有核、有细胞器的球形细胞，体积比红细胞大，能做变形运动，均能离开血管进入结缔组织或淋巴组织，发挥防御和免疫功能。正常人白细胞的正常值为

（4.0 ~ 10）×10⁹/L，男女无明显差别，婴幼儿稍高于成人。在感染或其他病理状态下，白细胞总数及各种白细胞的百分比值均可发生改变。光镜下，根据白细胞胞质内有无特殊颗粒，可将其分为有粒白细胞和无粒白细胞两类。有粒白细胞又根据颗粒的嗜色性，分为中性粒细胞、嗜酸性粒细胞和嗜碱性粒细胞。无粒白细胞包括单核细胞和淋巴细胞两种（图2-22、图2-24）。

（一）中性粒细胞

中性粒细胞数量最多，占白细胞总数的50% ~ 70%。直径10 ~ 12μm，核呈杆状或分叶状，分叶核一般为2 ~ 5叶，正常人以2 ~ 3叶者居多（图2-22、图2-24）。若1 ~ 2叶核的细胞增多，称为核左移，常出现在机体受细菌严重感染时；若4 ~ 5叶核的细胞增多，称为核右移。一般核分叶越多，表明细胞越近衰老。中性粒细胞的细胞质染成粉红色，含有许多细小、分布均匀的淡紫色及淡红色颗粒。颗粒可分为嗜天青颗粒和特殊颗粒两种。嗜天青颗粒约占颗粒总数的20%，体积较大，呈淡紫色，电镜下，它是一种溶酶体，含有酸性磷酸酶和过氧化物酶等，能消化分解吞噬的异物。特殊颗粒约占颗粒总数的80%，体积较小，呈淡红色，内含碱性磷酸酶、吞噬素、溶菌酶等。吞噬素具有杀菌作用，溶菌酶能溶解细菌表面的糖蛋白。

中性粒细胞具有活跃的变形运动和吞噬功能。中性粒细胞对细菌产物及受感染组织释放的某些化学物质具有趋化性，因此细菌感染时，白细胞总数，中性粒细胞的比例显著增高。中性粒细胞从骨髓进入血液，停留6 ~ 7小时，在结缔组织中存活2 ~ 3天。

（二）嗜酸性粒细胞

嗜酸性粒细胞占白细胞总数的0.5% ~ 3%。直径10 ~ 15μm，核分为2 ~ 3叶，以2叶常见，细胞质内充满粗大、均匀、染成橘红色的嗜酸性颗粒（图2-22、图2-24）。电镜下，颗粒多呈椭圆形，有膜包被，内含颗粒状基质和方形或长方形结晶体。颗粒含有酸性磷酸酶、芳基硫酸酯酶、过氧化物酶、组胺酶和阳离子蛋白等，因此它也是一种溶酶体。

嗜酸性粒细胞也能做变形运动，并具有趋化性。它能吞噬抗原抗体复合物，释放组胺酶灭活组胺，从而减弱过敏反应。还可释放阳离子蛋白，参与杀灭寄生虫。因此，嗜酸性粒细胞具有抗过敏和抗寄生虫作用。在患过敏性疾病或寄生虫病时，血液中嗜酸性粒细胞增多。嗜酸性粒细胞在血液中一般停留6 ~ 8小时，在组织中可存活8 ~ 12天。

（三）嗜碱性粒细胞

嗜碱性粒细胞数量最少，占白细胞总数的0% ~ 1%。直径10 ~ 12μm。核呈S形或不规则形，偶见分叶，着色较浅，常被颗粒掩盖。细胞质内含有大小不等、分布不均、染成蓝紫色的嗜碱性颗粒（图2-22、图2-24）。电镜下，嗜碱性颗粒内充满细小微粒，呈均匀状或螺纹状分布。颗粒内含有肝素和组胺，而白三烯则存在于细胞基质内，它的释放较前者缓慢。肝素具有抗凝血作用，组胺和白三烯参与过敏反应。嗜碱性粒细胞在组织中可存活10 ~ 15天。

嗜碱性粒细胞与肥大细胞在分布、颗粒大小与结构、胞核形态等方面均有所不同。但两种细胞都含有肝素、组胺和白三烯等成分，故嗜碱性粒细胞的功能与肥大细胞相似，但两者的关系尚待研究。

（四）单核细胞

单核细胞占白细胞总数的3% ~ 8%，它是白细胞中体积最大的细胞，直径14 ~ 20μm。

核呈肾形、马蹄形或不规则形，染色质颗粒细而松散，故着色较浅（图2-22、图2-24）。细胞质丰富，呈灰蓝色，内含许多细小的淡紫色嗜天青颗粒，为特化的溶酶体，内含过氧化物酶、酸性磷酸酶、非特异性酯酶和溶菌酶。

单核细胞是巨噬细胞的前身，具有活跃的变形运动、明显的趋化性和一定的吞噬功能，并参与免疫应答，但其功能不及巨噬细胞强。单核细胞在血流中停留1～2天后穿出血管进入组织和体腔，分化为巨噬细胞等具有吞噬功能的细胞。

（五）淋巴细胞

淋巴细胞占白细胞总数的20%～30%。直径6～8μm的为小淋巴细胞，9～12μm的为中淋巴细胞，13～20μm的为大淋巴细胞。血液中的淋巴细胞大部分为小淋巴细胞，核为圆形，一侧常有浅凹，染色质浓密呈块状，着色深。细胞质很少，在核周形成一窄带，嗜碱性，染成蔚蓝色，含少量嗜天青颗粒（图2-22、图2-24）。中淋巴细胞和大淋巴细胞的核椭圆形，染色质较疏松，故着色较浅，细胞质较多，细胞质内也可见少量嗜天青颗粒。

淋巴细胞是主要的免疫细胞，在机体防御疾病过程中发挥关键作用。根据淋巴细胞的发育部位、表面分子表达和功能等不同，可分为胸腺依赖淋巴细胞、骨髓依赖淋巴细胞和自然杀伤细胞三种类型（详见免疫系统）。

知识拓展

白血病

白血病是一类造血干细胞恶性克隆性疾病。其克隆的白血病细胞因失去进一步分化成熟的能力而滞留在细胞发育的各个阶段，在骨髓和其他造血组织中白血病细胞大量增殖聚集，并浸润其他组织和器官，从而使其正常造血功能受抑制。临床上出现进行性贫血、持续发热或反复感染、出血及肝、脾、淋巴结肿大和骨骼疼痛等表现。

二、血小板

血小板是骨髓中巨核细胞脱落的细胞质小块，故无细胞核，但有细胞器，表面有完整的细胞膜。血小板呈双凸圆盘状，直径2～4μm；当受到机械或化学刺激时，则伸出突起，呈不规则形。在血涂片上，血小板常聚集成群（图2-26）。血小板中央部分含蓝紫色的颗粒，称颗粒区；周边部呈均质浅蓝色，称透明区。

血小板在止血和凝血过程中起重要作用。当血管受损或破裂时，血小板被激活，发生黏附、聚集和释放反应，形成血栓，封堵破损的血管；同时，血小板释放颗粒内含物，使血浆内的凝血酶原变为凝血酶，后者催化纤维蛋白原变成细丝状的纤维蛋白，将血细胞网罗其间，形成血块止血。血小板还有保护血管内皮、参与内皮修复、防止动脉粥样硬化的作用。血小板寿命为7～14天。血液中的血小板数低于100×10^9/L为血小板减少，低于50×10^9/L则有出血危险。

考点提示

各血细胞光镜下的形态特点及功能。

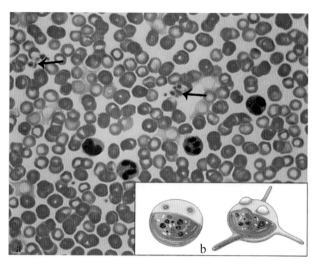

图 2-26　血小板

a. 油镜（Wright 染色）；b. 电镜

←血小板

三、骨髓和血细胞的发生

体内各种血细胞都有一定的寿命，每天都有一定数量的血细胞衰老死亡，同时机体造血器官又有相同数量的血细胞生成并进入血流，使外周血中血细胞的数量和质量保持动态平衡。一旦失去这种平衡，便可能发生血液性疾病，如再生障碍性贫血、白血病等。

（一）骨髓的结构

骨髓位于骨髓腔内，是机体主要的造血器官，占体重的4% ~ 6%。骨髓分为红骨髓和黄骨髓。胎儿及婴幼儿时期的骨髓都是红骨髓，大约从5岁开始，长骨干的骨髓腔内出现脂肪组织，并随年龄增长而增多，即为黄骨髓。红骨髓具有活跃的造血功能，主要分布在扁骨、不规则骨和长骨骺端的骨松质中。黄骨髓内仅有少量的幼稚血细胞，故仍保持着造血潜能，当机体需要时可转变为红骨髓进行造血。红骨髓主要由造血组织和血窦构成（图2-27）。

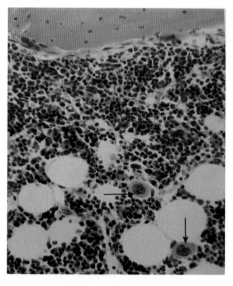

图 2-27　骨髓（光镜）

→巨核细胞

1.**造血组织** 造血组织主要由网状组织和造血细胞组成。网状细胞和网状纤维构成造血组织的支架，网孔中充满着各种不同发育阶段的血细胞、少量造血干细胞、巨噬细胞、脂肪细胞和未分化间充质细胞等。造血细胞赖以生长发育的内环境，即造血诱导微环境网状组织、微血管及巨噬细胞等共同组成，调节造血细胞的增殖与分化。

2.**血窦** 血窦形状不规则，管腔大小不一，窦壁衬贴有孔内皮，基膜不完整，血窦之间充满造血组织。血窦壁周围和血窦腔内的单核细胞和巨噬细胞有吞噬清除血流中的异物、细菌和衰老死亡血细胞的功能。

（二）造血干细胞和造血祖细胞

血细胞发生是造血干细胞在一定的微环境和某些因素的调节下，先增殖分化为各类血细胞的祖细胞，然后祖细胞定向增殖、分化直至成为各种成熟血细胞的过程。

（三）血细胞发生过程的形态演变

血细胞的发生是一连续发展过程，各种血细胞的发育大致可分为三个阶段：原始阶段、幼稚阶段（又分早、中、晚三期）和成熟阶段。骨髓涂片检查，是血液病诊断的重要依据。

血细胞发生过程中形态变化的一般规律是（图2-28）：①胞体由大变小，但巨核细胞的发生则由小变大。②胞核由大变小，红细胞的核最后消失，粒细胞的核由圆形逐渐变成杆状乃至分叶，巨核细胞的核由小变大呈分叶状。③细胞质的量由少逐渐增多，细胞质嗜碱性逐渐减弱，但单核细胞和淋巴细胞仍保持嗜碱性；细胞质内的特殊结构如红细胞中的血红蛋白、粒细胞中的特殊颗粒均由无到有，并逐渐增多。④细胞分裂能力从有到无，但淋巴细胞仍有很强的潜在分裂能力。

原红细胞　早幼红细胞　中幼红细胞　晚幼红细胞　网织红细胞　红细胞

嗜酸性早幼粒细胞　嗜酸性中幼粒细胞　嗜酸性晚幼粒细胞　嗜酸性粒细胞

 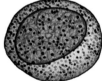 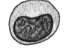

原粒细胞　早幼粒细胞　中性早幼粒细胞　中性中幼粒细胞　中性晚幼粒细胞　中性粒细胞

  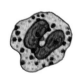

嗜碱性早幼粒细胞　嗜碱性中幼粒细胞　嗜碱性晚幼粒细胞　嗜碱性粒细胞

图 2-28　血细胞发生

本章小结

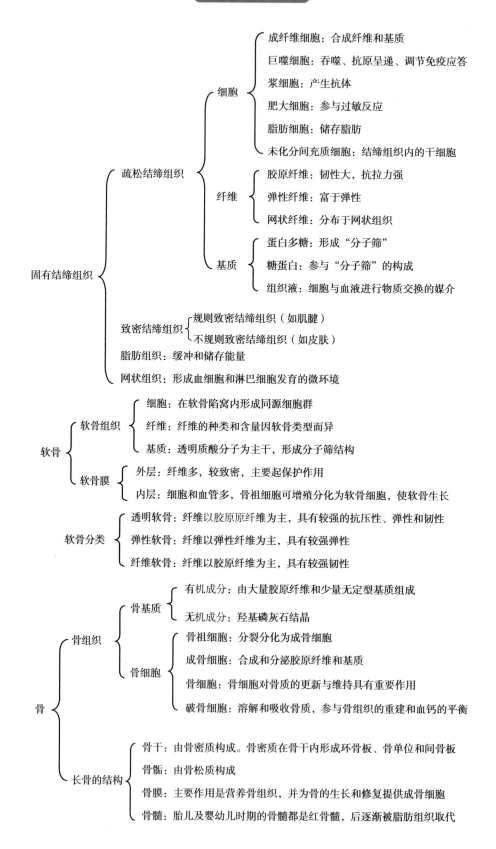

固有结缔组织
- 疏松结缔组织
  - 细胞
    - 成纤维细胞：合成纤维和基质
    - 巨噬细胞：吞噬、抗原呈递、调节免疫应答
    - 浆细胞：产生抗体
    - 肥大细胞：参与过敏反应
    - 脂肪细胞：储存脂肪
    - 未化分间充质细胞：结缔组织内的干细胞
  - 纤维
    - 胶原纤维：韧性大，抗拉力强
    - 弹性纤维：富于弹性
    - 网状纤维：分布于网状组织
  - 基质
    - 蛋白多糖：形成"分子筛"
    - 糖蛋白：参与"分子筛"的构成
    - 组织液：细胞与血液进行物质交换的媒介
- 致密结缔组织
  - 规则致密结缔组织（如肌腱）
  - 不规则致密结缔组织（如皮肤）
- 脂肪组织：缓冲和储存能量
- 网状组织：形成血细胞和淋巴细胞发育的微环境

软骨
- 软骨组织
  - 细胞：在软骨陷窝内形成同源细胞群
  - 纤维：纤维的种类和含量因软骨类型而异
  - 基质：透明质酸分子为主干，形成分子筛结构
- 软骨膜
  - 外层：纤维多，较致密，主要起保护作用
  - 内层：细胞和血管多，骨祖细胞可增殖分化为软骨细胞，使软骨生长
- 软骨分类
  - 透明软骨：纤维以胶原纤维为主，具有较强的抗压性、弹性和韧性
  - 弹性软骨：纤维以弹性纤维为主，具有较强弹性
  - 纤维软骨：纤维以胶原纤维为主，具有较强韧性

骨
- 骨组织
  - 骨基质
    - 有机成分：由大量胶原纤维和少量无定型基质组成
    - 无机成分：羟基磷灰石结晶
  - 骨细胞
    - 骨祖细胞：分裂分化为成骨细胞
    - 成骨细胞：合成和分泌胶原纤维和基质
    - 骨细胞：骨细胞对骨质的更新与维持具有重要作用
    - 破骨细胞：溶解和吸收骨质，参与骨组织的重建和血钙的平衡
- 长骨的结构
  - 骨干：由骨密质构成。骨密质在骨干内形成环骨板、骨单位和间骨板
  - 骨骺：由骨松质构成
  - 骨膜：主要作用是营养骨组织，并为骨的生长和修复提供成骨细胞
  - 骨髓：胎儿及婴幼儿时期的骨髓都是红骨髓，后逐渐被脂肪组织取代

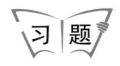

一、选择题

1. 下述关于结缔组织的结构特点错误的是
   A.细胞少　　　　　　　B.细胞种类多　　　　　　C.细胞外基质多
   D.有游离面和基底面　　E.血管、神经丰富

2. 与过敏反应有关的细胞是
   A.成纤维细胞　　　　　B.巨噬细胞　　　　　　　C.浆细胞
   D.脂肪细胞　　　　　　E.肥大细胞

3. 浆细胞来源于
   A.T细胞　　　　　　　B.B细胞　　　　　　　　C.单核细胞
   D.NK细胞　　　　　　E.巨噬细胞

4. 疏松结缔组织基质中蛋白多糖分子的主干是
   A.硫酸软骨素A　　　　B.硫酸软骨素C　　　　　C.透明质酸
   D.硫酸角质素　　　　　E.硫酸乙酰肝素

5. 关于巨噬细胞的描述错误的是
   A.大小不等，形态多样
   B.胞质丰富，呈嗜碱性
   C.胞质富含溶酶体
   D.有强大的吞噬能力
   E.来源于血液的单核细胞

6. 关于肥大细胞的描述错误的是
   A.常成群分布于血管周围
   B.胞质充满异染颗粒
   C.颗粒含组胺等
   D.与过敏反应关系密切
   E.来源于血液的单核细胞

7. 下列关于软骨组织的描述错误的是
   A.由细胞、纤维和基质构成
   B.细胞成分为软骨细胞
   C.基质呈凝胶状
   D.三种软骨的纤维不同
   E.有丰富的血管分布

8. 覆盖于关节面的组织成分是
   A.致密结缔组织　　　　B.透明软骨　　　　　　　C.弹性软骨
   D.纤维软骨　　　　　　E.疏松结缔组织

9. 产生软骨组织细胞外基质的细胞是
   A.成纤维细胞　　　　　B.成骨细胞　　　　　　　C.软骨细胞

D.骨祖细胞　　　　　　　　　　E.骨细胞

10.透明软骨基质内的纤维是
　　A.弹性纤维　　　　　　B.胶原纤维　　　　　　C.微原纤维
　　D.网状纤维　　　　　　E.胶原原纤维

11.下列关于骨组织的描述错误的是
　　A.由细胞、纤维和基质构成
　　B.细胞外基质钙化
　　C.纤维为胶原纤维
　　D.细胞有四种，其中骨细胞数量最多
　　E.有丰富的血管

12.能产生类骨质的细胞是
　　A.骨祖细胞　　　　　　B.成骨细胞　　　　　　C.骨细胞
　　D.破骨细胞　　　　　　E.间充质细胞

13.能溶解、吸收骨质的细胞是
　　A.骨祖细胞　　　　　　B.成骨细胞　　　　　　C.骨细胞
　　D.破骨细胞　　　　　　E.间充质细胞

14.下列关于破骨细胞的描述错误的是
　　A.为多核巨细胞　　　　B.胞质嗜碱性
　　C.近骨质侧有纹状缘　　D.电镜下纹状缘为微绒毛
　　E.功能是溶解、吸收骨质

15.下列关于长骨骨干结构的描述错误的是
　　A.主要由骨密质构成
　　B.骨密质在骨干内形成环骨板、骨单位和间骨板
　　C.横穿的穿通管内含血管、神经
　　D.骨单位是长骨的主要支持结构
　　E.穿通管与骨单位中央管不通

16.关于成熟红细胞的描述错误的是
　　A.双凹圆盘状，无细胞核
　　B.细胞膜上含血型抗原
　　C.细胞质内含血红蛋白
　　D.细胞质内含核糖体
　　E.形态具有可变性

17.下列有关红细胞的描述错误的是
　　A.形态具有可塑变形性，能通过比其直径小的毛细血管
　　B.寿命约120天
　　C.在红骨髓内生成
　　D.衰老的红细胞可被脾和肝内的巨噬细胞吞噬
　　E.只有完全成熟的红细胞才能从骨髓进入血液

18.用煌焦油蓝染色可显示网织红细胞中残留的
　　A.线粒体　　　　　　　B.高尔基复合体　　　　C.核糖体

D.粗面内质网　　　　　　E.滑面内质网

19.患过敏性疾病或寄生虫病时，血液中哪种白细胞升高

A.中性粒细胞　　　　　　B.嗜酸性粒细胞　　　　　　C.嗜碱性粒细胞

D.单核细胞　　　　　　　E.淋巴细胞

20.下列有关单核细胞的描述错误的是

A.是体积最大的白细胞

B.占白细胞总数的3%～8%

C.核呈肾形、马蹄形或不规则形

D.细胞质呈嗜酸性

E.是体内所有巨噬细胞的前身

21.人体最大的造血器官是

A.卵黄囊　　　　　　　　B.淋巴结　　　　　　　　C.脾

D.肝　　　　　　　　　　E.骨髓

二、思考题

1.比较结缔组织与上皮组织的结构特点。

2.简述成纤维细胞的结构及功能。

3.简述肥大细胞结构及其意义。

4.简述浆细胞的结构特点和功能。

5.比较疏松结缔组织中三种纤维的特性。

6.试述红细胞的正常值、形态结构特点及其与功能的关系。

7.试述白细胞的正常值、分类、形态结构特点及其功能。

8.比较透明软骨、弹性软骨和纤维软骨组织结构的异同。

9.试比较骨组织中的细胞的形态结构和功能。

10.简述长骨骨干的组织结构。

（苏衍萍）

第三章 肌 组 织

肌组织主要由肌细胞组成，肌细胞间有少量结缔组织、血管、淋巴管和神经。肌细胞形态细而长，又称肌纤维。肌细胞的细胞膜称肌膜，细胞质称肌质或肌浆，肌浆内含有大量肌丝，它是肌纤维收缩和舒张的物质基础。根据肌纤维形态结构与功能的差异，可将肌组织分为骨骼肌、心肌和平滑肌三种类型。骨骼肌和心肌可见明暗相间的横纹，均属横纹肌。骨骼肌舒缩受躯体神经支配，属随意肌；心肌和平滑肌的活动受自主神经支配，为不随意肌。

第一节 骨 骼 肌

案例讨论

[案例]患者，男性，28岁。因"双侧上睑下垂、伴四肢乏力1年伴加重1天"入院。体格检查：入院后6小时感觉极度呼吸困难、口唇及指甲发绀，出现呼吸三凹征。辅助检查：查血气分析 PaO_2 45mmHg，$PaCO_2$ 60mmHg。采用新斯的明试验，给予胸部CT检查。诊断与治疗：诊断为重症肌无力，给予药物治疗和对症治疗。

[讨论]

1. 重症肌无力的主要临床表现有哪些？护理要点是什么？

2. 骨骼肌的形态学特点有哪些？

3. 神经冲动如何传递给骨骼肌纤维而引起肌肉收缩？

骨骼肌大多借肌腱附着于骨骼上，也分布于眼和口的周围及食管壁。整块肌肉外面有致密结缔组织包裹形成肌外膜；肌外膜的结缔组织向内伸入，将肌组织分隔为许多肌束，包绕在每一肌束外面的结缔组织称肌束膜；肌束由若干肌纤维平行排列形成，每一条肌纤维周围包有少量结缔组织称肌内膜（图3-1）。肌组织通过肌内膜、肌束膜和肌外膜的结缔组织与周围组织相连，结缔组织内含有血管和神经，起着支持、连接、营养和功能调节作用。

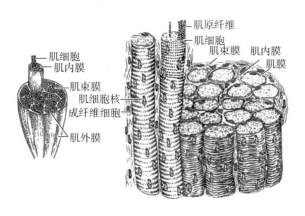

图 3-1 骨骼肌结构模式图

一、骨骼肌纤维的光镜结构

骨骼肌纤维呈长圆柱形，直径 10 ～ 100 μm，长度一般为 1 ～ 40 mm。肌膜外贴附有基膜。骨骼肌纤维为多核细胞，一条肌纤维含有几十个甚至几百个细胞核，核呈椭圆形，染色较浅，位于肌膜下方。肌浆内含有大量与细胞长轴平行排列的肌原纤维，呈细丝状，横切面上呈点状（图 3-2）。每条肌原纤维上都有周期性的横纹，即明带和暗带相间排列。各条肌原纤维的明带和暗带均排列在同一平面上，因而使得骨骼肌纤维也呈现明显的周期性横纹（图 3-3）。明带又称 I 带，暗带又称 A 带。明带中央有一条深色的细线，称 Z 线，暗带中部有浅色窄带称 H 带，H 带中央还有一条深色的 M 线。相邻两条 Z 线之间的一段肌原纤维称肌节，由 1/2 I 带 +A 带 +1/2 I 带组成，是肌原纤维的结构和功能单位。

> **考点提示**
>
> 肌节是指相邻两条 Z 线之间的一段肌原纤维。

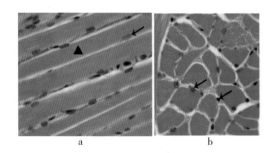

图 3-2 骨骼肌纵、横切面（光镜）（油镜）
a. 纵切面；b. 横切面
▲骨骼肌纤维；→骨骼肌细胞核

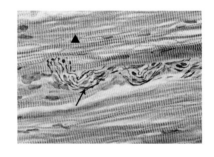

图 3-3 骨骼肌（光镜图，Giemsa 染色，油镜）
▲骨骼肌纤维；→神经纤维

二、骨骼肌纤维的超微结构

1.肌原纤维 由粗、细两种肌丝构成，两种肌丝有规律地平行排列在肌原纤维内（图 3-4）。

粗肌丝长约 1.5μm，直径 15nm，位于 A 带，中央固定于 M 线，两端游离。细肌丝长约 1μm，直径 5nm，一端固定于 Z 线，另一端游离，插入粗肌丝之间，止于 H 带外缘。因此，I 带只有细肌丝，A 带既有粗肌丝又有细肌丝，但其中的 H 带只有粗肌丝（图 3-4）。在横切面上，每根粗肌丝周围排列有 6 根细肌丝，每根细肌丝周围有 3 根粗肌丝排列。

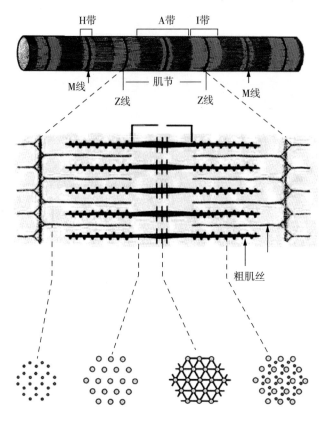

图 3-4　骨骼肌肌原纤维电镜结构模式图

　　粗肌丝的分子结构：粗肌丝由肌球蛋白分子组成（图3-5），肌球蛋白分子平行排列，集合成束，组成粗肌丝。肌球蛋白形如豆芽，分为头部和杆部，在头、杆的连接点及杆上有两处类似关节的结构，可以屈动。肌球蛋白分子的杆朝向M线，头端则朝向Z线，并突出于粗肌丝表面，形成电镜下可见的横桥。肌球蛋白头部具有ATP酶活性并能与ATP结合。当横桥与细肌丝的肌动蛋白接触时，ATP酶被激活，分解ATP释放出能量，使横桥发生屈曲运动。

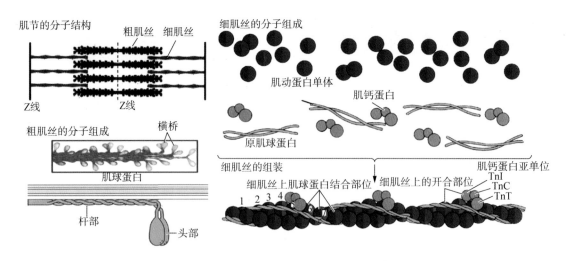

图 3-5　粗、细肌丝分子结构模式图

细肌丝的分子结构：细肌丝由肌动蛋白、原肌球蛋白和肌钙蛋白三种分子组成（图3-5）。肌动蛋白是由两列球形肌动蛋白单体连接呈串珠状，并缠绕成双股螺旋链。每个肌动蛋白单体上都有一个能与肌球蛋白头部结合的位点，但该位点在肌纤维处于非收缩状态时被原肌球蛋白掩盖。原肌球蛋白是由两条多肽链相互缠绕形成的双股螺旋链组成，首尾相连，嵌于肌动蛋白双股螺旋链的浅沟内。肌钙蛋白由TnC、TnT和TnI 3个球形的亚单位组成。其中TnC亚单位可与Ca^{2+}结合而引起肌钙蛋白构象改变。

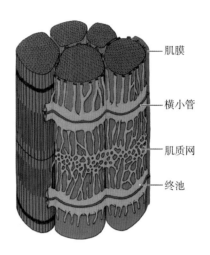

图右侧标注：
肌膜
横小管
肌质网
终池

2.横小管 横小管又称T小管，由肌膜向肌浆内凹陷形成，其走向与肌纤维长轴垂直。在人和哺乳动物，横小管位于A带与I带的交界处；在两栖类和鸟类，横小管位于Z线周围。同一水平的横小管分支并相互吻合，环绕在每条肌原纤维周围（图3-6）。横小管的功能是将肌膜的兴奋迅速传导至肌纤维内部，使肌节同步收缩。

图 3-6 骨骼肌纤维电镜结构模式图

知识拓展

重症肌无力

重症肌无力（MG）是一种骨骼肌神经肌肉接头处传递介质发生障碍的获得性自身免疫性疾病，临床特征以受累骨骼肌无力或易疲劳，且活动后加重，常以眼外肌无力为首发症状，但可进行性发展，逐渐累及全身肌群。患者经休息和胆碱酯酶抑制药治疗后症状可得到缓解，通常肌无力症状表现为"晨轻暮重"的波动现象，严重重症肌无力患者可累及呼吸肌，出现肌无力危象，可危及生命。本病病因复杂，主要与患者体内存在乙酰胆碱受体抗体有关。调节人体乙酰胆碱受体及抑制乙酰胆碱受体抗体的产生是治疗本病的关键。

3.肌浆网 肌浆网是肌纤维内特化的滑面内质网，位于横小管之间，环绕在每条肌原纤维周围，形成连续的管状系统，故又称纵小管。位于横小管两侧的肌浆网扩大成扁囊状，称终池。每条横小管与其两侧的终池组成三联体（triad）（图3-6）。当肌膜将兴奋通过三联体传递到肌浆网膜，肌浆网膜上有钙泵和钙通道，能逆浓度差把肌浆中的Ca^{2+}泵入肌浆网内贮存，使肌浆网中的Ca^{2+}浓度为肌浆中的数千倍。当横小管膜的电兴奋传递至肌浆网膜后，钙通道开放，肌浆网内贮存的Ca^{2+}进入肌浆，使肌浆内Ca^{2+}浓度升高。肌纤维舒张时，肌浆网膜上的钙泵可将肌浆内Ca^{2+}再泵回肌浆网内并与钙螯合蛋白结合，从而降低肌浆内Ca^{2+}浓度。故肌浆网的功能是调节肌浆内Ca^{2+}浓度。

此外，肌原纤维之间有大量线粒体、糖原和少量脂滴。线粒体产生ATP，为肌肉收缩提供能量，糖原和脂肪是肌细胞内储备的能源。肌浆内还有可与氧结合的肌红蛋白，可为线粒体产生能量提供所需的氧。

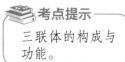

考点提示
三联体的构成与功能。

三、骨骼肌纤维的收缩机制

目前认为，骨骼肌纤维的收缩机制是肌丝之间的滑动，即肌丝滑动学说。其主要过程：①运动神经末梢将神经冲动传递给肌膜。②肌膜的兴奋经横小管传向终池。③肌浆网膜上钙通道开放，肌浆网内贮存的Ca^{2+}迅速释放入肌浆。④肌钙蛋白TnC亚单位与Ca^{2+}结合，引起肌钙蛋白构象改变，进而使原肌球蛋白位置也随之改变。⑤原来被掩盖的肌动蛋白位点暴露，迅速与肌球蛋白头部接触。⑥肌球蛋白头部（横桥）ATP酶被激活，分解ATP并释放能量。⑦肌球蛋白头部发生屈动，将肌动蛋白拉向M线。⑧细肌丝滑入粗肌丝之间，I带和H带变窄，肌节缩短，肌纤维收缩。但A带长度不变（图3-7）。⑨收缩结束后，肌浆内的Ca^{2+}被泵回肌浆网内贮存，肌浆内Ca^{2+}浓度降低，肌钙蛋白恢复原来的构象，原肌球蛋白恢复原位，又掩盖肌动蛋白上的结合位点，肌球蛋白头与肌动蛋白分离，肌肉松弛。

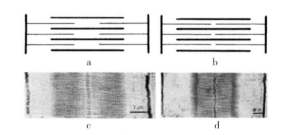

图3-7 骨骼肌纤维收缩、舒张肌节变化

上图：示意图；下图：电镜图

a，c.舒张；b，d.收缩

第二节 心 肌

心肌分布于心脏和邻近心脏的大血管壁上，其收缩具有自动节律性，属不随意肌。心肌细胞再生能力很弱，损伤的心肌纤维由结缔组织代替。

一、心肌纤维的光镜结构

心肌纤维呈短柱状，长80～150μm，直径10～20μm，有分支并相互连接成网。细胞核呈卵圆形，1～2个，位于细胞中央。心肌纤维的肌浆较丰富，内含线粒体、糖原及少量脂滴和脂褐素，脂褐素为溶酶体的残余体，随年龄增长而增多。心肌纤维也有周期性横纹，但不如骨骼肌明显，最显著的特点是心肌细胞连接处有闰盘。在HE染色标本中呈着色较深，并与肌纤维长轴垂直的粗线（图3-8、图3-9）。

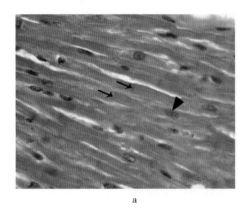
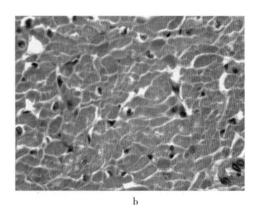

图3-8 心肌纵、横切面（光镜）（油镜）

a.纵切面；b.横切面

→闰盘；▲心肌细胞核

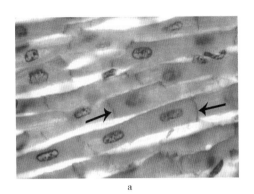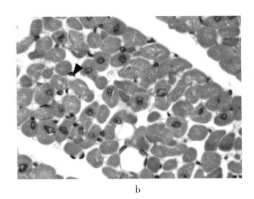

a　　　　　　　　　　　　　　b

图 3-9　心肌（光镜）（碘酸钠 - 苏木精染色）（油镜）

a. 纵切面；b. 横切面

→闰盘；▲毛细血管

二、心肌纤维的超微结构

心肌纤维的电镜结构与骨骼肌纤维相似，相比较有以下特点：①粗、细肌丝被肌浆网和线粒体分隔成粗、细不等的肌丝束，故心肌纤维的肌原纤维不如骨骼肌规则、明显，以致横纹也不如骨骼肌明显；②横小管较粗，位于Z线水平；③肌浆网稀疏，纵小管不发达，终池少而小，横小管多与一侧的终池相贴形成二联体（图3-10）。因此，心肌纤维的肌浆网储存Ca^{2+}能力低，收缩前尚需从细胞外摄取Ca^{2+}；④闰盘位于Z线水平，由相邻心肌纤维的突起相互嵌合而成，呈阶梯状（图3-11），其横向连接部分有中间连接和桥粒，使心肌纤维间的连接牢固；在纵向连接部分有缝隙连接，便于细胞间信息传导，使心肌纤维同步收缩。此外，心肌纤维的肌浆还含有丰富的线粒体、糖原和脂滴以及少量的脂褐素等，有些肌纤维细胞质内含有分泌颗粒。

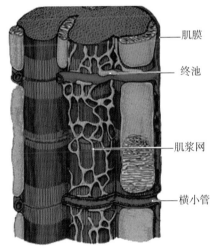

肌膜

终池

肌浆网

横小管

图 3-10　心肌纤维电镜结构模式图

考点提示

心肌纤维与骨骼肌纤维的结构差异。

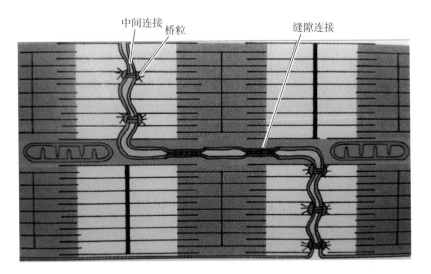

中间连接　桥粒　　　　　缝隙连接

图 3-11　心肌闰盘电镜结构模式图

第三节 平 滑 肌

　　平滑肌广泛分布于内脏器官和血管壁。平滑肌收缩较缓慢而持久，属不随意肌。

　　平滑肌纤维呈长梭形，多呈紧密、交错排列，即肌纤维较细的两端常与相邻细胞中部的较粗部分相互交错。无横纹，细胞核一个，呈杆状或椭圆形，位于细胞中央（图3-12）。平滑肌横切面呈大小不等的圆形断面，大的断面中央可见细胞核的横切面。平滑肌收缩时，核可呈扭曲状。平滑肌纤维长度不等，一般长200 μm，短的只有20 μm，如小血管壁上的平滑肌纤维；长的可达500 μm，如妊娠末期的子宫平滑肌纤维。细胞最粗处直径为5 ～ 20 μm。

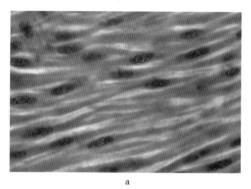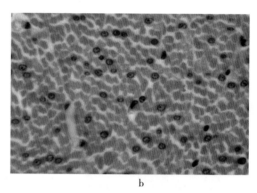

a　　　　　　　　　　　　　　　　　　　b

图3-12　平滑肌纵、横切面（光镜）（油镜）

a. 纵切面；b. 横切面

本章小结

　　　　　　　　　　　　　　　　光镜结构：肌原纤维的粗、细丝排列形成明、暗带，并形成横纹
　　　　　　　　　　　　　　　　　　　　　肌节是骨骼肌纤维的基本结构和功能单位

　　　　　　　骨骼肌　　　　　　　　　　　　　　　　　粗肌丝：粗肌丝由肌球蛋白组成

　　　　　　　　　　　　　　　　　　　肌原纤维
　　　　　　　　　　　　　　　　　　　　　　　　　细肌丝：肌动蛋白、原肌球蛋白和肌钙蛋白组成

　　　　　　　　　　　　超微结构　　横小管：由肌膜向肌浆内凹陷形成，传递肌膜的兴奋

　　　　　　　　　　　　　　　　　　肌浆网：每条横小管与其两侧的终池组成三联体

肌组织　　　　　　　　　　光镜结构：心肌纤维也有周期性横纹，但不如骨骼肌明显
　　　　　　　　　　　　　　　　　　心肌细胞连接处有闰盘

　　　　　　　心肌

　　　　　　　　　　　　超微结构：心肌纤维的电镜结构与骨骼肌纤维相似，肌浆网稀疏，
　　　　　　　　　　　　　　　　　纵小管不发达，终池少而小，只形成二联体

　　　　　　　平滑肌：纤维呈长梭形，多呈紧密、交错排列，无横纹

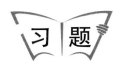

扫码"练一练"

一、选择题

1.肌节的组成是

　　A.A带+I带　　　　　　　　B.1/2 I带+A带+1/2 I带

　　C.1/2 A带+I带+1/2 A带　　D. I带+H带

　　E.A带+H带

2.关于肌原纤维的描述错误的是

　　A.由粗肌丝和细肌丝构成

　　B.沿肌纤维长轴平行排列

　　C.周围有少量结缔组织，称为肌内膜

　　D.骨骼肌纤维中最丰富

　　E.肌丝规则排列形成明暗带

3.关于骨骼肌纤维光镜结构的描述错误的是

　　A.形态呈长圆柱状

　　B.有明暗相间的横纹

　　C.细胞核1～2个，位于细胞中央

　　D.细胞核呈椭圆形，染色较浅

　　E.肌浆内含大量肌原纤维

4.骨骼肌纤维的横小管由

　　A.滑面内质网形成

　　B.粗面内质网形成

　　C.肌浆网形成

　　D.肌膜向肌浆内凹陷形成

　　E.高尔基复合体形成

5.下列哪种蛋白不参与构成肌丝

　　A.肌球蛋白　　　　　　B.肌动蛋白　　　　　　C.原肌球蛋白

　　D.肌钙蛋白　　　　　　E.肌红蛋白

6.骨骼肌纤维三联体的结构由

　　A.一条纵小管及两侧的终池构成

　　B.一条横小管及两侧的终池构成

　　C.两条横小管及中间的终池构成

　　D.两条纵小管及一个终池构成

　　E.一条横小管及一个终池构成

7.关于心肌纤维的描述正确的是

　　A.形态呈圆柱状，没有分支

　　B.有横纹，且比骨骼肌明显

　　C.细胞核多个，位于肌膜下方

　　D.肌浆网发达

　　E.常见二联体

8.与骨骼肌相比，下列哪项是心肌的特征

　　A.有横纹　　　　　　　　　B.有肌原纤维　　　　　　　　　C.有横小管

　　D.有肌浆网　　　　　　　　E.有闰盘

二、思考题

1.骨骼肌、心肌、平滑肌三种肌纤维在光镜下如何分辨？

2.骨骼肌收缩、舒张的结构功能单位是什么？其分子结构基础如何？

3.肌与骨骼肌的电镜结构相比较有什么相似之处和不同的特点？

4.闰盘的功能是什么？它在光镜、电镜下的结构有何特点？

（苏衍萍）

第四章 神经组织

案例讨论

[案例]霍金是英国著名的物理学家和宇宙学家,被称为"宇宙之王"。在他21岁时,被确诊患上了肌肉萎缩性脊髓侧索硬化症,这种病使他的身体越来越不听使唤,只剩下心脏、肺和大脑还能运转,而且病情逐渐恶化到连说话都需要电脑语音合成器协助才能完成的地步。但这些都无法阻止霍金对自然科学研究的热情,他以黑洞的研究成名于物理学界。

[讨论]

1.霍金所患疾病是哪种神经元受损?

2.受损神经元发生了什么病理变化?

神经组织由神经细胞和神经胶质细胞组成。神经细胞高度分化，是神经组织的结构和功能单位，也称神经元。神经元具有接受刺激、整合信息和传导冲动的功能。神经胶质细胞的数量为神经元的10～50倍，对神经元起支持、保护、营养、绝缘等作用，构成神经元生长和功能活动的微环境。

第一节 神经元

神经元的形态和大小不一，都可分为胞体和突起两部分。胞体由细胞膜、细胞质和细胞核组成，突起包括树突和轴突（图4-1）。

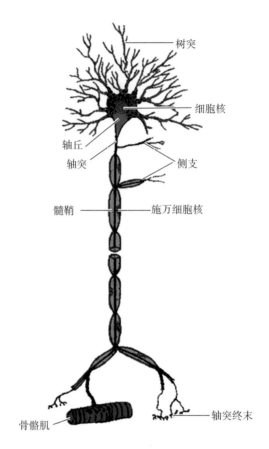

图 4-1 运动神经元模式图

一、神经元的结构

（一）胞体

神经元胞体于中枢神经系统位于大小脑的皮质、脑干和脊髓的灰质，周围神经系统位于神经节内，为神经元的营养和代谢中心。

1.细胞膜 可兴奋膜，具有不同的受体和离子通道，是神经元接受刺激、产生动作电位和传导神经冲动的部位。

2.细胞核 位于胞体中央，大而圆，常染色质多，故着色浅，核仁大而明显。

3.细胞质 位于核周围，又称核周质，光镜下可见大量的尼氏体和神经原纤维（图4-2）。

考点提示

尼氏体的形态结构可作为判定神经元功能的一种标志。

（1）**尼氏体** 也称嗜染质，光镜下，在树突和核周质内呈嗜碱性的颗粒状或斑块状小体（图4-2a）。电镜下，尼氏体由大量平行排列的粗面内质网和游离的核糖体组成（图4-3），表明神经元具有旺盛的合成蛋白质功能，包括更新细胞器所需的结构蛋白、合成神经递质所需的酶类以及肽类的神经调质。尼氏体的形态结构可作为判定神经元功能的一种标志，在不同功能状态下，尼氏体的数量和形态有差异。

（2）**神经原纤维** 在银染切片中呈棕黑色细丝，交织成网，并伸入树突和轴突（图4-2b）。电镜下，神经原纤维由神经丝和微管聚集而成。具有支持和运输作用。

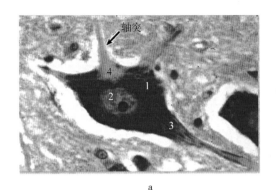
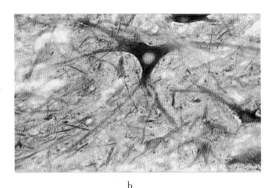

a   b

图 4-2　神经元光镜结构（高倍）

a.HE 染色；b.镀银染色

1.尼氏体；2.细胞核；3.树突；4.轴丘

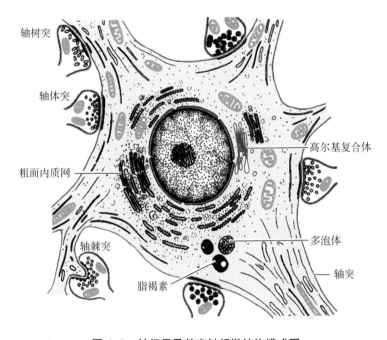

图 4-3　神经元及其突触超微结构模式图

1.突触小体内圆形清亮小泡含乙酰胆碱；2.突触小体内颗粒状小泡含单胺类；

3.突触小体内扁平清亮型小泡含氨基酸类

胞质内还有线粒体、高尔基复合体、溶酶体等细胞器，也含有随年龄增高而增多呈棕黄色颗粒状的脂褐素。

（二）突起

1.树突　每个神经元有一个或多个树突，呈树枝样分支，分支上有许多棘状的小突起，称树突棘，是形成突触的主要部位。树突具有接受刺激并将神经冲动传向胞体的功能。

2.轴突　每个神经元只有一个轴突。光镜下，胞体发出轴突的部位为一圆锥形，称轴丘，该区无尼氏体，故染色淡（图4-1、图4-2a）。轴突表面光滑，粗细较均匀，轴突末端有较多分支，形成轴突终末。轴突表面的细胞膜称轴膜，内含的胞质称轴质。轴突内无尼氏体，故不能合成蛋白质。轴突可将冲动传递给其他神经元或效应器。

二、神经元的分类

神经元分类的方法有多种，常以神经元突起的数目、突起的长短、神经元的功能及所释放的递质进行分类。

（一）根据突起的数目分类（图4-4）

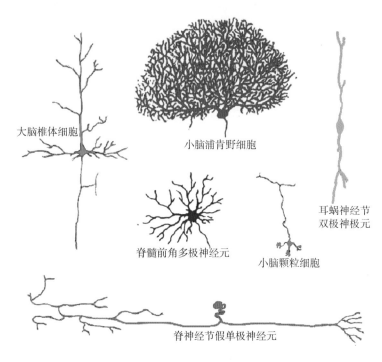

大脑椎体细胞

小脑浦肯野细胞

耳蜗神经节
双极神极元

脊髓前角多极神经元

小脑颗粒细胞

脊神经节假单极神经元

图4-4 神经元的几种主要形态

1.**假单极神经元** 从胞体发出一个突起，距胞体不远呈"T"形分成两支，一支进入中枢神经系统，称中枢突，另一支分布到外周的其他组织和器官，称周围突。中枢突传出神经冲动，为轴突，周围突接受刺激，在功能上为树突，但在形态结构上如轴突。

2.**双极神经元** 由胞体两端发出，一个是树突，另一个是轴突。

3.**多极神经元** 为体内数量最多的神经元，有一个轴突，多个树突。

（二）根据神经元的功能分类（图4-5）

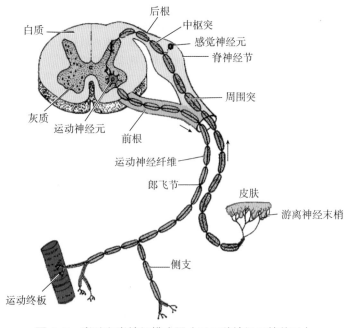

白质

后根

中枢突

感觉神经元

脊神经节

灰质

运动神经元

前根

周围突

运动神经纤维

郎飞节

皮肤

游离神经末梢

侧支

运动终板

图4-5 脊髓和脊神经模式图（示三种神经元的关系）

1.感觉神经元 又称传入神经元，多为假单极神经元。胞体位于脑脊神经节内，周围突的末梢分布于皮肤和肌肉等处接受刺激，并将信息传向中枢。

2.运动神经元 又称传出神经元，一般为多极神经元。胞体位于中枢神经系统的灰质和自主神经节内，突起参与白质和周围神经的组成，将神经冲动传递至肌细胞或腺细胞。

3.中间神经元 起联络前两种神经元的作用，一般为多极神经元。动物进化程度越高，中间神经元的数量越多，在中枢神经系统内构建成复杂的神经元网络。人类的中间神经元约占神经元总数的99%以上。

> **考点提示**
>
> 根据功能神经元可分为感觉神经元、运动神经元和中间神经元。

（三）根据神经元释放的神经递质分类

1.胆碱能神经元 释放乙酰胆碱。

2.胺能神经元 释放多巴胺、5–羟色胺等。

3.氨基酸能神经元 释放谷氨酸、甘氨酸和 γ–氨基丁酸等。

4.肽能神经元 释放脑啡肽、P物质和神经降压素等肽类物质。

知识拓展

神经干细胞应用

神经干细胞是一类具有增殖和多向分化潜能的细胞。通过适当方法从患者体内分离得到神经干细胞，经过体外培养扩增和诱导分化后，将其移植到神经系统受损部位。移植的神经干细胞在病变部位能够存活、增殖、分化为神经元和（或）神经胶质细胞，从而促进患者受损神经功能的部分恢复。近年来，国内外的神经科学工作者已经使用神经干细胞移植技术对目前常规方法治疗难以见效的神经疾患，如脑缺血性疾病、脑出血性疾病、中枢神经系统创伤及其后遗症，中枢神经系统慢性退变性疾病（帕金森病、阿尔茨海默病）以及中枢神经系统肿瘤等进行动物治疗试验，展示了十分诱人的临床应用前景。

三、突触

突触是神经元与神经元之间或神经元与效应细胞之间传递信息的结构。突触也是一种细胞连接方式，最常见的是一个神经元的轴突与另一个神经元的树突或胞体构成突触，分别称轴–树突触、轴–棘突触或轴–体突触（图4-3）。根据传导信息的方式，突触分为化学突触和电突触两大类。

（一）化学突触

化学突触是以神经递质作为传递信息的媒介，一般所说的突触即指化学突触。电镜下，化学突触由突触前成分、突触间隙和突触后成分三部分构成。突触前、后成分彼此相对的细胞膜分别称为突触前膜和突触后膜，两者之间的狭窄间隙称为突触间隙。电镜下，突触前成分内含许多突触小泡（图4-6），内含神经递质，如乙酰胆碱、去甲肾上腺素等。突触后膜上有特异性的神经递质和调质的受体及离子通道。

当神经冲动沿轴膜传至轴突终末时，突触前膜上 Ca^{2+} 通道开放，Ca^{2+} 进入突触前成分，在ATP参与下突触小泡移向突触前膜并与之融合，通过出胞作用将小泡内物质释放到突触间隙。神经递质与突触后膜上相应受体结合后，膜的离子通道开放，改变突

> **考点提示**
>
> 化学性突触的构成及兴奋传导。

触后膜内外离子的分布，突触后神经元（或效应细胞）产生兴奋或抑制性变化。突触的兴奋或抑制，取决于神经递质及其受体的种类。神经冲动通过化学突触的传导是单向性的。

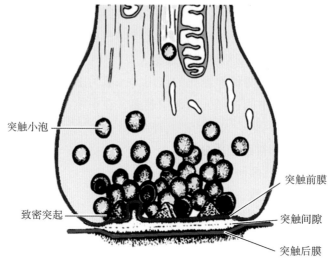

图 4-6　化学突触超微结构模式图

（二）电突触

电突触即缝隙连接，是以电流传递信息。在传导冲动时不需要神经递质，冲动的传导是双向性的。

第二节　神经胶质细胞

神经胶质细胞广泛分布于神经元和神经元之间、神经元与非神经元之间，也具有突起，但不分树突和轴突，对神经元起支持、营养、保护、绝缘等作用。

一、中枢神经系统的神经胶质细胞

（一）星形胶质细胞

是体积最大的一种神经胶质细胞，呈星形，突起多，核较大，圆形或卵圆形，染色浅。星形胶质细胞的突起伸展充填于神经元胞体和突起之间，对神经元起支持和隔离作用。有些突起末端膨大形成脚板，贴附在毛细血管壁上构成血-脑屏障的神经胶质膜，或附在脑和脊髓表面形成胶质界膜（图4-7、图4-8）。星形胶质细胞能分泌神经营养因子及多种生长因子，维持神经元的生存及其功能活动。中枢神经系统受损伤部位，常由星形胶质细胞增生形成胶质瘢痕修复。

（二）少突胶质细胞

分布于神经元胞体及轴突周围，胞体较星形胶质细胞小，核较小，着色略深；突起细而少，分支也少。突起的末端扩展成扁平薄膜缠绕轴突形成髓鞘，因此，它是形成中枢有髓神经纤维髓鞘的细胞（图4-7、图4-8）。

（三）小胶质细胞

分布于中枢的灰质和白质，是最小的神经胶质细胞。中枢神经系统损伤时，小胶质细胞可转变成巨噬细胞，吞噬细胞碎屑及退化变性的髓鞘。通常认为小胶质细胞来源于血液中的单核细胞（图4-7、图4-8）。

（四）室管膜细胞

为衬附于脑室和脊髓中央管腔面的单层立方或柱状细胞。室管膜细胞表面有许多微绒毛，有些细胞表面有纤毛，纤毛的摆动有助于脑脊液流动；一些细胞基底面有长的突起伸向深部（图4-7）；在脉络丛的室管膜细胞参与脑脊液形成。

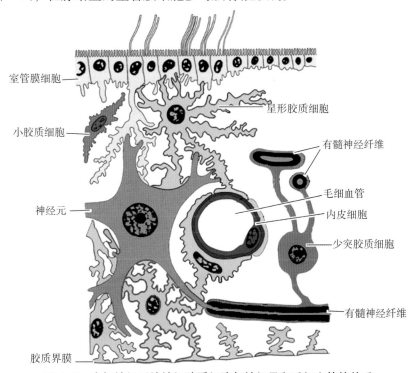

室管膜细胞
星形胶质细胞
小胶质细胞
有髓神经纤维
毛细血管
神经元
内皮细胞
少突胶质细胞
有髓神经纤维
胶质界膜

图 4-7　中枢神经系统神经胶质细胞与神经元和毛细血管的关系

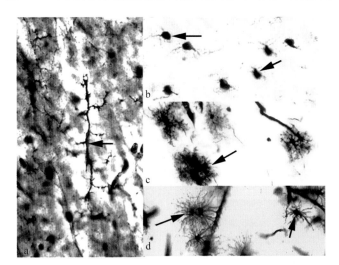

图 4-8　中枢神经系统的神经胶质细胞（光镜，镀银染色，高倍）
a.小胶质细胞；b.少突胶质细胞；c.原浆性星形胶质细胞；d.纤维性星形胶质细胞

二、周围神经系统的神经胶质细胞

（一）施万细胞

　　施万细胞又称神经膜细胞，包裹神经元在周围神经的突起构成神经纤维。有保护和绝缘功能，还可分泌神经营养因子，促进受损神经元的存活及轴突的再生。

考点提示

神经胶质细胞的分类及其功能。

（二）卫星细胞

卫生细胞是神经节内围绕神经元胞体的一层扁平或立方形细胞，核圆或卵圆形，染色较深，具有营养和保护神经节细胞的功能。

第三节　神经纤维和神经

一、神经纤维

神经纤维由神经元的长轴突和包在其外面的神经胶质细胞所构成。根据包裹轴突的神经胶质细胞是否形成髓鞘，将其分为有髓神经纤维和无髓神经纤维两种。

（一）有髓神经纤维

1.周围神经系统的有髓神经纤维　由施万细胞包绕神经元的轴突构成。施万细胞成为长卷筒状一个接一个套在轴突外面，相邻的施万细胞不完全相连而形成缩窄，称朗飞结，相邻朗飞结之间的一段神经纤维称结间体（图4-9、图4-10）。有髓神经纤维的轴突，除起始段、终末及朗飞结外，均包有髓鞘。

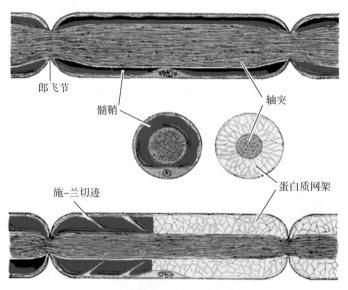

图 4-9　周围有髓神经纤维结构模式图

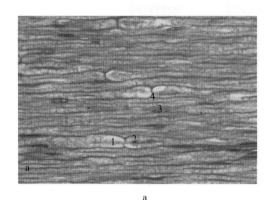
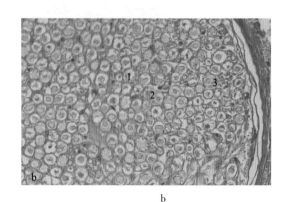

图 4-10　周围有髓神经纤维（坐骨神经）（光镜像，高倍）

a. 纵切面；b. 横切面

1. 轴突；2. 髓鞘；3. 施万细胞胞质与核；4. 郎飞结

2.中枢神经系统的有髓神经纤维 由少突胶质细胞突起末端的扁平薄膜包卷轴突形成。一个少突胶质细胞有几个突起就可包卷几个轴突形成髓鞘，其胞体位于神经纤维之间（图4-11）。

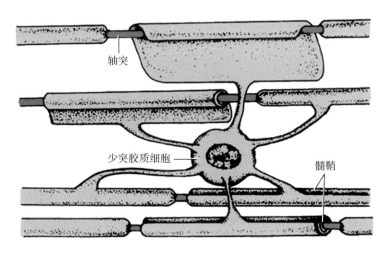

图4-11 少突胶质细胞与中枢有髓神经纤维关系模式图

髓鞘的类脂在组织液与轴膜间起绝缘作用，故神经冲动只发生在朗飞结处的轴膜，其冲动传导呈跳跃式，传导速度较快。

（二）无髓神经纤维

1.周围神经系统的无髓神经纤维 由较细的轴突及其外面的施万细胞构成。施万细胞呈不规则长柱状，表面有深浅不一的数个纵沟，轴突陷于其中。施万细胞沿轴突连续排列，不形成髓鞘，无朗飞结。施万细胞外包有基膜。

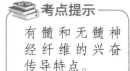

考点提示

有髓和无髓神经纤维的兴奋传导特点。

2.中枢神经系统的无髓神经纤维 轴突外无特异性神经胶质细胞包裹，裸露走行于有髓神经纤维或神经胶质细胞之间。

无髓神经纤维因无髓鞘和朗飞结，神经冲动是沿着轴膜连续传导的，故其传导速度比有髓神经纤维慢很多。

二、神经

神经是由许多神经束及周围的结缔组织、血管和淋巴管等构成。若干条神经纤维集合成神经束，许多神经束聚合成一根神经（图4-12）。每条神经纤维、神经束及神经周围都有结缔组织，其中都分布有小血管和淋巴管。神经一般都含有髓神经纤维和无髓神经纤维，在组织结构上，由于有髓神经纤维的髓鞘含髓磷脂，故肉眼下神经通常呈白色。

粗的神经（如坐骨神经）可含数十条神经束，细小神经常仅由一条神经束构成。有的神经只含感觉神经纤维或运动神经纤维，但大多数神经同时含有二者。

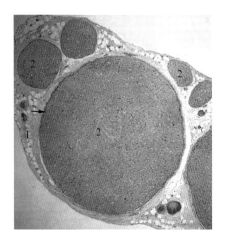

图4-12 坐骨神经横切面（光镜，低倍）

1.神经外膜；2.神经纤维束；→神经束膜

第四节 神经末梢

神经末梢是周围神经纤维的终末部分，与其他组织共同构成感受器或效应器。根据功能，神经末梢可分为感觉神经末梢和运动神经末梢两类。

一、感觉神经末梢

感觉神经末梢是感觉神经元周围突的终末部分，与其附属组织共同构成感受器。它能接受各种刺激并转化为神经冲动，沿感觉神经纤维传向中枢，产生感觉。按其结构可分为游离神经末梢和有被囊神经末梢两类。

（一）游离神经末梢

为有髓或无髓神经纤维的终末分支，裸露分布于表皮、角膜和毛囊的上皮细胞间，或分布在结缔组织内，如骨膜、脑膜、关节囊、肌腱、韧带、牙髓等处，感受冷、热、疼痛等刺激（图4-13）。

（二）有被囊神经末梢

神经末梢外均包有结缔组织被囊，大小不一，形状多样，常见的有以下3种。

1.触觉小体 分布于皮肤的真皮乳头层，以手指的掌侧皮肤内最多。触觉小体呈卵圆形，长轴与表皮垂直，外包有结缔组织被囊，囊内有许多横列的扁平细胞。有髓神经纤维进入被囊前失去髓鞘，分支盘绕在扁平细胞之间（图4-14，图4-15）。触觉小体的功能为感受触觉。

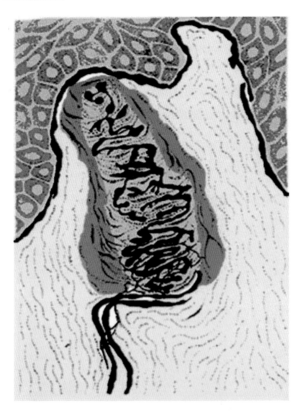

图 4-14 触觉小体

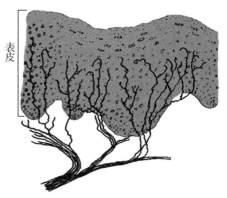

图 4-13 表皮内游离神经末梢

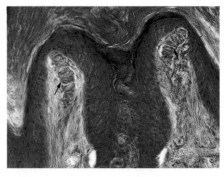

图 4-15 触觉小体（光镜，高倍）

↗触觉小体

2.环层小体 分布于皮下组织、肠系膜、韧带和关节囊等处。环层小体体积较大，呈球形或卵圆形，被囊由多层同心圆排列的扁平细胞构成，中央为一均质状的圆柱体。有髓神经纤维进入小体时失去髓鞘，穿行于小体中央的圆柱体内（图4-16、图4-17）。环层小体感受压觉和振动觉。

3.肌梭 分布于骨骼肌内的梭形小体，表面有结缔组织被囊，内含数条较细小的骨骼肌纤维，称梭内肌纤维。感觉神经纤维进入肌梭时失去髓鞘，其终末分支环绕梭内肌纤维的中段，或呈花枝样附着于梭内肌纤维（图4-18、图4-19）。肌梭内还有运动神经末梢，分布在梭内肌纤维的两端。肌梭是一种本体感受器，主要感受肌纤维的收缩或舒张的牵张刺激，在调节骨骼肌活动中起重要作用。

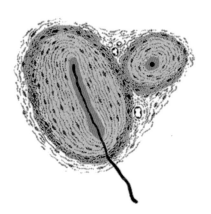

图 4-16 环层小体模式图

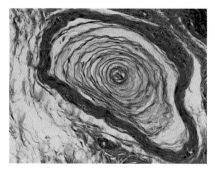

图 4-17 环层小体（光镜，高倍）

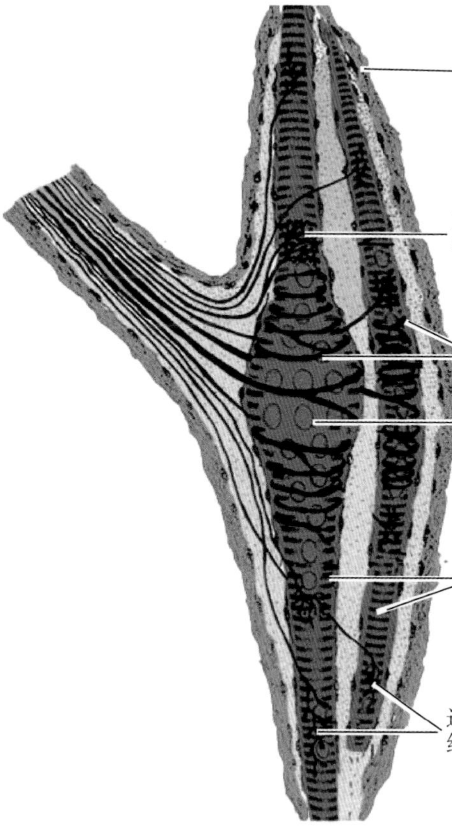

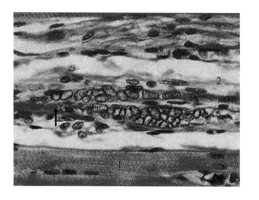

图 4-18 肌梭模式图

结缔组织被囊

花枝样感觉神经末梢

环状感觉神经末梢

梭内肌纤维的细胞核

梭内肌纤维

运动神经末梢

二、运动神经末梢

运动神经末梢是运动神经元的长轴突分布于肌组织和腺体内的终末结构，支配肌纤维的收缩，调节腺细胞的分泌。根据分布部位，可分为躯体运动神经末梢和内脏运动神经末梢两类。

（一）躯体运动神经末梢

分布于骨骼肌。脊髓灰质前角或脑干部的运动神经元的轴突，到达所支配的肌肉时失去髓鞘并发出很多分支，每一分支

图 4-19 肌梭（光镜）

1.梭外肌纤维；2.结缔组织被囊；↑梭内肌纤维

形成葡萄状终末与骨骼肌纤维形成突触连接，此连接区呈椭圆形板状隆起，称运动终板或称神经－肌连接（图4-20、图4-21）。一个神经元可支配多条骨骼肌纤维，而一条骨骼肌纤维通常只受一个轴突分支的支配。

电镜下，运动终板处的肌纤维向内凹陷成浅槽，轴突终末嵌入浅槽内。槽底肌膜即突触后膜，凹陷形成许多深沟和皱褶，使突触后膜的表面积增大。

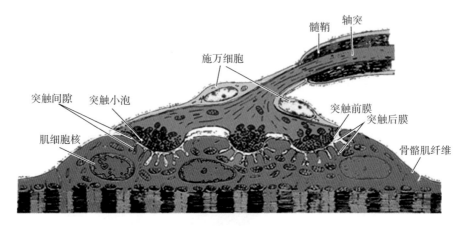

图4-20　运动终板超微结构

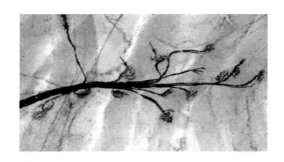

图4-21　骨骼肌压片示运动终板[光镜像（↓），镀银染色，高倍]

（二）内脏运动神经末梢

分布于内脏及血管的平滑肌、心肌和腺体等处的植物性神经末梢。这类神经纤维较细，无髓鞘，其轴突终末分支呈串珠样膨体，贴于肌纤维的表面，或穿行于腺上皮细胞之间（图4-22）。

考点提示

神经末梢的分类及其功能。

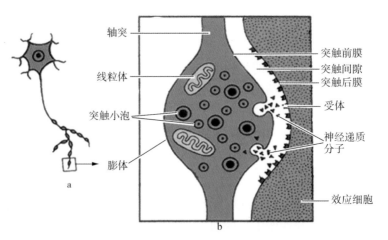

图4-22　内脏运动神经纤维及其末梢（a）与膨体超微结构（b）

本章小结

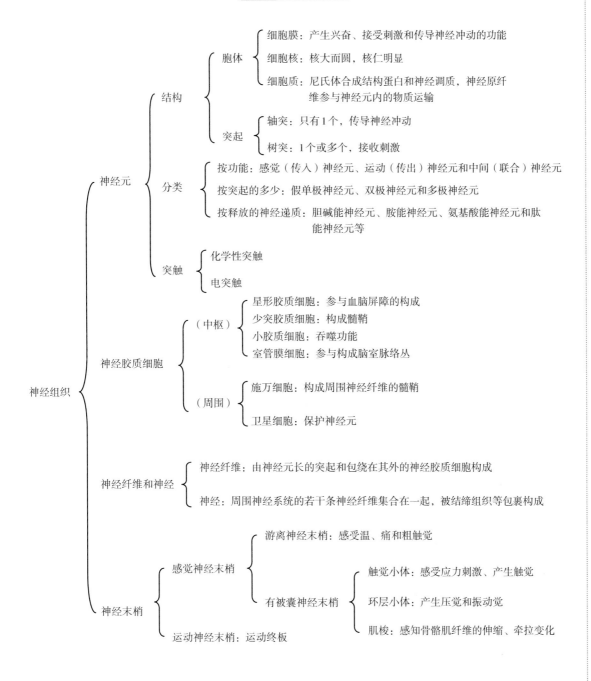

神经组织
- 神经元
  - 结构
    - 胞体
      - 细胞膜：产生兴奋、接受刺激和传导神经冲动的功能
      - 细胞核：核大而圆，核仁明显
      - 细胞质：尼氏体合成结构蛋白和神经调质，神经原纤维参与神经元内的物质运输
    - 突起
      - 轴突：只有1个，传导神经冲动
      - 树突：1个或多个，接收刺激
  - 分类
    - 按功能：感觉（传入）神经元、运动（传出）神经元和中间（联合）神经元
    - 按突起的多少：假单极神经元、双极神经元和多极神经元
    - 按释放的神经递质：胆碱能神经元、胺能神经元、氨基酸能神经元和肽能神经元等
  - 突触
    - 化学性突触
    - 电突触
- 神经胶质细胞
  - （中枢）
    - 星形胶质细胞：参与血脑屏障的构成
    - 少突胶质细胞：构成髓鞘
    - 小胶质细胞：吞噬功能
    - 室管膜细胞：参与构成脑室脉络丛
  - （周围）
    - 施万细胞：构成周围神经纤维的髓鞘
    - 卫星细胞：保护神经元
- 神经纤维和神经
  - 神经纤维：由神经元长的突起和包绕在其外的神经胶质细胞构成
  - 神经：周围神经系统的若干条神经纤维集合在一起，被结缔组织等包裹构成
- 神经末梢
  - 感觉神经末梢
    - 游离神经末梢：感受温、痛和粗触觉
    - 有被囊神经末梢
      - 触觉小体：感受应力刺激、产生触觉
      - 环层小体：产生压觉和振动觉
      - 肌梭：感知骨骼肌纤维的伸缩、牵拉变化
  - 运动神经末梢：运动终板

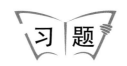

习 题

一、选择题

1.构成神经组织的基本成分是

　A.神经元和神经纤维　　　　B.神经元和神经

　C.神经元和神经节　　　　　D.神经元和神经胶质细胞

扫码"练一练"

E.神经元和神经末梢

2.神经元的嗜染质（尼氏体）在电镜下是

A.粗面内质网和高尔基复合体

B.粗面内质网和线粒体

C.粗面内质网和游离核糖体

D.滑面内质网和线粒体

E.滑面内质网和游离核糖体

3.突触前膜是指

A.轴突末端的细胞膜

B.即突触前成分

C.树突末端细胞膜

D.有受体一侧的细胞膜

E.接受神经递质一侧的细胞膜

4.神经元胞体内交织分布的嗜银纤维是

A.神经丝　　　　　　B.神经原纤维　　　　　　C.神经纤维

D.微丝　　　　　　　E.微管

5.光镜下，轴突与树突的鉴别要点是

A.轴突长、树突短

B.轴突细、树突粗

C.轴突分支少、树突分支多

D.轴丘、轴突内无尼氏体

E.树突表面不光滑、轴突表面光滑

6.神经递质是从突触前膜侧胞质内哪个结构中释放的

A.吞饮小泡　　　　　B.多泡体　　　　　　　　C.突触小泡

D.吞噬体　　　　　　E.滑面内质网

7.神经胶质细胞的主要功能是

A.传导神经冲动　　　　B.接受刺激

C.产生神经递质　　　　D.支持、营养、保护、分隔神经元

E.灭活突触间隙的神经递质

8.中枢神经系统中，具有吞噬能力的胶质细胞是

A.原浆性星形胶质细胞

B.室管膜细胞

C.少突胶质细胞

D.纤维性星形胶质细胞

E.小胶质细胞

9.轴突与包在其外表的神经胶质细胞构成

A.神经纤维　　　　　B.神经　　　　　　　　　C.神经膜

D.神经丝　　　　　　E.神经原纤维

10.神经纤维髓鞘的主要作用是

A.保护神经元　　　　B.营养轴突

C.产生神经膜　　　　　　D.绝缘并加速神经冲动的传导速度

E.参与神经纤维损伤后的修复

11.少突胶质细胞突起末端的扁平薄膜反复包卷轴突构成的结构是

A.神经膜　　　　　　　B.髓鞘　　　　　　　　C.神经纤维

D.神经　　　　　　　　E.神经丝

二、思考题

1.多极神经元由哪些结构组成？神经元如何实现接受刺激、整合信息和传导冲动的功能？

2.神经元之间如何进行信息传递？

3.中枢的神经胶质细胞有哪些？主要的功能是什么？

4.中枢和周围有髓神经纤维有何异同？

（苏衍萍）

第二篇　运动系统

运动系统由骨、骨连结和骨骼肌三部分组成，占成人体重的60%～70%。对人体起着支持、保护和运动作用。骨借助骨连结组成骨骼，构成人体的力学支架。骨骼肌附着于骨，跨过一个或多个关节，在神经系统的调控下，以骨为支架，关节为枢纽，骨骼肌为动力，通过肌的收缩和舒张，牵动骨而产生运动。

第五章　骨　　学

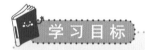 学习目标

1.**掌握**　骨的形态、分类和构造；椎骨的一般形态；胸骨的构成及胸骨角的概念；脑颅的构成；下颌骨的结构；翼点；鼻旁窦名称及开口位置；髋骨构成。

2.**熟悉**　各部椎骨的形态特征；面颅的构成；颅的上面观；颅的前面观；颅底内面观；颅底外面观；锁骨、肩胛骨、肱骨、尺骨、桡骨结构；髋骨、股骨、髌骨、胫骨、腓骨结构。

3.**了解**　骨的化学成分和物理特性；新生儿颅的特征；手骨、足骨构成。

第一节　概　　述

骨是一种器官，具有一定的形态和构造，坚硬而有弹性，含有丰富的血管和神经，能不断进行新陈代谢，并具有改建、修复和再生的能力。在一定的环境中，骨具有可塑性（图5-1）。

一、骨的形态

成人共有206块骨，按部位不同可分为颅骨、躯干骨和四肢骨；按形态不同可分为长骨、短骨、扁骨和不规则骨4类。

（一）长骨

长骨呈长管状，分一体两端。体又称骨干，为中间较细的部分，其内部的空腔称髓腔，容纳骨髓。骨干表面常有1～2个血管出入的小孔，称滋养孔。两端的膨大部分称骺，具有光滑的关节面，关节面上被覆有关节软骨。长骨分布于四肢，如肱骨、股骨等。

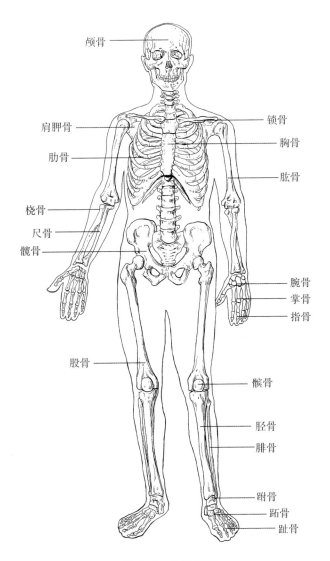

颅骨

肩胛骨
肋骨
桡骨
尺骨
髋骨

锁骨
胸骨
肱骨

腕骨
掌骨
指骨

股骨

髌骨

胫骨
腓骨

跗骨
跖骨
趾骨

图 5-1 全身骨骼

知识拓展

髓软骨与骨的生长

　　骨干与骺相邻的部分称干骺端，幼年时为软骨，称髓软骨，髓软骨细胞不断分裂增殖和骨化，可以使骨不断加长，也就是说长骨长的部位不在骨干而在髓软骨。18岁左右，髓软骨骨化，骨干与骺融为一体，其间遗留一骺线，髓软骨的骨化意味着生长期的结束。儿童及青少年骨折在进行内固定时也尽量避开髓软骨，髓软骨的破坏可能导致长骨的发育异常。

（二）短骨

　　短骨一般呈立方形，有多个关节面，多成群连结在一起，分布于手和足部，如腕骨、跗骨。

（三）扁骨

　　扁骨呈板状，主要构成颅腔、胸腔和盆腔的壁，起保护作用，如顶骨、胸骨和肋骨等。

考点提示

指骨也是长骨，具有长骨的典型特点。

（四）不规则骨

不规则骨形状不规则，主要分布于躯干、颅底和面部，如椎骨、颞骨和上颌骨等。有的不规则骨内含有与外界相通的空腔，称含气骨，如上颌骨和筛骨等。

另外，在某些肌腱和韧带内，尚有一些形如豆状的小骨，称籽骨，在运动中有改变力的方向及减少对肌腱摩擦的作用。

二、骨的构造

骨由骨质、骨膜和骨髓3部分构成（图5-2）。

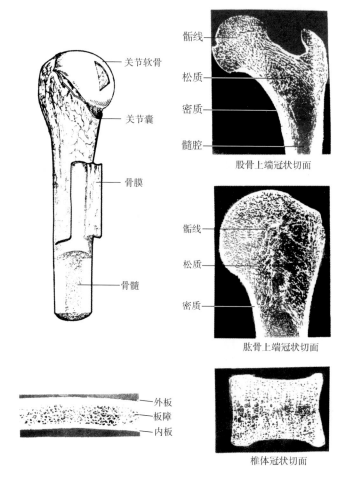

图 5-2　骨的构造

（一）骨质

骨质是骨的主要成分，分为骨密质和骨松质两种。骨密质致密坚实，耐压性强，由紧密排列的骨板构成，分布于长骨干和骨的表层。骨松质呈海绵状，由大量交错排列的骨小梁构成，分布于长骨两端内部和短骨、扁骨、不规则骨的内部。

（二）骨膜

骨膜为一层致密结缔组织膜，淡红色，覆盖于除关节面以外的骨表面，含有丰富的血管、神经和淋巴管，对骨的营养、再生和感觉有重要作用。骨膜内还含有成骨细胞和破骨细胞，分别具有产生新骨质和破坏旧骨质的功能，对骨的生长和损伤后的修复起重要作用。此外，衬在髓腔内面及骨松质骨小梁表面的膜称骨内膜，是一层较薄的结缔组织膜，也含有成骨细胞和破骨细胞。

（三）骨髓

骨髓充填于髓腔和骨松质的间隙内，分为红骨髓和黄骨髓两种。红骨髓含有大量不同发育阶段的红细胞和其他幼稚血细胞，有造血功能。胎儿及5岁以前幼儿的骨髓均为红骨髓，从6岁开始，长骨骨干内的红骨髓逐渐被脂肪组织所代替，呈黄色，称黄骨髓，失去了造血功能。但在大量失血或慢性失血过多的情况下，黄骨髓可代偿性地转化为红骨髓，恢复其造血功能。在椎骨、髋骨、肋骨、胸骨及长骨两端骨松质内的骨髓，终身都是红骨髓。临床上常选用髋骨和胸骨进行骨髓穿刺，以协助血液系统相关疾病的诊断。

三、骨的化学成分和物理性质

骨含有有机质和无机质两种化学成分。有机质主要是骨胶原纤维和黏多糖蛋白，使骨具有弹性和韧性；无机质主要是碱性磷酸钙为主的无机盐类，使骨坚硬而具有脆性。骨的化学成分、物理性质可随年龄的增长而发生变化。幼儿的骨有机质和无机质各占一半，故弹性、韧性较大，在外力影响下，易发生变形而不易骨折。成人骨化学成分有机质占35%，无机质占65%，此比例使骨既有较大的硬度，又有一定的弹性和韧性，能承受较大的压力而不变形。老年人的骨无机质所占比例更大，因而骨的脆性增大，易发生骨折。

第二节 躯干骨

躯干骨包括椎骨、肋和胸骨三部分。

一、椎骨

幼年时椎骨有32~34块，即颈椎7块、胸椎12块、腰椎5块、骶椎5块和尾椎3~5块。成年后5块骶椎融合成1块骶骨，3~5块尾椎融合成1块尾骨，共有26块椎骨。

（一）椎骨的一般形态

椎骨由前方的椎体和后方的椎弓两部分构成，两者围成的孔称椎孔。所有椎孔相连构成椎管，容纳脊髓。椎体呈短圆柱状，主要由骨松质构成，表面为极薄的骨密质，故受暴力外伤时易引起压缩性骨折。椎弓呈半环形，与椎体相连缩细的部分称椎弓根。椎弓根上、下缘各有一切迹，称为椎上切迹和椎下切迹，相邻椎骨的上、下切迹共同围成椎间孔，孔内有脊神经和血管通过。椎弓的后部较宽大称椎弓板，椎弓板发出7个突起：向上发出一对上关节突，向下发出一对下关节突，两侧发出一对横突，向后或后下方发出一个棘突（图5-3、图5-4）。

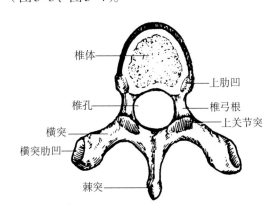

图 5-3 胸椎上面观

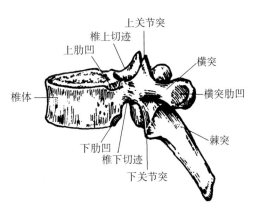

图 5-4 胸椎侧面观

（二）各部椎骨的形态特征

1.颈椎 椎体较小，椎孔较大，呈三角形。横突根部有横突孔，孔内有椎动脉和椎静脉通过。第2～6颈椎棘突短，末端分叉。第3～7颈椎体上面的两侧缘向上微突，称钩突，若过度增生，可使椎间孔狭窄，压迫脊神经（图5-5）。

第1颈椎又称寰椎，呈环状，无椎体、棘突和关节突，由前弓、后弓和两个侧块构成。前弓后面正中有齿突凹，与第2颈椎的齿突相关节。侧块连接前、后两弓，上面有椭圆形的关节面与枕髁相关节，下面有圆形关节面与枢椎上关节面相关节（图5-6）。

考点提示

颈椎有横突孔，椎动脉上穿1～6颈椎横突孔。

第2颈椎又称枢椎，由椎体向上发出的指状突起称齿突，与寰椎的齿突凹相关节（图5-7）。

第7颈椎又称隆椎，棘突较长，末端不分叉，活体易触及，常作为计数椎骨的标志（图5-5）。

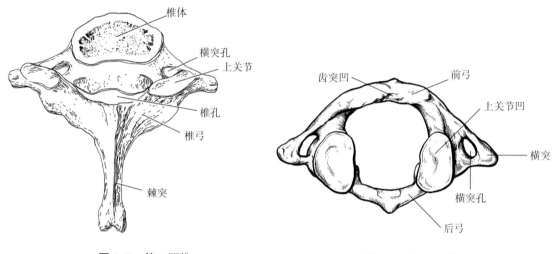

图 5-5　第 7 颈椎　　　　　　　　　图 5-6　第 1 颈椎

2.胸椎 在椎体侧面后份的上、下缘各有一浅凹，分别称上肋凹和下肋凹，与肋头相关节。在横突末端的前面，有圆形的横突肋凹，与肋结节相关节。胸椎棘突较长，伸向后下方。相邻棘突呈叠瓦状排列（图5-3、图5-4）。

3.腰椎 椎体大，横断面呈肾形。椎弓发达，椎孔较大，横断面呈三角形。上、下关节突粗大，关节面基本呈矢状位。棘突宽短，呈板状，水平伸向后方，棘突间隙较宽，临床常利用此间隙进行腰椎穿刺术（图5-8）。

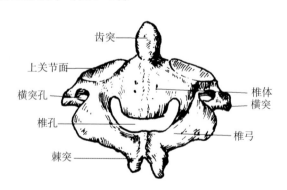

图 5-7　第 2 颈椎

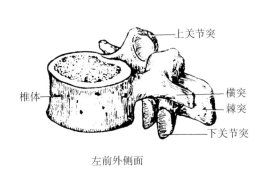

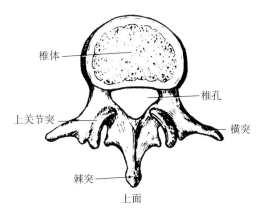

图 5-8 腰椎

颈椎解剖与颈椎病

　　颈椎病临床常见，主要分为四种类型：①神经根型颈椎病；②脊髓型颈椎病；③交感神经型颈椎病；④椎动脉型颈椎病。颈椎间盘向侧后方突出、钩椎关节增生等可压迫椎间孔中的神经根，临床常表现为颈肩痛，并向上肢放射，这就是神经根型颈椎病；椎间盘也可向后突出压迫椎管内的脊髓，临床常表现为四肢乏力、行走持物不稳，这就是脊髓型颈椎病；交感神经型颈椎病发病机制不太清楚；颈椎横突孔增生狭窄可刺激或压迫横突孔内的椎动脉，椎动脉痉挛或狭窄可引起脑供血不足的一些表现，例如眩晕、头痛等，这就是椎动脉型颈椎病。

　　4. 骶骨 由5块骶椎融合而成，略呈倒置的等腰三角形。上缘中部向前突出称岬，下端接尾骨。骶骨侧面各有一关节面，称耳状面，与髂骨的耳状面构成骶髂关节。骶骨前面光滑微凹，有4对骶前孔，后面粗糙隆凸，有4对骶后孔。骶骨内有纵行的骶管，与骶前孔、骶后孔相通。骶管上接椎管，下端的开口称骶管裂孔，裂孔两侧各有一向下的突起，称骶角，可在体表触及，是骶管麻醉时确定进针部位的标志（图5-9、图5-10）。

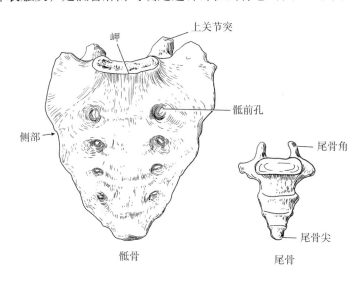

图 5-9 骶骨、尾骨前面

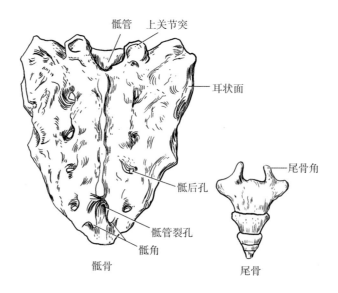

图 5-10　骶骨、尾骨后面

5.尾骨　由 3 ～ 5 块退化的尾椎融合而成，上接骶骨，下端游离。

二、肋

肋由肋骨和肋软骨两部分组成，共12对，肋骨属扁骨，细长呈弓形。后端膨大称肋头，与胸椎的上、下肋凹相关节。肋头外侧稍细的部分称肋颈，肋颈外侧的隆起称肋结节，其关节面与胸椎的横突肋凹相关节。肋骨后份急转处称肋角。肋骨内面近下缘处有一浅沟称肋沟，内有肋间神经和肋间后血管走行（图 5-11）。

三、胸骨

胸骨位于胸前壁正中，为长方形扁骨。自上而下由胸骨柄、胸骨体和剑突3部分组成。胸骨柄上缘中部凹陷，称颈静脉切迹，两侧有锁切迹，与锁骨相连结。胸骨柄与胸骨体相连处稍向前突，称胸骨角，平对第2肋软骨，可在体表触及，是计数肋的重要标志。胸骨体呈长方形，外侧缘有与第2 ～ 7肋软骨相连的肋切迹。剑突扁而薄，下端游离（图 5-12）。

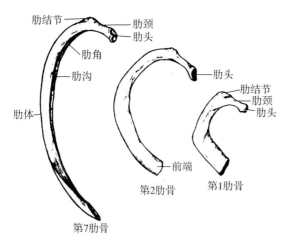

图 5-11　肋骨

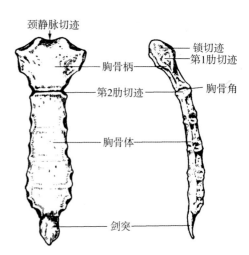

图 5-12　胸骨正侧位

第三节　颅　骨

颅骨共23块（3对听小骨未包括在内），彼此借骨连结构成颅，颅由后上部的脑颅和前下部的面颅两部分组成（图5-13）。

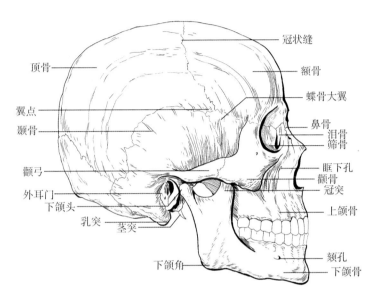

图 5-13　颅的侧面观

一、脑颅骨

脑颅由8块脑颅骨构成，包括成对的颞骨和顶骨，不成对的额骨、筛骨、蝶骨和枕骨，它们共同围成颅腔，支持和保护脑。颅腔的顶称颅盖，颅盖由前向后依次由额骨、左右顶骨和枕骨构成。颅腔的底称颅底，由颅底中部的蝶骨、前部的筛骨和额骨、两侧的颞骨和后部的枕骨构成。

二、面颅骨

面颅由15块面颅骨构成，成对的有上颌骨、腭骨、颧骨、鼻骨、泪骨和下鼻甲，不成对的有犁骨、下颌骨和舌骨，它们构成面部支架，并围成眶、骨性鼻腔和骨性口腔，容纳视觉、嗅觉和味觉器官。

下颌骨呈蹄铁形，分中部的下颌体及两侧的下颌支。下颌体呈凸向前的弓形，上缘为牙槽弓，有容纳下颌牙的牙槽。下颌体的前外侧有一对颏孔。下颌支呈长方形，上端有两个突起，前方的称冠突，后方的称髁突，髁突上端膨大称下颌头，下方缩细称下颌颈。下颌支后缘与下颌底相交处，称下颌角。下颌支内面的中央有一开口，称下颌孔，经下颌管通颏孔（图5-14）。

舌骨呈蹄铁形，中间部称舌骨体，由体向后伸出的长突称大角，体与大角结合处向上伸出的短突称小角。舌骨体和大角均可在体表摸到。

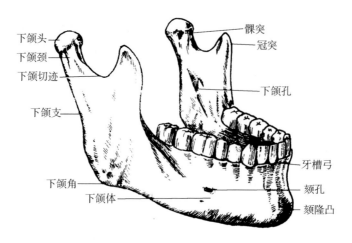

图 5-14　下颌骨

三、颅的整体观

（一）颅的上面观

颅的上面呈卵圆形，光滑隆凸。颅盖各骨之间借缝相连，位于额骨与顶骨之间的称冠状缝；两侧顶骨之间的称矢状缝；位于顶骨与枕骨之间的称人字缝。

（二）颅的侧面观

颅的侧面中部有外耳门，向内通向外耳道。外耳门前方的弓形骨桥称颧弓，后下方的突起为乳突，二者均可在体表摸到。颧弓将颅侧面分为上方的颞窝和下方的颞下窝。在颞窝前下部，额骨、顶骨、颞骨和蝶骨会合形成H形的缝，称为翼点，此处骨质薄弱，其内面有脑膜中动脉前支经过，骨折时易损伤该血管引起颅内出血（图5-13）。

（三）颅的前面观

颅的前面中央有一大孔，称梨状孔，向后通骨性鼻腔。鼻腔的外上方为眶，下方为骨性口腔（图5-15）。

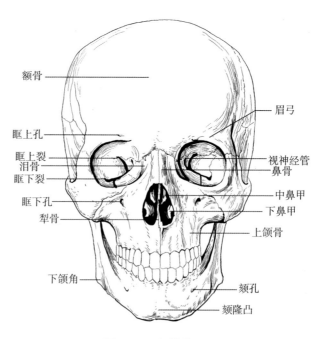

图 5-15　颅的前面观

1.**眶**　为一对四棱锥体形的腔，容纳眼球及眼副器。眶口朝向前，略呈方形，由4缘围成。眶上缘的内、中1/3交界处有眶上孔或眶上切迹，眶下缘的中点下方有眶下孔。眶尖朝向后内，尖端有视神经管，向后与颅中窝相通。眶有4个壁，上壁前部外侧面有一深窝，称泪腺窝，容纳泪腺。内侧壁最薄，前下部有泪囊窝，容纳泪囊，此窝向下经鼻泪管通向鼻腔。外侧壁较厚，与上壁交界处的后部有眶上裂，向后通颅中窝，与下壁交界处的后部有眶下裂，向后通颞下窝。

2.**骨性鼻腔**　位于面颅中央，由犁骨和筛骨垂直板构成的骨性鼻中隔将其分为左右两半。骨性鼻腔的上壁为筛板，下壁为腭骨，外侧壁由上颌骨和筛骨等构成。外侧壁自上而下有3个向下弯曲的骨片，分别为上鼻甲、中鼻甲和下鼻甲，鼻甲的下方有相应的鼻道，分别称上鼻道、中鼻道和下鼻道。上鼻甲的后上方与蝶骨体之间有一浅窝，称蝶筛隐窝。骨性鼻腔前方的开口为梨状孔，后方的开口成对，称鼻后孔，通鼻咽（图5-16）。

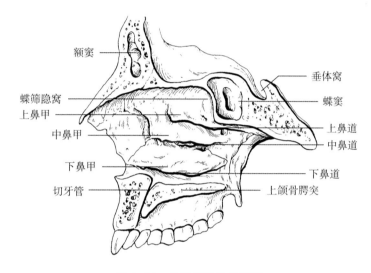

图5-16　骨性鼻腔的外侧壁

3.**鼻旁窦**　是位于鼻腔周围颅骨内的含气空腔。包括上颌窦、额窦、蝶窦和筛窦，它们均开口于鼻腔。额窦位于额骨内，居眉弓深面，左右各一，开口于中鼻道；蝶窦位于蝶骨体内，被薄骨板分为左右两腔，向前开口于蝶筛隐窝；筛窦位于筛骨内，呈蜂窝状，分前、中、后3群筛小房，前、中群开口于中鼻道，后群开口于上鼻道；上颌窦最大，位于上颌骨体内，开口于中鼻道。鼻旁窦具有发音共鸣和减轻颅骨重量的作用。

4.**骨性口腔**　由上颌骨、腭骨和下颌骨围成。

（四）颅底内面观

颅底内面凹凸不平，呈阶梯样排列，由前向后可分为颅前窝、颅中窝和颅后窝3部分（图5-17）。

1.**颅前窝**　较浅，中部凹陷处为筛板，板上有许多小孔称筛孔，向下与骨性鼻腔相通。筛板正中向上的突起为鸡冠。

2.**颅中窝**　中部隆起，由蝶骨体构成。蝶骨体上面呈马鞍状，称蝶鞍。蝶鞍中部的凹窝称垂体窝，容纳垂体。垂体窝的前外侧有视神经管，管的外侧有眶上裂，均与眶相通。垂体窝后界高耸的方形骨板称鞍背。蝶骨体两侧由前内向后外依次有圆孔、卵圆孔和棘孔。卵圆孔和棘孔后方的三棱锥形骨突为颞骨岩部。岩部外侧较平坦称鼓室盖，为中耳鼓室的上壁。

3.**颅后窝**　较深，中央有枕骨大孔，向下通椎管。枕骨大孔的前外侧缘上有舌下神经

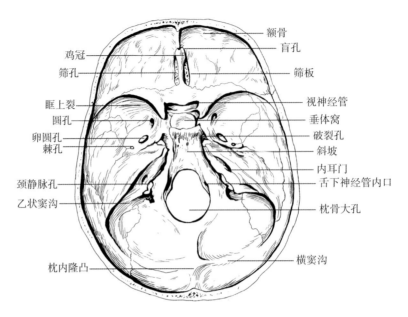

图 5-17　颅底内面观

管内口，前上方的平坦斜面称斜坡，后上方的隆起称枕内隆凸，此凸向上延续为上矢状窦沟，向两侧延续为横窦沟，继转向前下内改称乙状窦沟，末端终于颈静脉孔。颞骨岩部后面的中央有一孔称内耳门，通入内耳道。

（五）颅底外面观

颅底外面可分前、后两部。前部较低，牙槽弓围绕的部分称骨腭，由上颌骨和腭骨水平板构成。骨腭后上方的一对孔为鼻后孔，孔两侧的垂直骨板为翼突，翼突根部的后外侧依次有卵圆孔和棘孔。后部中央为枕骨大孔，其后上方的隆起称枕外隆凸，隆凸两侧的弓形骨嵴称上项线。枕骨大孔两侧有椭圆形的关节面称枕髁，与寰椎构成关节。枕髁前方有破裂孔，外侧有颈静脉孔。颈静脉孔的前方有颈动脉管外口，向内通颈动脉管。颈静脉孔的后外侧有细长的突起，称茎突，茎突根部后方有茎乳孔，向内通面神经管。枕髁根部前外侧有舌下神经管外口。颧弓根部的后方有下颌窝，窝前的横行突起为关节结节（图5-18）。

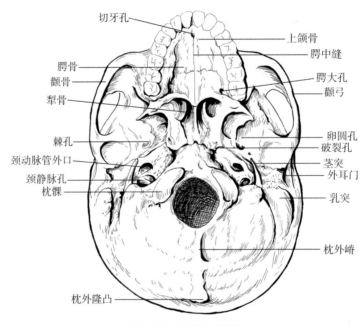

图 5-18　颅底外面观

四、新生儿颅的特征及其生后变化

由于胎儿咀嚼器官的发育晚于脑的发育，鼻旁窦尚不发达，所以新生儿的脑颅远大于面颅。新生儿颅顶各骨尚未完全发育，骨与骨之间仍保留有一定面积的结缔组织膜，面积较大者称颅囟。其中位于两顶骨与额骨之间的称前囟，呈菱形，最大，1~2岁时闭合。位于两顶骨与枕骨之间的称后囟，呈三角形，出生后2~3个月闭合（图5-19、图5-20）。

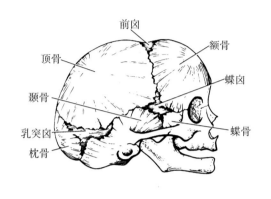

图 5-19 新生儿颅侧面观

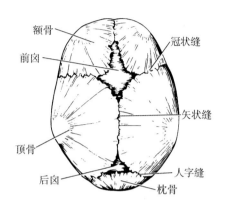

图 5-20 新生儿颅上面观

第四节 四 肢 骨

一、上肢骨

上肢骨每侧32块，共64块，由上肢带骨（锁骨、肩胛骨）和自由上肢骨（肱骨、尺骨、桡骨、手骨）组成。

（一）上肢带骨

1.锁骨 位于胸廓前上部，略呈"~"形，全长均可在体表摸到。锁骨内侧端粗大，称胸骨端，与胸骨柄相关节。外侧端扁平，称肩峰端，与肩胛骨的肩峰相关节。内侧2/3凸向前，外侧1/3凸向后。锁骨骨折易发生在中、外1/3交界处（图5-21）。

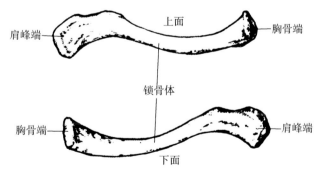

图 5-21 锁骨

考点提示

肩胛骨的上角平对第2肋，下角平对第7肋。

2.肩胛骨 位于胸廓后面的外上方，为三角形扁骨。肩胛骨前面微凹称肩胛下窝。后面有一横嵴称肩胛冈。肩胛冈的外侧端突起，称肩峰，是肩部的最高点。肩胛冈上、下方的浅窝，分别称冈上窝和冈下窝。肩胛骨上缘较短，其外侧有一指状突起，称喙突。内侧缘较薄，邻近脊柱，又称脊柱缘。外侧缘较厚，邻近腋窝，又称腋缘。肩胛骨的上角平对第2肋，下角平对第7肋，是计数肋的标志。外侧角肥厚，有一朝向外侧的浅窝，称关节盂，与肱骨头相关节。关节盂的上、下方各有一小隆起，分别称盂上结节和盂下结节（图5-22）。

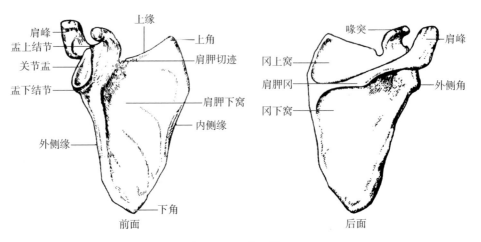

图 5-22　肩胛骨

（二）自由上肢骨

1.肱骨　位于臂部，是典型的长骨。可分为肱骨体和上、下两端。上端膨大，半球状，称肱骨头，与肩胛骨的关节盂相关节。头周围的环行浅沟，称解剖颈。肱骨头的前、外侧各有一个隆起，分别称小结节和大结节，两结节向下延伸，分别形成小结节嵴和大结节嵴。上端与体交界处稍细，称外科颈，是易发生骨折的部位。肱骨体外侧面中部，有粗糙的三角肌粗隆。后面中部有一从内上斜向外下的浅沟，称桡神经沟，有桡神经通过，肱骨中段骨折，易损伤此神经。肱骨下端略扁，其内、外侧各有一突起，分别称内上髁和外上髁，均可在体表摸到。内上髁后方有一浅沟，称尺神经沟，有尺神经通过，肱骨内上髁骨折易伤及此神经。肱骨下端的远侧面，外侧部有半球状的肱骨小头，与桡骨相关节，内侧部有肱骨滑车，与尺骨相关节。滑车前面上方的窝，称冠突窝。滑车后面上方的窝，称鹰嘴窝（图5-23）。

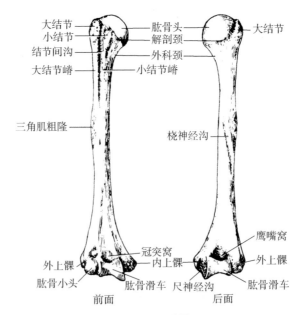

图 5-23　肱骨

2.**桡骨** 位于前臂外侧，分一体两端。上端呈短圆柱状，称桡骨头，其上面有关节凹，与肱骨小头相关节；头周围有环状关节面，与尺骨的桡切迹相关节。头下方略细，称桡骨颈。颈的内下方有粗糙的隆起，称桡骨粗隆。桡骨体呈三棱柱形，内侧缘锐薄，称骨间缘。下端较宽，下面有腕关节面与腕骨相关节。下端外侧向下的突起，称桡骨茎突。下端内面的关节面称尺切迹，与尺骨头相关节（图5-24）。

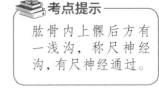

考点提示

肱骨内上髁后方有一浅沟，称尺神经沟，有尺神经通过。

3.**尺骨** 位于前臂内侧，分一体两端。上端前面有一半月形关节面，称滑车切迹，与肱骨滑车相关节。滑车切迹的上、下方各有一突起，分别称鹰嘴和冠突。冠突外侧面有一凹面，称桡切迹，与桡骨头相关节。尺骨体的外侧缘较薄，称骨间缘，与桡骨骨间缘相对。下端称尺骨头，与桡骨的尺切迹相关节，头后内侧向下的突起，称尺骨茎突（图5-24）。

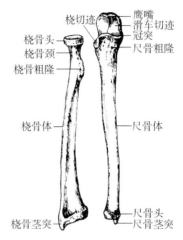

图 5-24 桡骨、尺骨前面

4.**手骨** 包括腕骨、掌骨和指骨（图5-25）。

腕骨共8块，均属短骨，排成两列。近侧列由外侧向内侧依次为：手舟骨、月骨、三角骨和豌豆骨；远侧列由外侧向内侧依次为：大多角骨、小多角骨、头状骨和钩骨。

掌骨共5块，属于长骨。由外侧向内侧依次为第1~5掌骨。掌骨的近侧端为底，与腕骨相接；远侧端为头，与指骨相接；中间部为体。

指骨共14块，属于长骨。除拇指为2块外，其余各指均为3块，由近侧向远侧分别称近节指骨、中节指骨和远节指骨。

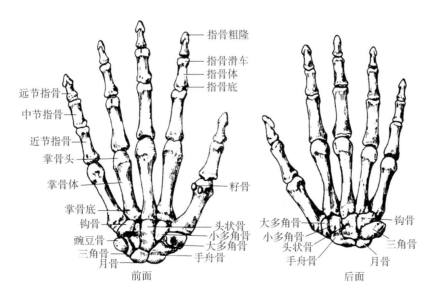

图 5-25 手骨

知识拓展

肱骨常见骨折及并发症

肱骨骨折常发生于肱骨外科颈、肱骨干、肱骨髁上、肱骨髁间、肱骨外髁、肱骨内上髁。其中，尤以前三者为多，可发生于任何年龄。借助X线一般可明确诊断。肱骨外科颈骨折可伴有臂丛神经损伤，以腋神经损伤多见，腋神经损伤时，肩外侧皮肤感觉丧失，但测定三角肌纤维的收缩更为准确、可靠。肱骨干骨折多发于骨干的中部，其次为下部，上部最少。中下1/3骨折易合并桡神经损伤，下1/3骨折易发生骨不连。由于桡神经支配前臂背侧肌群，桡神经损伤时可出现垂腕畸形。肱骨髁上骨折是指肱骨远端内、外上髁上方的骨折，当肱骨髁上骨折处理不当时容易引起Volkmann缺血性肌挛缩或肘内翻畸形，肱骨髁上骨折正中神经损伤较多见，桡神经及尺神经损伤少见。

二、下肢骨

下肢骨每侧31块，共62块，由下肢带骨（髋骨）和自由下肢骨（股骨、髌骨、胫骨、腓骨、足骨）组成。

（一）下肢带骨

髋骨位于盆部，是不规则扁骨，由髂骨、耻骨和坐骨融合而成（图5-26）。髂骨位于髋骨的上部，耻骨和坐骨分别位于髋骨的前下部和后下部。三骨融合处的外面有一大窝，称髋臼，髋臼下缘缺损处，称髋臼切迹。髋臼前下方的大孔，称闭孔。

考点提示

两侧髂嵴最高点的连线，平对第4腰椎棘突，是腰椎穿刺时确定穿刺部位的标志。

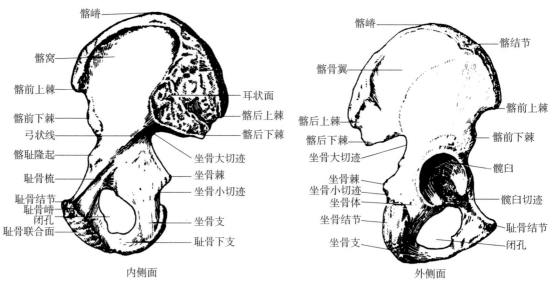

图5-26　髋骨

1.髂骨　分髂骨体和髂骨翼两部分。髂骨体肥厚，构成髋臼的上部。髂骨翼扁阔，位于体的上方，上缘称髂嵴，两侧髂嵴最高点的连线，平对第4腰椎棘突，是腰椎穿刺时确定穿刺部位的标志。髂嵴的前、后端分别称髂前上棘和髂后上棘，两棘下方各有一突起，分别称髂前下棘和髂后下棘。髂嵴前部，骨缘向外突出，形成髂结节，是重要的体表标志。

髂骨翼内面凹陷处，称髂窝。髂窝下界有一圆钝骨嵴，称弓状线，其后端有耳状面，与骶骨耳状面相关节。

2.耻骨　分体和上、下支3部分。耻骨体肥厚，构成髋臼的前下部。耻骨体向前内伸出耻骨上支，其末端急转向下形成耻骨下支，转折处的内侧面称耻骨联合面。耻骨上支上面锐利的骨嵴，称耻骨梳，向后与弓状线相续，向前终止于耻骨结节。耻骨结节到耻骨联合面上缘之间的骨嵴，称耻骨嵴。

3.坐骨　分体和支两部分。坐骨体粗厚，构成髋臼的后下部。坐骨体下部的粗大隆起，称坐骨结节，其后上方的三角形突起，称坐骨棘。坐骨棘的上、下方各有一切迹，分别称坐骨大切迹和坐骨小切迹。坐骨结节向前延伸为坐骨支，与耻骨下支相接，共同构成闭孔的下界。

（二）自由下肢骨

1.股骨　位于大腿，为人体最长的长骨，约占身高的1/4，分一体和两端（图5-27）。上端伸向内上方的球状膨大，称股骨头，与髋臼相关节。股骨头关节面近中央处有一小凹，称股骨头凹，有股骨头韧带附着。股骨头外下方缩细的部分，称股骨颈。颈与体之间形成的钝角，称颈干角。颈与体交界处有两个隆起，内下方的较小，称小转子；外上方的较大，称大转子，大转子可在体表摸到，是测量下肢长度，判断股骨颈骨折或髋关节脱位的重要体表标志。大、小转子之间，前面有转子间线，后面有转子间嵴。股骨体略弓向前，后面有纵形的骨嵴，称粗线。粗线上端的外侧部粗糙，称臀肌粗隆。股骨下端突向后的两个骨髁，分别称内侧髁和外侧髁，两髁之间的深窝，称髁间窝，两髁前面的关节面，称髌面，与髌骨相关节。两髁侧面的最突出部，分别称内上髁和外上髁，是重要的体表标志。

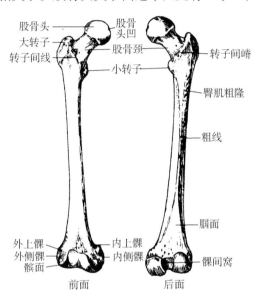

图 5-27　股骨

知识拓展

股骨近端骨折

股骨近端骨折多发生于老年患者，且常伴有其他并存病及骨质疏松等情况。全球每年继发于骨质疏松的髋部骨折高达 160 万人。股骨近端骨折主要分为三种，股骨颈骨折，转子间骨折和转子下骨折。股骨近端骨折可以选择保守或者手术治疗。保守治疗意味着患者长期卧床，很容易出现压疮、肺感染、泌尿系感染、下肢静脉血栓等并发症，危及生命，因此有"人生最后一次骨折"的说法，同时力学的不稳定会导致骨折的畸形愈合、髋内翻、下肢缩短畸形等。股骨近端骨折在没有明确手术禁忌证的情况下应尽快采取手术治疗。

2.髌骨　位于膝关节前方的股四头肌肌腱内，是人体最大的籽骨。髌骨上宽下尖，前面粗糙，后面为光滑的关节面，与股骨髌面相对。

3.胫骨　位于小腿内侧，为粗大的长骨，分一体两端。上端粗大，也称胫骨平台，有与股骨内、外侧髁相对应的内侧髁和外侧髁（图5-28）。两髁之间的隆起，称髁间隆起。外侧髁的后外侧有一小关节面，称腓关节面，与腓骨头相关节。上端与体移行处的前面有粗糙的隆起，称胫骨粗隆。胫骨体呈三棱柱形，其前缘和内侧面均可在体表摸到，外侧缘称骨间缘。胫骨下端内侧有向下的突起，称内踝，外侧有腓切迹，与腓骨相接，下面有关节面与距骨相关节。

4.腓骨 位于小腿外侧，细长，分一体两端。上端膨大称腓骨头，头下方缩细称腓骨颈（图5-28）。体内侧缘锐利，称骨间缘。下端膨大称外踝。

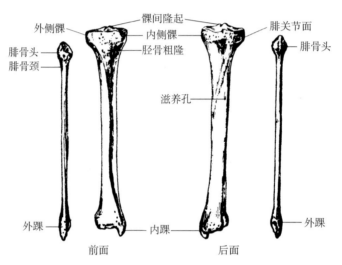

图5-28 胫骨和腓骨

5.足骨 包括跗骨、跖骨和趾骨（图5-29）。

跗骨共7块，属于短骨，排成3列。后列有上方的距骨和下方的跟骨；中列为位于距骨前方的足舟骨；前列由内侧向外侧依次为内侧楔骨、中间楔骨、外侧楔骨和骰骨。距骨上面的关节面称距骨滑车。跟骨后端的隆凸称跟骨结节。

跖骨共5块，属于长骨。由内侧向外侧依次称第1~5跖骨。跖骨近侧端为底，中间为体，远侧端为头。

趾骨共14块，命名与指骨相同。

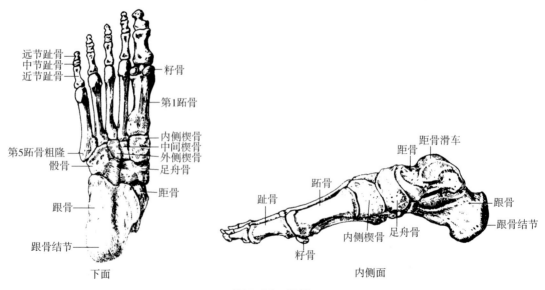

图5-29 足骨

本章小结

- 骨的形态分类：长骨、短骨、扁骨、不规则骨。
- 骨的构造：骨质、骨膜、骨髓。
- 椎骨的一般形态：椎孔、椎间孔的构成，椎弓的七个突起。
- 各部椎骨的形态特征。
- 胸骨：胸骨构成，胸骨角的概念。
- 颅骨：脑颅的构成，翼点的概念，鼻旁窦的名称及开口位置。
- 四肢骨的主要骨性标志。

名称	骨性标志
锁骨	胸骨端、肩峰端
肩胛骨	肩胛冈、肩峰、冈上窝、冈下窝、喙突、上角、下角、关节盂
肱骨	肱骨头、解剖颈、小结节、大结节、外科颈、桡神经沟、尺神经沟、内上髁、外上髁、肱骨小头、肱骨滑车、冠突窝、鹰嘴窝
桡骨	桡骨头、桡骨粗隆、桡骨茎突、尺切迹
尺骨	滑车切迹、鹰嘴、冠突、桡切迹、尺骨头、尺骨茎突
髋骨	髋臼、闭孔、髂嵴、髂前上棘、髂后上棘、髂结节、弓状线、耻骨体、耻骨联合面、耻骨梳、坐骨结节、坐骨大切迹、坐骨小切迹
股骨	股骨头、股骨头凹、股骨颈、小转子、大转子、内侧髁、外侧髁、髁间窝
胫骨	内侧髁、外侧髁、髁间隆起、内踝
腓骨	腓骨头、腓骨颈、外踝

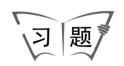

习 题

一、选择题

1.可使骨长长的是

  A.骨膜   B.骨骺   C.骺软骨

  D.骺线   E.骨干

2.可使骨长粗的是

  A.骨膜   B.骨骺   C.骺软骨

  D.骺线   E.骨干

3.无椎体的是

  A.寰椎   B.枢椎   C.隆椎

  D.胸椎   E.腰椎

4.椎体上有齿突的是

扫码"练一练"

A.寰椎   B.枢椎   C.隆椎

D.胸椎   E.腰椎

5.后颈部摸到的第一个突起是

A.第6颈椎棘突   B.第7颈椎棘突   C.第1胸椎棘突

D.第2胸椎棘突   E.第3胸椎棘突

6.计数肋骨序数的骨性标志是

A.肩峰   B.胸骨角   C.颈静脉切迹

D.锁骨   E.肩胛冈

7.胸骨角平对

A.第1肋软骨   B.第2肋软骨   C.第3肋软骨

D.第4肋软骨   E.第5肋软骨

8.有鼻旁窦的骨是

A.枕骨   B.颞骨   C.上颌骨

D.下颌骨   E.鼻骨

9.参与构成面颅的是

A.额骨   B.顶骨   C.颞骨

D.颧骨   E.筛骨

10.乳突属于下列哪块骨

A.额骨   B.顶骨   C.颞骨

D.颧骨   E.筛骨

11.肩胛骨下角对应

A.第2肋   B.第5肋   C.第6肋

D.第7肋   E.第三肋

12.肩部最高的骨性标志是

A.肩峰   B.喙突   C.肩胛冈

D.大结节   E.小结节

13.肩部最外侧的骨性标志是

A.肩峰   B.喙突   C.肩胛冈

D.大结节   E.小结节

14.肱骨中段骨折易损伤

A.正中神经   B.尺神经   C.桡神经

D.肌皮神经   E.腋神经

15.肱骨内上髁骨折易损伤

A.桡神经   B.腋神经   C.正中神经

D.尺神经   E.正中神经

16.两侧髂嵴最高点连线大约平

A.第2腰椎棘突   B.第3腰椎棘突   C.第4腰椎棘突

D.第5腰椎棘突   E.第1腰椎棘突

17.骶管神经阻滞麻醉须摸认的体表标志是

A.骶前孔，岬   B.骶管裂孔，骶角   C.骶管，岬

D.骶后孔，骶角　　　　　　E.骶正中嵴

18.外踝在下列哪块骨上

A.胫骨　　　　　　　　B.腓骨　　　　　　　　C.股骨

D.跟骨　　　　　　　　E.距骨

二、思考题

1.简述骨的分类。

2.简述骨的构造。

3.简述椎骨的一般形态。

4.鼻旁窦包括哪些？分别开口于何处？

（赵文涛）

第六章　关　节　学

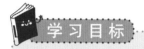学习目标

1. **掌握**　关节的基本结构；椎骨的连结；脊柱侧面观；胸廓的构成；肩关节、肘关节构成；骨盆构成；界线；髋关节、膝关节、踝关节构成。

2. **熟悉**　关节的辅助结构；颞下颌关节构成；桡腕关节；前后交叉韧带作用；半月板形态特点；膝关节的韧带。

3. **了解**　直接连结；脊柱前面观；脊柱后面观；胸锁关节；肩锁关节；桡尺骨连结；胫腓骨连结；足弓。

案例讨论

[**案例**] 患者，男性，55岁。腰痛2个月，2周前因扭伤腰部，疼痛加剧且向右小腿外侧放射，腰部活动受限，腰4、5棘突固定压痛，右小腿及足背外侧痛觉下降，直腿抬高试验阳性，加强实验阳性，右足踇趾背伸肌力下降，X线未见明显异常。

[**讨论**]

1. 该患者最可能的诊断是什么？

2. 还需要完善哪些检查以进一步明确诊断？

第一节　概　述

骨与骨之间的连结装置称骨连结。根据连结形式的不同，骨连结可分为直接连结和间接连结两种（图6-1）。

一、直接连结

直接连结是指骨与骨之间借致密结缔组织、软骨或骨直接相连，因骨与骨之间无间隙，故运动范围极小或完全不能运动。根据连结组织的不同，可分为纤维连结、软骨连结和骨性结合3种类型。

1. **纤维连结**　骨与骨之间借致密结缔组织直接相连，其间无间隙，称纤维连结。如椎骨之间的韧带连结、前臂骨之间的骨间膜和颅骨之间的缝等。

2. **软骨连结**　骨与骨之间借软骨相连，其间无间隙，称软骨连结。如椎体之间的椎间盘、耻骨之间的耻骨联合等。

3. **骨性结合**　两骨之间借骨组织相连，称骨性结合。一般由纤维连结和一些软骨连结

骨化而成，无活动性。如髂骨、坐骨、耻骨之间的结合等。

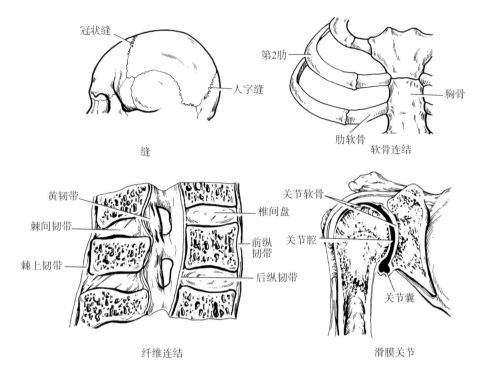

图 6-1 骨连结的类型

二、间接连结

间接连结又称关节或滑膜关节，是骨与骨之间借膜性的结缔组织囊相连，相对的骨面之间具有腔隙。关节是人体骨连结的主要形式。

（一）关节的基本结构

每个关节都具有关节面、关节囊和关节腔 3 种基本结构（图 6-2）。

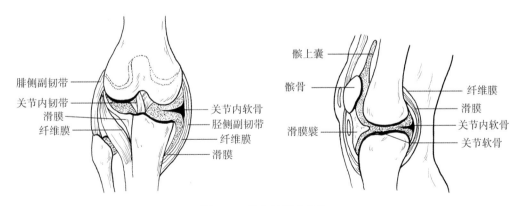

图 6-2 关节的基本结构

1.关节面 是构成关节各骨的相对面，多为一凸一凹，分别称关节头和关节窝。关节面上覆有薄层透明软骨称关节软骨，表面光滑，具有弹性，能承受压力，减轻运动时的震荡和冲击。

2.关节囊 为包绕在关节周围的结缔组织囊，分内、外两层。外层厚而坚韧，由致密结缔组织构成，称纤维层。内层薄而柔软，由疏松结缔组织构成，称滑膜层。滑膜层紧贴纤维层内面，边缘附着于关节软骨周缘，能产生滑液，营养关节软骨，润滑关节，减少关节运动时的摩擦。

3.关节腔 为关节软骨和关节囊滑膜层共同围成的密闭腔隙。腔内为负压，含少量滑液，对维持关节的稳固具有一定作用。

（二）关节的辅助结构

关节除具备上述基本结构外，某些关节还具有韧带、关节盘和关节唇等辅助结构，以增加关节的灵活性和增强关节的稳固性。

1.韧带 为连于相邻两骨之间的致密结缔组织束，具有加强关节的稳固性和限制关节过度运动的作用。位于关节囊内的称囊内韧带，表面被滑膜包裹。位于关节囊外的称囊外韧带。

2.关节盘 是位于两关节面之间的纤维软骨板，多呈盘状，其周缘附着于关节囊内面，将关节腔分为两部。关节盘可使关节面之间相互适应，以增加关节的稳固性和灵活性。

3.关节唇 为附着于关节窝周缘的纤维软骨环，具有加深关节窝，加大关节面，增强关节稳固性的作用。

（三）关节的运动

主要有以下几种运动形式。

1.屈和伸 是关节沿冠状轴进行的一组运动。运动时两骨相互靠拢，角度减小，称屈；相反，角度增大，称伸。在踝关节，足上抬，足背向小腿前面靠拢为伸，又称背屈，足尖下垂为屈，又称跖屈。

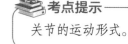

考点提示

关节的运动形式。

2.内收和外展 是关节沿矢状轴进行的一组运动。运动时骨向正中矢状面靠拢，称内收或收，反之，骨远离正中矢状面，称外展或展。

3.旋内和旋外 是关节沿垂直轴进行的一组运动，统称旋转。骨向前内侧旋转，称旋内，反之，向后外旋转，称旋外。在前臂，将手背转向前的运动称旋前，将手背转向后的运动称旋后。

4.环转 即近端关节头在原位转动，骨的远侧端做圆周运动，运动时全骨描绘出一圆锥形轨迹，是屈、展、伸、收的连续运动。

第二节 躯干骨的连结

一、脊柱

（一）椎骨的连结

椎骨之间借椎间盘、韧带和关节相连，分为椎体的连结和椎弓的连结两部分（图6-3）。

1.椎体的连结

（1）椎间盘 是连结相邻两个椎体之间的纤维软骨盘。由周围部的纤维环和中央部的髓核构成。纤维环为多层纤维软骨按同心圆排列构成，牢固连结相邻两个椎体，保护髓核并限制髓核向周围膨出。髓核为富有弹性的胶状物质，当脊柱运动时，髓核在纤维环内可发生轻微的变形和运动。椎间盘承受压力时被压缩，去除压力后复原，具有弹簧垫样缓冲震荡的作用。椎体上下的软骨面为透明软骨终板，构成髓核的上

考点提示

各部椎间盘厚薄不一，腰部最厚，颈部次之，中胸部最薄。

扫码"看一看"

扫码"看一看"

下界。各部椎间盘厚薄不一，腰部最厚，颈部次之，中胸部最薄，因此，腰、颈部活动度较大。

（2）前纵韧带 是位于椎体和椎间盘前面的长韧带，宽而坚韧，上起枕骨大孔前缘，下至第1或第2骶椎，其纤维与椎体和椎间盘连结紧密，具有防止脊柱过度后伸和椎间盘向前脱出的作用。

（3）后纵韧带 是位于椎体和椎间盘后面的长韧带，细而坚韧，起自枢椎，向下至骶管，有限制脊柱过度前屈的作用。

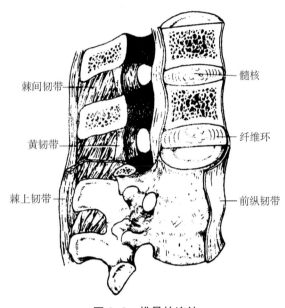

图6-3 椎骨的连结

2.椎弓的连结

（1）关节突关节 由相邻椎骨的上、下关节突构成。每个关节突关节仅能做轻微滑动，但全部的关节突关节活动时能够加大脊柱的运动幅度。

（2）棘上韧带 是连于各棘突尖端的细长韧带，前方与棘间韧带融合，有限制脊柱过度前屈的作用。第7颈椎以上，韧带从颈椎棘突尖向后扩展成三角形，形成项韧带。

（3）棘间韧带 为连结相邻两棘突之间的短韧带，前接黄韧带，后方移行为棘上韧带或项韧带。

（4）黄韧带 为连结相邻两椎弓板之间的短韧带，与椎弓板共同构成椎管后壁。有限制脊柱过度前屈并维持脊柱直立姿势的作用。

（二）寰枕关节和寰枢关节

寰枕关节由寰椎侧块与枕髁构成，可使头做前俯、后仰和侧屈运动。寰枢关节由寰椎和枢椎构成，可使头左右旋转。

（三）脊柱的整体观（图6-4）

1.脊柱前面观 从前面观察脊柱，可见椎体自上而下逐渐增大，第2骶椎为最大，这与椎体承受的重力不断增加有关。自骶骨耳状面以下，由于重力经髋关节传至下肢骨，椎体已不负重，体积逐渐变小。

2.脊柱后面观 从后面观察脊柱，各椎骨棘突连成纵嵴，居背部正中，其两侧与横突之间形成脊椎沟，容纳竖脊肌。颈椎棘突短而分叉，近水平位。胸椎棘突长，斜向后下方，呈叠瓦状排列，棘突间隙窄。腰椎棘突呈板状，水平向后伸，棘突间隙较宽。

3.脊柱侧面观　从侧面观察脊柱，可见脊柱有颈、胸、腰、骶4个生理性弯曲。其中颈曲和腰曲凸向前，胸曲和骶曲凸向后。脊柱的这些弯曲增大了脊柱的弹性，对维持人体重心的平衡，缓冲震荡，保护脑和胸、腹、盆腔器官有着重要的意义。

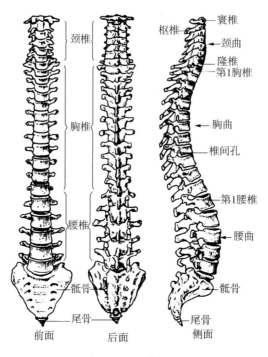

图 6-4　脊柱的整体观

（四）脊柱的功能

脊柱是躯干的支柱，具有支持体重、传递重力的作用；脊柱有保护脊髓和脊神经根的作用；脊柱参与胸腔、腹腔和盆腔的构成，具有支持和保护腔内器官的作用；脊柱具有运动功能，可做前屈、后伸、侧屈、旋转和环转等运动。

> **知识拓展**
>
> **腰椎间盘突出症**
>
> 脊柱外伤或慢性劳损有可能引起纤维环破裂，髓核膨出，临床上称椎间盘突出症。由于纤维环后部较薄弱，故髓核多向后方或后外侧膨出，使椎管或椎间孔狭窄，压迫脊髓或脊神经。脊柱腰部负重及活动度最大，故椎间盘突出多发生在腰部，常见于第 4、5 腰椎或第 5 腰椎与骶骨之间，颈部次之，胸部少见。

二、胸廓

胸廓由12块胸椎、12对肋和1块胸骨连结而成（图6-5）。具有支持、保护胸、腹腔器官和参与呼吸运动等功能。

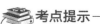　**考点提示**
> 肋弓是临床上进行肝、脾触诊时的体表标志。

胸廓呈前后略扁的圆锥形，上窄下宽，有上、下两口。胸廓上口较小，由胸骨柄上缘、第1肋和第1胸椎围成，向前下方倾斜。胸廓下口较大，由剑突、肋弓、第11肋、第12肋及第12胸椎围成。左右两侧肋弓之间的夹角称胸骨下角。相邻两肋之间的间隙称肋间隙。肋骨的前端与肋软骨相接。第1～7对肋前端与胸骨相连；第8～10对肋前端不直接与胸骨相连，而是以肋软骨依次连于上位肋软骨下缘，形成肋弓。第11、12对肋前端游离，称浮肋。

胸廓的主要运动是参与呼吸。吸气时，在肌的作用下，肋前端上提，胸骨前移，肋体向外扩展，胸腔容积增大。呼气时，胸廓做相反的运动，使胸腔容积减小。

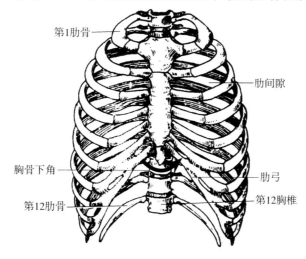

图 6-5　胸廓

第三节　颅骨的连结

一、颅骨的纤维连结和软骨连结

颅骨的连结大多为缝和软骨连结。随着年龄的增长，有些缝和软骨连结可转化为骨性结合。舌骨与颞骨茎突之间为韧带连结。

二、颞下颌关节

颞下颌关节又称下颌关节，由颞骨的下颌窝、关节结节与下颌骨的下颌头构成。关节囊松弛，前部较薄弱，外侧有韧带加强。关节囊内有关节盘，将关节腔分为上、下两部分。颞下颌关节属于联动关节，两侧联合运动可使下颌骨上提、下降、向前、向后和侧方运动（图6-6）。

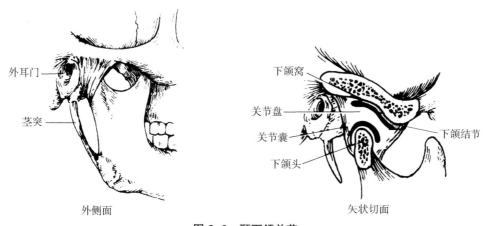

图 6-6　颞下颌关节

知识拓展

颞下颌关节脱位

颞下颌关节做张口运动时，下颌头移至关节结节的下方；闭口时，下颌头向后退入下颌窝。由于颞下颌关节的关节囊松弛，前部较薄弱，张口过大时，下颌头易滑至关节结节的前下方，造成颞下颌关节脱位。复位时，可将下颌骨拉向下，再向后上推，使下颌头回到下颌窝。

第四节　上肢骨的连结

由于人类直立行走，上肢骨形体较小，骨连结灵活。上肢骨的连结包括上肢带骨的连结和自由上肢骨的连结。

一、上肢带骨连结

（一）胸锁关节

胸锁关节是上肢骨与躯干骨之间唯一的关节。由锁骨的胸骨端与胸骨的锁切迹构成。关节囊坚韧，周围有韧带加强，关节囊内有关节盘。运动幅度小。

（二）肩锁关节

肩锁关节由锁骨的肩峰端和肩胛骨的肩峰构成，活动度小。

二、自由上肢骨连结

（一）肩关节

肩关节由肱骨头与肩胛骨的关节盂构成（图6-7）。肱骨头大，关节盂小而浅，周围有盂唇。关节囊薄而松弛，其前、上、后部有肌和肌腱加强，下部薄弱，故肩关节脱位时，肱骨头易脱向前下方。囊内有起自盂上结节的肱二头肌长头腱越过肱骨头上方。

肩关节运动灵活，运动幅度大，可做前屈、后伸、内收、外展、旋内、旋外和环转运动。

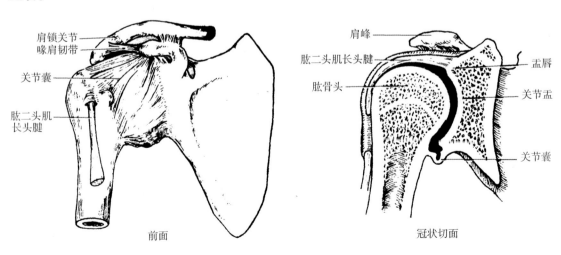

图 6-7　肩关节

知识拓展

肩关节脱位

肩关节脱位约占全身关节脱位的50%，这与肩关节的解剖和生理特点有关，如肱骨头大，关节盂浅而小，关节囊松弛，其前下方组织薄弱，关节活动范围大，遭受外力的机会多等。肩关节脱位多发生在青壮年、男性较多。X线一般可确诊，必要时CT检查。复位方法：足蹬法（希波克拉底复位法），患者仰卧，术者位于患侧，双手握住患肢腕部，足跟置于患侧腋窝，两手用稳定持续的力量牵引，牵引中足跟向外推挤肱骨头，同时旋转，内收上臂即可复位，复位时可听到响声。

（二）肘关节

肘关节由肱骨下端和桡、尺骨上端构成，包括3个关节（图6-8）：①肱尺关节由肱骨滑车与尺骨滑车切迹构成。②肱桡关节由肱骨小头与桡骨头关节凹构成。③桡尺近侧关节由桡骨的环状关节面与尺骨的桡切迹构成。

扫码"看一看"

考点提示

肘关节是复合关节，在同一关节囊内有3个关节。

以上3个关节包在一个关节囊内，形成复合关节。关节囊的前、后壁薄而松弛，后壁尤为薄弱，故肘关节脱位时，桡、尺骨易脱向后方。关节囊两侧壁厚而紧张，有尺侧副韧带和桡侧副韧带加强。桡骨环状韧带环绕在桡骨头周围，可防止桡骨头脱出。小儿桡骨头发育不全，易发生桡骨头半脱位。

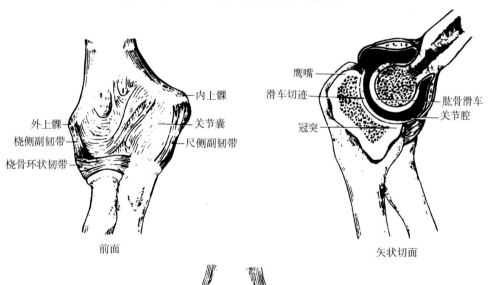

外上髁　桡侧副韧带　桡骨环状韧带　内上髁　关节囊　尺侧副韧带

前面

鹰嘴　滑车切迹　冠突　肱骨滑车　关节腔

矢状切面

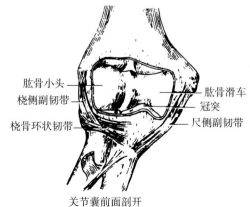

肱骨小头　桡侧副韧带　桡骨环状韧带　肱骨滑车　冠突　尺侧副韧带

关节囊前面剖开

图6-8　肘关节

肘关节可做屈、伸运动。当肘关节伸直时，肱骨的内上髁、外上髁和尺骨鹰嘴3点在一条直线上；当屈肘时，3点连成等腰三角形。肘关节脱位时，以上3点的位置关系发生改变。

（三）桡骨和尺骨的连结

桡骨和尺骨包括以下连结（图6-9）：①桡尺近侧关节，在结构上属于肘关节的一部分，在功能上须与桡尺远侧关节联合运动；②桡尺远侧关节，由桡骨的尺切迹与尺骨头构成；③前臂骨间膜，为坚韧的致密结缔组织膜，连于桡骨与尺骨的骨间缘之间。

桡尺近侧关节和桡尺远侧关节联合运动时，可使前臂做旋前和旋后运动。

（四）手关节

1.桡腕关节　又称腕关节，由桡骨下端的腕关节面和尺骨下方的关节盘与手舟骨、月骨、三角骨的近侧关节面构成。关节囊松弛，周围有韧带加强。桡腕关节可做屈、伸、内收、外展和环转运动（图6-10）。

2.腕骨间关节　为腕骨之间的连结，可做微小运动。

3.腕掌关节　由远侧列的腕骨和5块掌骨底构成。其中拇指腕掌关节运动灵活，可做屈、伸、内收、外展、环转和对掌运动。对掌运动是拇指与其他各指的掌侧面相对的运动。

4.掌指关节　由掌骨头与近节指骨底构成。可做屈、伸、内收、外展和环转运动。指的内收和外展是以中指的正中矢状面为准，靠近正中矢状面的运动为内收，远离正中矢状面的运动为外展。

5.指骨间关节　由各指相邻两节指骨构成。可做屈、伸运动。

扫码"看一看"

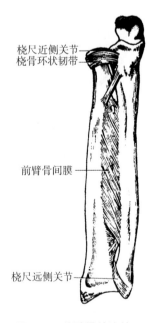

图 6-9　前臂骨的连结

桡尺近侧关节
桡骨环状韧带

前臂骨间膜

桡尺远侧关节

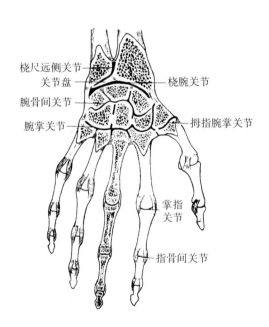

图 6-10　手关节

桡尺远侧关节
关节盘
腕骨间关节
腕掌关节

桡腕关节
拇指腕掌关节
掌指关节
指骨间关节

第五节 下肢骨的连结

下肢的主要功能是支持体重和运动，以及维持人体的直立姿势，下肢骨因此比较粗壮。下肢骨的连结包括下肢带骨连结和自由下肢骨连结。

一、下肢带骨连结

（一）骶髂关节

骶髂关节由骶骨与髂骨的耳状面构成，关节面结合紧密，关节囊紧张，活动甚微。

（二）韧带连结

骶、尾骨与髋骨之间有两条强大的韧带相连，一条为骶结节韧带，由骶、尾骨侧缘连至坐骨结节；另一条为骶棘韧带，由骶、尾骨侧缘连至坐骨棘，呈三角形，位于骶结节韧带的前方。骶棘韧带与坐骨大切迹围成坐骨大孔，骶棘韧带、骶结节韧带与坐骨小切迹围成坐骨小孔，孔内有血管和神经通过。

（三）耻骨联合

耻骨联合由两侧的耻骨联合面借耻骨间盘连结而成。耻骨间盘由纤维软骨构成，内部正中有一矢状位裂隙。女性耻骨间盘较厚，裂隙较宽，分娩时稍分离，有利于胎儿的娩出。

（四）骨盆

骨盆由骶骨、尾骨和左右髋骨借骨连结连结而成。由骶骨岬向两侧经弓状线、耻骨梳、耻骨结节、耻骨嵴至耻骨联合上缘连成的环形线，称界线。骨盆以界线为界分为上方的大骨盆和下方的小骨盆。大骨盆较宽大，参与腹腔的构成。小骨盆的上口称骨盆上口，由界线围成；骨盆下口由尾骨尖、骶结节韧带、坐骨结节、坐骨支、耻骨下支和耻骨联合下缘围成。两侧坐骨支和耻骨下支连成耻骨弓，两弓之间的夹角称耻骨下角。小骨盆的内腔称骨盆腔（图6-11、图6-12）。

考点提示

男、女性骨盆的差异。

自青春期开始，男、女性骨盆出现差异。女性骨盆的形态特点与妊娠和分娩有关，主要有以下特征：骨盆外形宽短，骨盆上口近似圆形，骨盆下口较宽，耻骨下角较大，盆腔宽短，呈圆桶形。

骨盆具有传递重力、支持和保护盆腔器官的作用。在女性，骨盆还是胎儿娩出的产道。

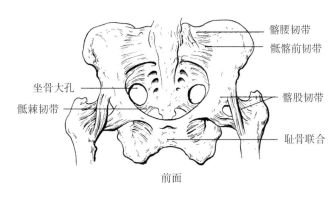

图 6-11 骨盆内面观

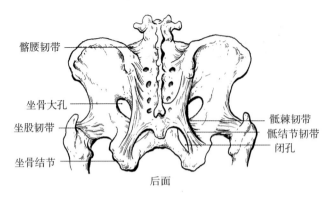

图 6-12　骨盆外面观

二、自由下肢骨连结

（一）髋关节

髋关节由髋臼与股骨头构成（图 6-13）。髋臼深，其周缘附有髋臼唇，髋臼切迹被髋臼横韧带封闭。关节囊厚而坚韧，股骨颈的前面全部包在囊内，后面内侧2/3位于囊内，外侧1/3露于囊外，所以股骨颈骨折分囊内骨折和囊外骨折。关节囊周围有韧带增强，后下部相对薄弱，故髋关节脱位时，股骨头多脱向后下方。关节囊内有股骨头韧带，连于股骨头凹与髋臼横韧带之间，内含有营养股骨头的血管，但股骨头主要血供来自于股骨颈。

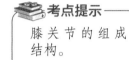

考点提示

膝关节的组成结构。

髋关节可做屈、伸、内收、外展、旋内、旋外和环转运动。但由于股骨头深陷髋臼内，关节囊坚厚紧张，因此，髋关节的运动幅度较肩关节小，稳固性较肩关节大。

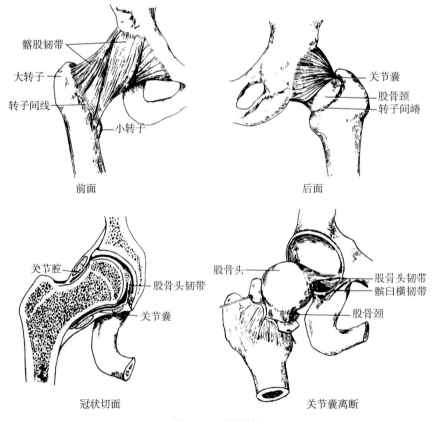

图 6-13　髋关节

（二）膝关节

膝关节由股骨的内、外侧髁和胫骨的内、外侧髁及髌骨构成。关节囊宽阔而松弛，周围韧带发达。关节囊前壁有股四头肌腱及其向下延续而成的髌韧带加强，内、外两侧分别有胫侧副韧带和腓侧副韧带加强。关节囊内有连于股骨与胫骨之间的膝交叉韧带。膝交叉韧带有前、后两条，前交叉韧带可防止胫骨向前移位，后交叉韧带可防止胫骨向后移位。关节腔内，在股骨与胫骨相对的关节面之间，垫有两块纤维软骨板，分别称内侧半月板和外侧半月板。内侧半月板较大，呈"C"形，外侧半月板较小，呈"O"形。两半月板上面凹陷，下面平坦，内缘薄，外缘厚，并与关节囊紧密相连，从而增强了关节的灵活性和稳固性（图6-14、图6-15）。

膝关节可做屈、伸运动，半屈位时，还可做小幅度的旋内、旋外运动。

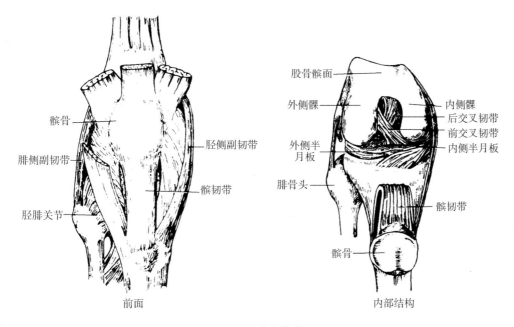

图 6-14 膝关节前面

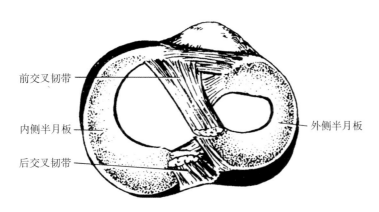

图 6-15 膝关节上面

知识链接

膝关节骨关节炎

膝关节骨关节炎（最常见的关节炎）是一种以关节软骨退行性变和继发性骨质增生为特征的慢性关节疾病。病因尚未完全明了，他的发生发展是一种长期、慢性、渐进的病理过程。最早、最主要的病理变化发生在关节软骨。临床表现为不断加重的关节疼痛、僵硬，关节积液，膝内翻。X线可见关节间隙变窄，骨赘形成，软骨下骨硬化和囊腔形成。

（三）胫骨和腓骨的连结

胫骨和腓骨的连结包括3部分：两骨上端有胫骨的腓关节面与腓骨头构成的胫腓关节；两骨干之间借小腿骨间膜相连；两骨下端借韧带相连。胫骨和腓骨间活动度很小。

（四）足关节

包括距小腿关节、跗骨间关节、跗跖关节、跖趾关节、趾骨间关节（图6-16）。

1.距小腿关节 又称踝关节，由胫、腓骨下端与距骨构成。关节囊前、后部松弛，两侧有韧带加强。内侧韧带（三角韧带）较厚，外侧韧带较薄弱，足过度内翻时易引起外侧韧带损伤。距小腿关节可做背屈（伸）和跖屈（屈）运动，跖屈时，还可做轻度的侧方运动。

2.足弓 是跗骨和跖骨借关节和韧带紧密连结而成的凸向上的弓。可分为前后方向的内、外侧纵弓和内外方向的横弓。足弓增加了足的弹性，有利于行走和跳跃，并能缓冲震荡、保护足底血管、避免神经受压等。

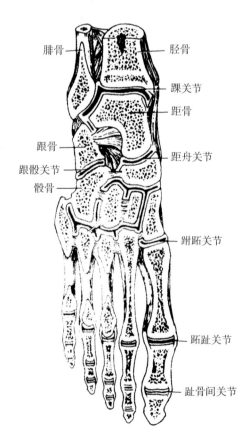

图6-16 足关节

本章小结

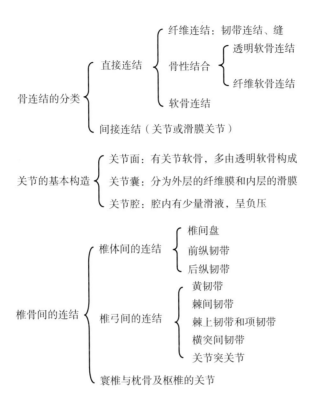

骨连结的分类
- 直接连结
  - 纤维连结：韧带连结、缝
  - 骨性结合
    - 透明软骨连结
    - 纤维软骨连结
  - 软骨连结
- 间接连结（关节或滑膜关节）

关节的基本构造
- 关节面：有关节软骨，多由透明软骨构成
- 关节囊：分为外层的纤维膜和内层的滑膜
- 关节腔：腔内有少量滑液，呈负压

椎骨间的连结
- 椎体间的连结
  - 椎间盘
  - 前纵韧带
  - 后纵韧带
- 椎弓间的连结
  - 黄韧带
  - 棘间韧带
  - 棘上韧带和项韧带
  - 横突间韧带
  - 关节突关节
- 寰椎与枕骨及枢椎的关节

全身主要关节的组成及结构特点

关节名称	组成	结构特点	运动
颞下颌关节	由下颌骨的下颌头与颞骨的下颌窝和关节结节构成	关节囊松弛，囊外有外侧韧带加强，囊内有关节盘，其周缘与关节囊相连，将关节腔分为上、下两部分	颞下颌关节属于联合关节
肩关节	由肱骨头与肩胛骨的关节盂构成	肱骨头大，关节盂小，盂唇加深关节窝；关节囊薄而松弛，囊的上、前、后方有肌肉加强，下壁薄弱，肩关节脱位时，肱骨头常从下方脱出	肩关节的运动十分灵活
肘关节	肘关节是由肱骨下端与桡、尺骨上端构成的复合关节，它包括三个关节	三个关节在一个关节囊内，有一个共同的关节腔，关节的前后壁薄弱而松弛，但其两侧的纤维层增厚	屈、伸运动
髋关节	股骨头与髋臼构成	有关节唇；关节囊坚韧，囊内有股骨头韧带；股骨颈后面的外1/3在囊内、外，故临床上股骨颈发生骨折有囊内、外之分。关节囊后下部较薄弱，所以股骨头容易向后下方脱位	运动幅度远不及肩关节
膝关节	由股骨内、外侧髁，胫骨内、外侧髁和髌骨共同构成。	囊前壁不完整，由附着于股四头肌肌腱的髌骨和髌韧带填补。囊的两侧有韧带加强，外侧为腓侧副韧带，内侧为胫侧副韧带。囊内有前、后交叉韧带和内、外侧半月板	膝关节主要做屈、伸运动，在半屈位时可做小幅度的旋内和旋外运动
踝关节	由胫、腓骨的下端与距骨滑车构成	关节囊前、后较薄，两侧有韧带加强	做背屈和跖屈的运动

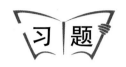

一、选择题

1.关于椎间盘的描述错误的是

    A.属直接连接　　　　　　　B.外层为纤维环　　　　　　C.内为髓核

    D.髓核可轻微移动　　　　　E.位于所有椎体之间

2.关于脊柱韧带的描述错误的是

    A.前纵韧带位于椎体和椎间盘的前面

    B.后纵韧带位于椎体和椎间盘的后面

    C.黄韧带连接相邻椎弓板

    D.棘间韧带连接相邻棘突

    E.棘上韧带属短韧带

3.与胸骨外缘相连的肋是

    A.第1～5对　　　　　　　B.第1～6对　　　　　　　C.第1～7对

    D.第1～8对　　　　　　　E.第1～9对

4.构成肋弓的是

    A.第5～6对　　　　　　　B.第5～7对　　　　　　　C.第7～9对

    D.第8～10对　　　　　　　E.第8～12对

5.婴儿抬头时出现的是

    A.颈曲　　　　　　　　　　B.胸曲　　　　　　　　　　C.腰曲

    D.骶曲　　　　　　　　　　E.以上都不对

6.婴儿能坐立时出现的是

    A.颈曲　　　　　　　　　　B.胸曲　　　　　　　　　　C.腰曲

    D.骶曲　　　　　　　　　　E.以上都不对

7.脊柱的生理弯曲叙述正确的是

    A.颈曲凸后　　　　　　　　B.胸曲凸前　　　　　　　　C.腰曲凸前

    D.骶曲凸前　　　　　　　　E.以上都不对

8.穿过肩关节囊的是

    A.肱三头肌肌腱　　　　　　B.肱二头肌肌腱长头

    C.肱二头肌肌腱短头　　　　D.喙肱肌肌腱　　　　　　　E.肱肌肌腱

9.肩关节最薄弱的部位是

    A.前上　　　　　　　　　　B.前下　　　　　　　　　　C.后上

    D.后下　　　　　　　　　　E.外侧

10.运动最灵活的关节是

    A.肩关节　　　　　　　　　B.肘关节　　　　　　　　　C.髋关节

    D.膝关节　　　　　　　　　E.腕关节

11.下列关于肘关节的描述哪一项错误

    A.由肱骨下端和桡、尺骨上端构成

B.各关节有一个共同的关节腔

C.关节囊的前后壁较厚

D.可在冠状轴上做屈、伸运动

E.内外侧有韧带加强

12.与桡骨头相关节的是

A.尺骨头　　　　　　　B.尺骨桡切迹　　　　　　C.鹰嘴

D.肱骨滑车　　　　　　E.滑车切迹

13.与尺骨头相关节的是

A.桡骨头　　　　　　　B．桡骨尺切迹　　　　　　C.肱骨内上髁

D.肱骨滑车　　　　　　E.豌豆骨

14.参与构成骨盆的骨不包括

A.骶骨　　　　　　　　B.腰椎　　　　　　　　　C.耻骨

D.髂骨　　　　　　　　E.坐骨

15.与内踝形成关节的是

A.外踝　　　　　　　　B.距骨　　　　　　　　　C.跟骨

D.腓骨头　　　　　　　E.以上都不对

16.不参与构成骨盆界线的是

A.骶骨岬　　　　　　　B.弓状线　　　　　　　　C.耻骨梳

D.耻骨嵴　　　　　　　E.坐骨结节

17.前交叉韧带的作用是

A.缓冲外力　　　　　　B.增强灵活性　　　　　　C.防止胫骨向前移位

D.防止胫骨向后移位　　E.以上都对

18.后交叉韧带的作用是

A.缓冲外力　　　　　　B.增强灵活性　　　　　　C.防止胫骨向前移位

D.防止胫骨向后移位　　E.以上都对

19.不参与构成膝关节的结构是

A.股骨内侧髁　　　　　B.胫骨内侧髁　　　　　　C.髌骨

D.胫骨　　　　　　　　E.腓骨

20.有关节盘的关节是

A.肘关节　　　　　　　B.肩关节　　　　　　　　C.踝关节

D.髋关节　　　　　　　E.颞下颌关节

二、思考题

1.试述椎骨的连结。

2.说明肩关节的构成及结构特点。

3.试述膝关节的组成、特点及运动方式。

（赵文涛）

第七章 肌 学

第一节 概 述

骨骼肌主要分布于头颈、躯干和四肢，全身共有600多块，约占体重的40%，是运动系统的动力部分；通常借肌腱附着于骨骼，收缩时牵拉骨骼产生运动。每一块骨骼肌都具备一定的形态、结构和功能，分布着丰富的神经、血管、淋巴管，因此，每一块肌都是一个器官。

一、形态和构造

每一块骨骼肌包括肌腹和肌腱两部分，肌腹主要由骨骼肌纤维组成，色红而柔软，有收缩功能。肌腱主要由致密结缔组织构成，色白而强韧，无收缩能力，位于肌腹的两端，借此附着于骨。

肌的形态按外形可分为：长肌、短肌、扁肌、轮匝肌4种（图7-1）。长肌呈长梭形，主要分布于四肢，肌腱呈条索状。短肌较短小，主要分布于躯干深层，有节段性。扁肌呈薄片状，主要分布于胸、腹壁，肌腱呈薄膜状，称腱膜。轮匝肌呈环形，主要分布于孔裂周围，收缩时关闭孔裂。

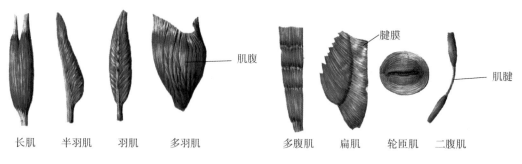

长肌　半羽肌　羽肌　多羽肌　　　多腹肌　扁肌　轮匝肌　二腹肌

图7-1 肌的形态

二、起止点、配布和作用

肌常借两端的肌腱附着于2块或者2块以上的骨，并跨过一个或多个关节，通过肌的收缩牵引骨产生运动，运动时，两块骨中总是一块骨的位置相对固定，另外一块骨相对移动。肌在固定骨上的附着点称起点或定点，在移动骨上的附着点称止点或动点。一般将接近正中矢状切面或者四肢近端的附着点为起点，远离正中矢状切面或者四肢远端的附着点为止点。起止点不是固定不变的，在一定条件下可以互换。

肌在关节周围的配布是与关节的运动轴一致，在一个关节运动轴的两侧至少配布一组作用相反的肌，这些作用相反的肌称拮抗肌，拮抗肌在功能上既相反，又协调和依存；在运动轴同一侧配布作用相同的两组或者多组肌，称协同肌（图7-2）。

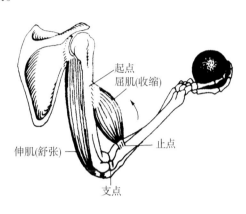

图 7-2 肌的起止点

肌的作用方式有两种：一是动力作用，通过肌的收缩与舒张，产生运动；二是静力作用，通过部分肌的收缩，保持一定的肌张力，以维持身体的平衡或某种姿势。

三、命名法

肌的命名法较多，主要是依据位置、形态、大小、作用、起止点进行命名。如以形态命名的三角肌；以位置命名的冈上肌；以起止点命名的胸锁乳突肌。还有综合命名的肌，如以位置和大小命名的胸大肌、臀大肌等。了解肌的命名原则有利于学习和记忆。

四、辅助装置

肌的辅助装置主要有筋膜、滑膜囊和腱鞘，位于肌的周围，具有保持肌的位置、减少运动时的摩擦和保护肌的作用。

（一）筋膜

筋膜遍布全身，分浅筋膜和深筋膜。

1.浅筋膜 又称皮下筋膜，位于真皮深面，由疏松结缔组织构成，有脂肪组织、皮神经、浅血管和淋巴管等的分布。包被身体各部，有维持体温和支持保护深部结构的作用。

2.深筋膜 又称固有筋膜，位于浅筋膜的深面，由致密结缔组织构成。包裹肌或者肌群，形成骨筋膜鞘或者肌间隔；包裹血管、神经，形成神经血管鞘。深筋膜具有保护和约束肌的作用，减少肌和肌群间的摩擦，有利于肌或肌群的独立运动。

（二）滑膜囊和腱鞘

1.滑膜囊 为封闭的结缔组织囊，形扁壁薄，内含滑液。位于肌或腱与骨面之间相接触的部位，可减少摩擦。滑膜囊炎症可影响局部运动功能。

🔖**考点提示**

肌的起止、作用及肌的辅助装置。

2.腱鞘 为包裹在手、足等长肌腱外面的结缔组织鞘，分为内、外两层，外层为纤维层，内层为滑膜层。滑膜层分为脏、壁两层，包在肌腱表面的称脏层；紧贴于纤维层内面的称壁层，脏、壁两层相互移行，形成滑膜腔，腔内含有少量滑液。腱鞘可减少肌腱与骨面之间的摩擦（图7-3）。

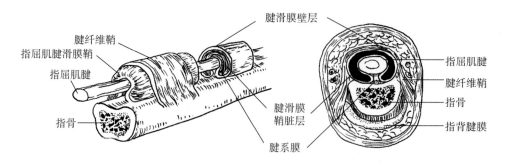

图 7-3 腱鞘示意图

第二节 头 颈 肌

一、头肌

头肌包括面肌和咀嚼肌，分布于头面部（图7-4）。

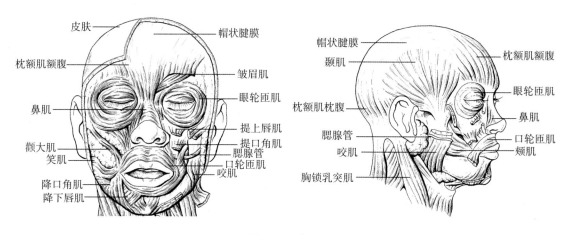

图 7-4 头肌

（一）面肌

面肌大多起自于颅骨，止于面部皮肤，主要分布于睑裂、口裂周围，呈环形或辐射状形排列，有开大或闭合睑裂、口裂的作用，同时牵动面部皮肤而产生各种表情，故此又称表情肌。

主要有枕额肌、眼轮匝肌、口轮匝肌、颊肌、颧肌、提上唇肌、笑肌、降口角肌等。

知识链接

面 瘫

当面神经损伤时，可致面部肌肉瘫痪，称面瘫。因枕额肌不能收缩，表现为额纹消失；口轮匝肌不能收缩，表现为不能吹口哨，说话时流口水；眼轮匝肌不能收缩，患者表现为不能闭眼，角膜反射消失。

（二）咀嚼肌

咀嚼肌配布于下颌关节周围，运动下颌关节，参与咀嚼运动（图7-4、图7-5）。

1.**咬肌** 起于颧弓，止于下颌角外面，收缩时上提下颌骨。

2.**颞肌** 起于颞窝，止于下颌骨冠突，收缩时上提下颌骨。

3.**翼内肌** 起于翼突窝，止于下颌角内面。收缩时上提下颌骨，并使其向前运动。

4.**翼外肌** 起于蝶骨大翼下面和翼突外侧面，止于下颌颈。两侧同时收缩使下颌骨向前移动，协助张口，一侧收缩可使下颌骨移向对侧。

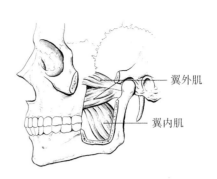

图 7-5 咀嚼肌

二、颈肌

颈肌按其所在的位置分为颈浅肌群、颈中肌群和颈深肌群（图7-6）。

（一）颈浅肌群

1.**颈阔肌** 位于颈部浅筋膜中，薄而宽阔，起于胸大肌和三角肌表面的筋膜，止于口角，收缩时可紧张颈部皮肤并下降口角。

2.**胸锁乳突肌（图7-6）** 位于颈部两侧，起于胸骨柄和锁骨的胸骨端，向后上方，止于乳突。单侧收缩使头颈向同侧屈，面部转向对侧；两侧同时收缩使头后仰。

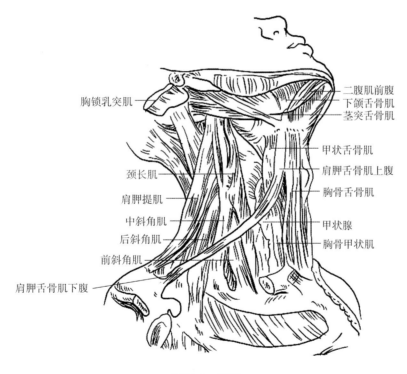

图 7-6 颈肌

（二）颈中肌群

1.**舌骨上肌群** 位于舌骨与下颌骨和颅骨之间，包括二腹肌、下颌舌骨肌、颏舌骨肌、茎突舌骨肌。主要作用是舌骨固定时，可下降下颌骨，协助张口；下颌骨固定时，上提舌骨，协助吞咽（图7-7）。

2.**舌骨下肌群** 位于舌骨与胸骨和肩胛骨之间，包括胸骨舌骨肌、肩胛舌骨肌、胸骨甲状肌、甲状舌骨肌。主要作用是下降舌骨与喉，参与吞咽（图7-7）。

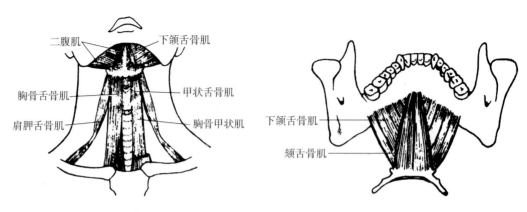

图 7-7　舌骨上、下肌群

（三）颈深肌群

颈深肌群包括内侧群和外侧群（图7-8）。外侧群由前向后依次是前斜角肌、中斜角肌、后斜角肌，前、中斜角肌与第一肋之间围成的三角形间隙，称斜角肌间隙，有锁骨下动脉和臂丛神经通过。内侧群有头长肌和颈长肌，收缩可屈头颈。

考点提示

咬肌、胸锁乳突肌、额肌的位置和作用。

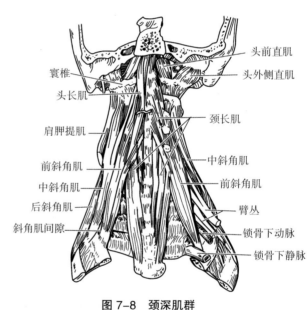

图 7-8　颈深肌群

第三节　躯 干 肌

案例讨论

[案例]患者，男性，3岁。因疝气反复发作，今天来医院住院治疗，经查，左侧阴囊体积增大，按压时患者疼痛加剧，经处理后疝块回纳入腹腔，建议手术治疗。

[讨论]

1.根据所学知识，患者初步诊断是什么？

2.腹股沟管的两口，四壁是如何构成的？

躯干肌包括背肌、胸肌、膈和腹肌。

一、背肌

背肌位于背部，分浅、深两层，浅层包括斜方肌、背阔肌、肩胛提肌和菱形肌；深层为竖脊肌（图7-9）。

（一）浅层

1.斜方肌　位于背的上外侧部，为三角形扁肌，左右两侧合并呈斜方形。起于上项线、枕外隆凸、项韧带、第7颈椎棘突和全部胸椎棘突，止于锁骨外侧1/3、肩峰和肩胛冈。中部肌束收缩使两个肩胛骨靠拢；上部肌束收缩可上提肩胛骨；下部肌束收缩可使肩胛骨下降；肩胛骨固定时，双侧收缩可仰头。该肌瘫痪时，出现"塌肩"。

考点提示
斜方肌、背阔肌、胸大肌的位置和作用。

2.背阔肌　位于背下部和胸的外侧部，起于下位6个胸椎及全部腰椎棘突、骶正中嵴和髂嵴后部，止于肱骨小结节嵴。收缩时使肩关节内收、后伸、旋内；上肢固定时，可引体向上。

3.菱形肌　位于斜方肌深面，收缩时可使两块肩胛骨靠拢。

4.肩胛提肌　位于斜方肌深面，项部两侧。收缩时可上提肩胛骨，肩胛骨固定时，收缩可使颈侧屈。

（二）深层

竖脊肌纵列于棘突的两侧，起于骶骨的背面和髂嵴的后部，沿途止于椎骨棘突、横突和肋骨，最长肌止于颞骨乳突。收缩时使脊柱后伸和仰头。

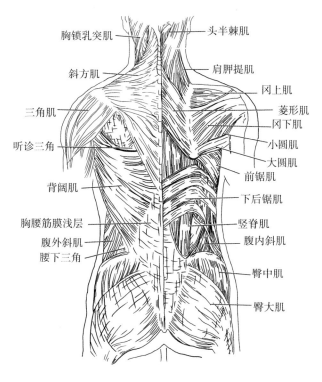

图7-9　背肌

二、胸肌

胸肌包括胸大肌、胸小肌、前锯肌、肋间外肌、肋间内肌（图7-10）。

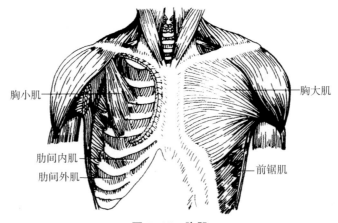

图 7-10　胸肌

1.**胸大肌**　位于胸廓的前上部，起于锁骨内侧半、胸骨和 1～6 肋软骨，止于肱骨大结节嵴。收缩时可使肩关节内收、旋内和前屈，上肢固定时，可引体向上。

2.**胸小肌**　位于胸大肌深面，起于 3～5 肋，止于肩胛骨喙突。收缩时拉肩胛骨向前下方，肩胛骨固定时可提肋助吸气。

3.**前锯肌**　位于胸廓的外侧壁，起于上位 8 或者 9 个肋的外面，止于肩胛骨内侧缘和下角。收缩时使肩胛骨向前贴紧胸廓，肩胛骨固定时，可提肋协助深吸气。

📚**考点提示**

膈的位置、孔裂和作用。

4.**肋间外肌**　位于肋间隙浅层，起于上位肋的下缘，肌束向前下方，止于下位肋的上缘。收缩时依次上提肋骨协助吸气。

5.**肋间内肌**　位于肋间隙深层，起于下位肋的上缘，肌束向内上方，止于上位肋的下缘。收缩时依次下降肋骨协助呼气。

三、膈

膈位于胸腔与腹腔之间，构成胸腔的底和腹腔的顶，呈向上穹隆的宽阔扁肌，起于胸廓下口的周缘，肌束向中央止于中心腱。收缩时，膈穹隆下降，胸腔容积增大，以助吸气；松弛时，膈穹隆上升，胸腔容积减小，以助呼气，因此，膈为主要的呼吸肌（图 7-11）。

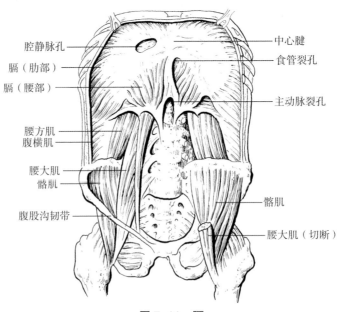

图 7-11　膈

膈上有3个孔，分别是主动脉裂孔，位于第12胸椎前方，有主动脉和胸导管通过；食管裂孔，位于主动脉裂孔的左前上方，约平第10胸椎水平，有食管和迷走神经通过；腔静脉裂孔，位于食管裂孔的右前上方，约平第8胸椎，有下腔静脉通过。

四、腹肌

腹肌位于胸廓与骨盆之间，参与腹壁的构成，可分为前外侧群（图7-12）和后群两部分（图7-11）。

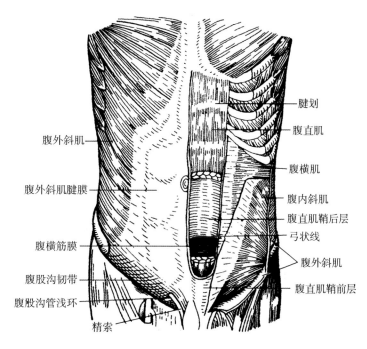

左侧标注（从上到下）：
腹外斜肌
腹外斜肌腱膜
腹横筋膜
腹股沟韧带
腹股沟管浅环
精索

右侧标注（从上到下）：
腱划
腹直肌
腹横肌
腹内斜肌
腹直肌鞘后层
弓状线
腹外斜肌
腹直肌鞘前层

图7-12　腹肌

（一）前外侧群

1.腹直肌　位于腹前壁正中线两旁，腹直肌鞘内，为上宽下窄的多腹肌。起于耻骨联合和耻骨嵴，肌束向上止于胸骨剑突和第5～7肋软骨的前面。肌的全长被3～4条腱划分为多个肌腹。

2.腹外斜肌　位于腹前外侧部的浅层，为宽阔的扁肌，起于下位8个肋的外面，肌束向前下，小部分止于髂嵴，大部分在腹直肌外侧缘，移行为腱膜，经腹直肌前面，参与构成腹直肌鞘的前层，止于白线。腹外斜肌腱膜，其下缘卷曲增厚，连于髂前上棘和耻骨结节之间，称腹股沟韧带；在耻骨结节外上方形成三角形裂孔，称腹股沟管浅环，又称腹股沟管皮下环，男性有精索通过，女性有子宫圆韧带通过。

3.腹内斜肌　位于腹外斜肌深面，起于胸腰筋膜、髂嵴和腹股沟韧带外侧1/2，肌束呈扇形展开，移行为腹内斜肌腱膜，腱膜在腹直肌外侧缘分前后两层包裹腹直肌，参与构成腹直肌鞘，止于白线。下部肌束呈弓状跨过男性精索或女性子宫圆韧带后移行为腱膜，与腹横肌共同构成腹股沟镰，止于耻骨梳。最下部肌束包绕精索和睾丸，称提睾肌。

4.腹横肌　位于腹内斜肌深面，起于下6对肋骨的内面、胸腰筋膜、髂嵴和腹股沟韧带外侧1/3，肌束横向前内侧移行为腱膜，参与构成腹直肌鞘的后层，止于白线。最下部肌束参与提睾肌的构成。

（二）后群

后群有腰大肌和腰方肌（图7-11）。

腰大肌位于脊柱腰部两侧，起于腰椎椎体侧面和横突，向下与髂肌会合，止于股骨小转子。收缩时，使髋关节前屈和旋外，下肢固定时，可仰卧起坐。

腰方肌位于腰大肌外侧，起于髂嵴后份，向上止于第12肋和第1～4腰椎横突。收缩时可下降第12肋并使脊柱侧屈。

（三）白线

白线位于腹前壁正中线上，剑突与耻骨联合之间，是由两侧腹直肌鞘的纤维交织连接形成的腱性结构。白线上宽下窄，血管少，约中点处有脐环，是腹壁的薄弱点，易发生脐疝（图7-14）。

（四）腹直肌鞘

腹直肌鞘位于腹前壁，由腹外侧壁的三层扁肌的腱膜包绕腹直肌构成，分前、后两层。鞘的下1/3，约在脐平面以下4～5cm处的下方，鞘的后层缺如，因此，腹直肌鞘后层的下缘游离，称弓状线，此线以下腹直肌后面与腹横筋膜相贴（图7-13、图7-14）。

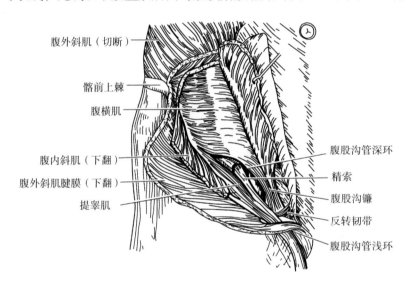

图7-13　腹前壁下部

（五）腹股沟管

腹股沟管位于腹股沟韧带内侧半的上方，由腹外侧壁的肌和腱构成的一条斜形的裂隙，长4～5cm，男性有精索通过，女性有子宫圆韧带通过（图7-13）。

腹股沟管有两个口，四个壁。内口称腹股沟管深环（腹环），为腹横筋膜向外突而形成的卵圆形孔；外口即腹股沟管浅环（皮下环）。前壁为腹外斜肌腱膜和腹内斜肌；后壁为腹横筋膜和腹股沟镰；上壁为腹内斜肌和腹横肌的弓状下缘；下壁为腹股沟韧带。

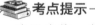
考点提示
腹股沟管、腹股沟韧带、腹股沟三角。

（六）腹股沟三角（海氏三角）

腹股沟三角位于腹前壁下部，是由腹直肌外侧缘、腹股沟韧带和腹壁下动脉围成的三角形。

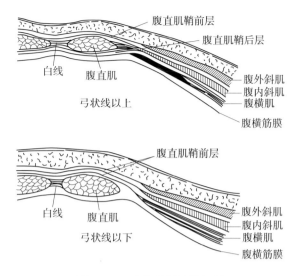

白线　腹直肌

弓状线以上

腹直肌鞘前层
腹直肌鞘后层
腹外斜肌
腹内斜肌
腹横肌
腹横筋膜

白线　腹直肌

弓状线以下

腹直肌鞘前层
腹外斜肌
腹内斜肌
腹横肌
腹横筋膜

图 7-14　腹前外侧壁横切面

知识链接

腹股沟管斜疝

腹股沟管是腹外侧壁肌和腱共同构成的斜形间隙，是腹部较为薄弱的区域，当腹部器官从先天或者后天形成的裂口或薄弱区脱出，称为疝，从腹股沟管脱出，临床称腹股沟管斜疝。

第四节　上 肢 肌

上肢肌分为肩肌、臂肌、前臂和手肌。

一、肩肌

肩肌配布于肩关节周围，均起自于上肢带骨，止于肱骨，能使肩关节运动并可增加关节的稳定性（图 7-15）。

1.**三角肌**　位于肩部，呈三角形。起于锁骨外侧 1/3、肩峰和肩胛冈，肌束向外下方集中止于肱骨的三角肌粗隆。收缩时主要使肩关节外展，前部肌束收缩可使关节前屈和旋内，后部肌束收缩可使关节后伸和旋外。

2.**冈上肌**　起于肩胛骨冈上窝，肌束向外侧止于肱骨大结节上部，收缩时使肩关节外展。

3.**冈下肌**　起于肩胛骨冈下窝，肌束向外侧止于肱骨大结节中部，收缩时使肩关节旋外。

4.**小圆肌**　位于冈下肌下方，起于肩胛骨外侧缘，肌束向外侧止于肱骨大结节下部，收缩时使肩关节旋外。

5.**大圆肌**　位于小圆肌下方，起于肩胛下角，肌束向上外止于肱骨小结节嵴，收缩时使肩关节内收和旋内。

6.肩胛下肌 位于肩胛骨前面，起于肩胛下窝，肌束向上外止于肱骨小结节，收缩时使肩关节内收和旋内。

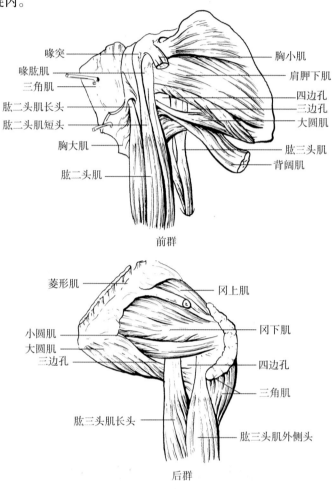

图 7-15 肩肌

二、臂肌

臂肌布于肱骨周围，分前、后两群，前群主要为屈肌，后群主要为伸肌（图7-16）。

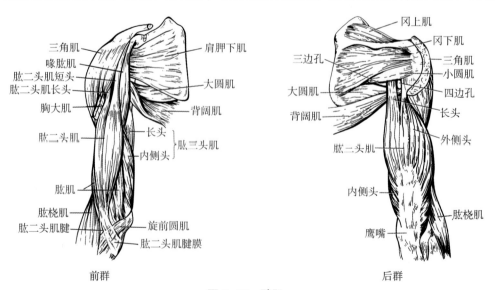

图 7-16 臂肌

（一）前群

前群主要有浅层的肱二头肌和深层的肱肌和喙肱肌。

肱二头肌以长头和短头分别起于肩胛骨的盂上结节和喙突，肌束向下止于桡骨粗隆，收缩时可屈肘关节、还可屈肩关节和使前臂旋后。

肱肌位于肱二头肌下半部的深面，起于肱骨体下半部的前面，止于尺骨粗隆，收缩时屈肘关节。

喙肱肌起于肩胛骨的喙突，止于肱骨中部内侧，收缩时可屈肩关节和使肩关节内收。

（二）后群

肱三头肌以长头、内侧头和外侧头分别起于肩胛骨的盂下结节、肱骨桡神经沟内下方和外上方的骨面，肌束向下以扁腱止于尺骨鹰嘴。收缩时可伸肘关节，并可后伸和内收肩关节。

三、前臂肌

前臂肌位于尺、桡骨周围，分前、后两群。

（一）前群

前群位于前臂前面和内侧，共9块，分四层，第一层5块，由桡侧向尺侧依次是肱桡肌、旋前圆肌、桡侧腕屈肌、掌长肌、尺侧腕屈肌；第二层1块，为指浅屈肌；第三层2块，为拇长屈肌和指深屈肌；第四层1块，为旋前方肌。前群的主要作用是屈肘关节、桡腕关节、掌指关节和指间关节，并可使前臂旋前（图7-17）。

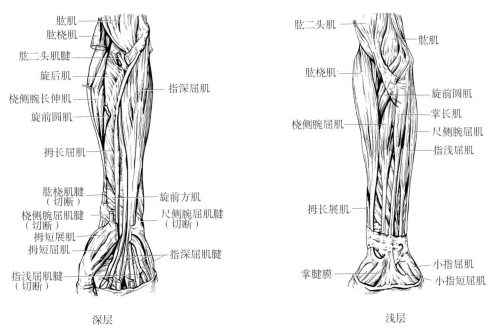

图7-17　前臂前群肌

（二）后群

后群位于前臂的后面，共10块，分浅、深两层。浅层有5块，由桡侧向尺侧依次是桡侧腕长伸肌、桡侧腕短伸肌、指伸肌、小指伸肌和尺侧腕伸肌。深层有5块，由上外向下内依次是旋后肌、拇长展肌、拇短伸肌、拇长伸肌和示指伸肌。后群的主要作用是伸肘关节、桡腕关节、掌指关节和指间关节，并可使前臂旋后、拇指外展（图7-18）。

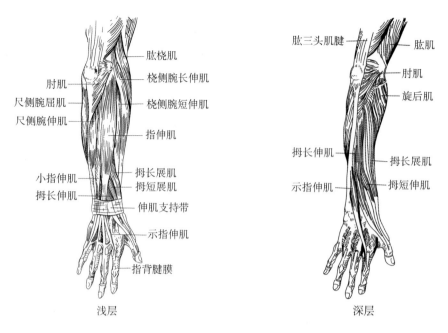

肱桡肌
桡侧腕长伸肌
肘肌
尺侧腕屈肌
桡侧腕短伸肌
尺侧腕伸肌
指伸肌
小指伸肌
拇长展肌
拇长伸肌
拇短展肌
伸肌支持带
示指伸肌
指背腱膜
浅层

肱三头肌腱
肱肌
肘肌
旋后肌
拇长伸肌
拇长展肌
示指伸肌
拇短伸肌
深层

图 7-18　前臂后群肌

四、手肌

手肌配布于手的掌侧，分三群。外侧群又称鱼际，有4块肌，为拇短展肌、拇短屈肌、拇收肌和拇对掌肌；内侧群又称小鱼际，有3块肌，为小指短屈肌、小指展肌、小指对掌肌；中间群位于掌心和各掌骨间，包括4块蚓状肌和7块骨间肌，主要作用是使掌指关节伸、内收和外展（图7-19）。

考点提示

三角肌、肱二头肌、肱三头肌的位置和作用。

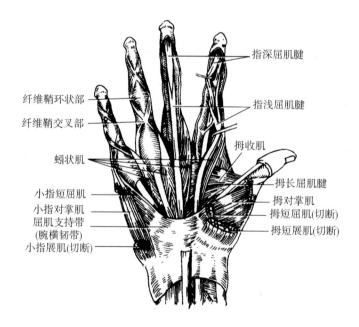

纤维鞘环状部
纤维鞘交叉部
蚓状肌
小指短屈肌
小指对掌肌
屈肌支持带
(腕横韧带)
小指展肌(切断)

指深屈肌腱
指浅屈肌腱
拇收肌
拇长屈肌腱
拇对掌肌
拇短屈肌(切断)
拇短展肌(切断)

图 7-19　手肌前面观

第五节 下 肢 肌

[案例]患者，男性。3个月前因参加足球赛，至腓骨颈骨折，经复位固定治疗后，患者出院回家休养，于今日来医院检查，发现以下症状：足不能背屈、足下垂、内翻、趾不能伸，行走呈跨阈步态。

[讨论]

以上症状可能是哪些肌瘫痪所导致？

下肢肌分为髋肌、大腿肌、小腿肌和足肌。

一、髋肌

髋肌配布于髋关节周围，分前、后两群（图7-20、图7-21）。

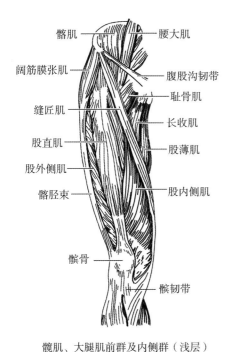

髋肌、大腿肌前群及内侧群（浅层）

图 7-20 髋肌和大腿肌前群

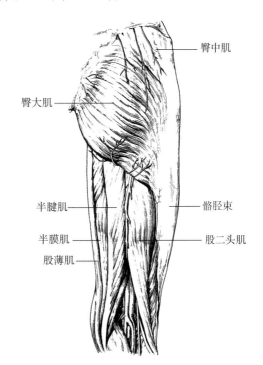

图 7-21 髋肌和大腿肌后群

（一）前群

1.髂腰肌 由髂肌和腰大肌组成，两肌分别起于髂窝、腰椎椎体侧面和横突，肌束合并向下止于股骨小转子。收缩可屈髋关节，还可旋外，当下肢固定时，可仰卧起坐。

2.阔筋膜张肌 起于髂前上棘，肌束向下移行为髂胫束，止于胫骨外侧髁。

（二）后群

1.臀大肌 位于臀部浅层，起于骶骨背面和髂骨翼外面，止于股骨臀肌粗隆，收缩时可使髋关节后伸和旋外。是维持人体直立的重要肌，也是临床进行肌内注射的常用肌。

2.臀中肌和臀小肌 位于臀大肌深面，起于髂骨翼的外面，止于股骨大转子，收缩时可使髋关节外展（图7-21）。

3.梨状肌 位于臀中肌的下方，起于骶骨前面，肌束穿经坐骨大孔向外，止于股骨大转子。收缩时可使髋关节外展和旋外。梨状肌将坐骨大孔区分为梨状肌上孔和梨状肌下孔，孔内有神经、血管通过。

除上述肌以外，还有闭孔内肌、闭孔外肌、股方肌，均位于髋关节后方，可使髋关节旋外，并有稳定髋关节的作用。

二、大腿肌

大腿肌分为前群、内侧群和后群（图7-20～图7-22）。

（一）前群

1.缝匠肌 位于大腿前内侧浅面，呈带状，是人体最长的肌，起于髂前上棘，肌束向内下方，上于胫骨上端内侧面。收缩时可同时屈髋关节和膝关节；并可使已屈的膝关节旋内。

2.股四头肌 位于大腿前面，是人体最大的肌，有四个头（起点），股直肌起于髂前下棘；股内侧肌和股外侧肌起于股骨粗线；股中间肌位于股直肌深面，起于股骨体前面。四个头的肌束向下移行成为肌腱，包绕髌骨向下续为髌韧带，止于胫骨粗隆，收缩时可屈髋关节和伸膝关节。

（二）内侧群

位于大腿内侧，共5块，股薄肌位于最内侧，其余的分3层排列，浅层外侧为耻骨肌、内侧为长收肌，中层为短收肌，深层为大收肌。5肌均起于耻骨支、坐骨支和坐骨结节，除股薄肌止于胫骨上端内侧外，其余的均止于股骨粗线。收缩时使髋关节内收（图7-22）。

（三）后群

1.股二头肌 位于大腿后部外侧，以长、短两头分别起于坐骨结节和股骨粗线，肌束向下止于腓骨头。收缩时可屈膝关节和伸髋关节，屈膝时可使膝关节旋外（图7-21）。

2.半腱肌 位于大腿后部内侧，起于坐骨结节，止于胫骨上端内侧，收缩时可屈膝关节和伸髋关节，屈膝时可使膝关节旋内（图7-21）。

3.半膜肌 位于大腿后部内侧，起于坐骨结节，止于胫骨上端内侧，收缩时可屈膝关节和伸髋关节，屈膝时可使膝关节旋内。

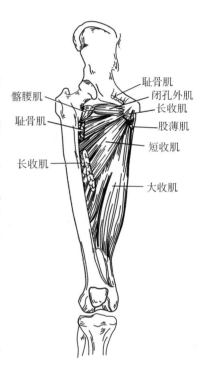

图 7-22 大腿内侧群肌

耻骨肌
髂腰肌
闭孔外肌
长收肌
耻骨肌
股薄肌
短收肌
长收肌
大收肌

三、小腿肌

小腿肌位于胫、腓骨的周围，分前群、外侧群、后群。

（一）前群

前群位于小腿的前外侧，共3块肌，由胫侧向腓侧依次为胫骨前肌、踇长伸肌、趾长伸肌（图7-23）。

1.胫骨前肌 起于胫骨上端外侧面，肌束向下移行为肌腱，经伸肌支持带深面，止于内侧楔骨和第1跖骨底，收缩时伸踝关节和使足内翻。

2.趾长伸肌 起于腓骨前面、胫骨上端和小腿骨间膜，肌束向下移行为肌腱，经伸肌支持带深面到足背，分为4条腱至2~5趾止于中、远节趾骨底，收缩时可伸踝关节和伸2~5趾。

3.姆长伸肌 位于胫骨前肌和趾长伸肌之间，起于胫、腓骨上端和小腿骨间膜，肌腱止于姆趾远节趾骨底的背面，收缩时可伸踝关节和伸姆趾。

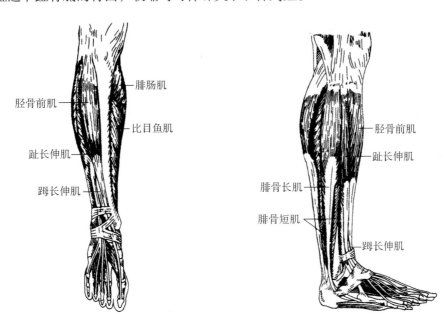

图7-23 小腿前、外侧肌群

（二）外侧群

外侧群共有2块肌，腓骨长肌和腓骨短肌，两肌均起于腓骨外侧面，肌腱经外踝后方向前，腓骨短肌止于第5跖骨粗隆；腓骨长肌腱绕至足底向内侧止于第1跖骨底和内侧楔骨。收缩时可屈踝关节和使足内翻（图7-23）。

（三）后群

后群分浅、深两层（图7-24）。

1.浅层 即小腿三头肌，由浅层的腓肠肌和深层的比目鱼肌组成。腓肠肌以内、外侧头分别起于股骨内、外上髁后面，比目鱼肌起于胫骨的比目鱼线和腓骨上部的后面，两肌向下移行为肌腱，合并成粗大的跟腱止于跟骨，收缩时屈踝关节和膝关节。

2.深层 3块肌，即胫骨后肌、趾长屈肌和姆长屈肌。

（1）胫骨后肌 起于小腿骨间膜、胫骨和腓骨，肌腱经内踝后方至足底内侧，止于足舟骨和楔骨。收缩时可屈踝关节和使足内翻。

（2）姆长屈肌 起于腓骨后面下2/3，肌腱经内踝后方至足底，止于姆趾远节趾骨底。收缩时可屈踝关节和屈姆趾。

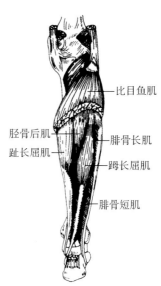

图7-24 小腿后群肌

（3）趾长屈肌　起于胫骨面中1/3，肌腱经内踝后方至足底，分成4条肌腱，止于第2～5趾的远节趾骨底。收缩时可屈踝关节和屈2～5趾。

四、足肌

足肌分为足底肌和足背肌。足背肌有踇短伸肌和趾短伸肌，分别伸趾和第2～4趾。足底肌分为内侧、中间和外侧群，作用是运动足趾和维持足弓（图7-25）。

考点提示

臀大肌、股四头肌、小腿三头肌的位置及作用。

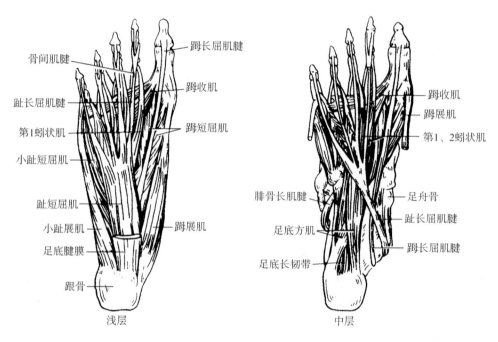

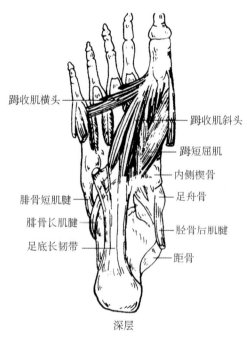

图7-25　足底肌

第六节 体表的肌性标志及局部记载

一、体表的肌性标志

1.头颈部 咬肌、颞肌、胸锁乳突肌。

2.躯干部 斜方肌、背阔肌、竖脊肌、胸大肌、前锯肌、腹直肌。

3.上肢 三角肌、肱二头肌、肱桡肌、鼻烟窝。

4.下肢 股四头肌、臀大肌、股二头肌、半腱肌、半膜肌、小腿三头肌。

二、局部记载

1.腋窝 位于臂上部内侧和胸外侧壁之间的间隙，呈锥体形，分为底、顶和四壁。底由皮肤和筋膜组成。顶由锁骨、肩胛骨上缘和第1肋围成，有通往上肢的腋动脉、静脉和臂丛神经此口进入腋窝。四壁由前、后、内侧、外侧壁构成，前壁为胸大肌、胸小肌；后壁为肩胛下肌、大圆肌、背阔肌、肩胛骨；内侧壁为前锯肌；外侧壁为肱骨、肱二头肌和喙肱肌。

2.肘窝 位于肘关节的前面，为三角形浅窝。外侧界为肱桡肌；内侧界为旋前圆肌；上界为肱骨内、外上髁的连线。肘窝内有肱二头肌肌腱、肱动脉、正中神经通过。

3.股三角 上界为腹股沟韧带；内侧界为长收肌内侧缘；外侧界为缝匠肌内侧缘；前壁为阔筋膜；后壁为髂腰肌、耻骨肌、长收肌及筋膜。内有股神经、股动脉、股静脉、淋巴结等。

4.腘窝 位于膝关节的后方，呈菱形，窝的上外侧界为股二头肌；上内侧界为半腱肌和半膜肌；下内、外界分别由腓肠肌的内、外侧头；底为膝关节囊。内有腘血管、神经、脂肪和淋巴等。

本章小结

· 肌按形态分为：长肌、短肌、扁肌、轮匝肌。

· 全身重要的肌

	名称	分布和功能
头颈肌	咀嚼肌（咬肌、颞肌）	分布于下颌关节周围，咀嚼运动
	胸锁乳突肌	分布于颈部两侧，重要的肌性标志
躯干肌	背肌：斜方肌、背阔肌、竖脊肌	分布于背部，重要的肌性标志
	胸肌：胸大肌、胸小肌、前锯肌、肋间内、外肌	分布于胸前、外侧壁，胸廓运动，助呼吸
	腹肌：腹直肌、腹内斜肌、腹外斜肌、腹横肌	分布于腹前、外侧壁，增加腹压
	膈	位于胸腔与腹腔之间，重要的呼吸肌
上肢肌	肩肌：三角肌、冈上肌、冈下肌、肩胛下肌、大圆肌、小圆肌	分布于肩关节周围，运动和稳定肩关节，重要的肌性标志
	臂肌：肱二头肌、喙肱肌、肱肌、肱三头肌	分布于肩关节和肘关节周围，并运动两关节
	前臂肌：前群9块，后群10块	分布于前臂前面和后面，前群主要是屈腕和屈指，后群主要功能是伸腕和伸指

续表

名称	分布和功能
臀肌：髂腰肌、臀大肌、臀中肌、梨状肌	分布于髋关节周围，运动和稳定髋关节
下肢肌	大腿肌：缝匠肌、股四头肌、骨薄肌、长收肌、股二头肌、半腱肌、半膜肌	分布于大腿部，运动髋关节和膝关节
小腿肌：小腿三头肌、胫骨前肌、踇长伸肌、趾长伸肌、胫骨后肌、踇长屈肌、趾长屈肌	分布于小腿部，运动膝关节和踝关节

·肌形成的重要结构：斜角肌间隙、白线、腹直肌鞘、腹股沟管、腹股沟韧带、腹股沟三角、腹股沟管浅环、腋窝、肘窝、股三角、腘窝。

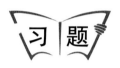

习 题

扫码"练一练"

一、选择题

1.肌的形态分类不包括

　　A.长肌　　　　　　　　B.短肌　　　　　　　　C.扁肌

　　D.轮匝肌　　　　　　　E.开大肌

2.有关肌的辅助结构哪项不正确

　　A.肌辅助结构包括筋膜、滑膜囊和腱鞘

　　B.浅筋膜又称皮下筋膜

　　C.深筋膜与肌间隔没有关系

　　D.供应腱的血管和神经行经腱系膜

　　E.腱鞘有两层结构

3.咬肌描述错误的是

　　A.起自颧弓下面和内面　　　B.止于下颌角外面　　　C.收缩时上提下颌骨

　　D.参与咀嚼运动　　　　　　E.由面神经支配

4.胸锁乳突肌描述不正确的是

　　A.起自胸骨柄前面和锁骨的胸骨端，止于乳突　　　　B.受副神经支配

　　C.两侧同时收缩可使头后仰　　　　　　　　　　　　D.一侧收缩可使头屈向对侧

　　E.一侧病变引起肌痉挛时可引起斜颈

5.具有降肋助呼气作用的是

　　A.肋间外肌和肋间内肌　　　B.肋间内肌和腹前外侧肌群

　　C.肋间内肌和膈　　　　　　D.膈和腹前外侧肌群

　　E.以上都可以

6.膈

　　A.收缩时，膈穹隆上升助吸气

　　B.收缩时，膈穹隆下降助呼气

　　C.舒张时，膈穹隆上升助吸气

　　D.舒张时，膈穹隆下降助吸气

　　E.收缩时，膈穹隆下降助吸气

7.形成腹股沟韧带的是

    A.腹外斜肌腱膜   B.腹内斜肌腱膜   C.腹横肌腱膜

    D.腹横筋膜   E.腹壁浅筋膜表面

8.使肩关节外展的肌是

    A.三角肌、冈下肌   B.三角肌、冈上肌

    C.冈下肌、背阔肌、三角肌   D.大圆肌、肱三头肌

    E.三角肌、冈上肌、小圆肌

9.臀大肌的描述错误的是

    A.起自髂骨翼外侧面   B.止于股骨大转子

    C.其深面有坐骨神经等结构   D.下肢固定时可伸躯干

    E.伸并外旋髋关节

10.小腿三头肌叙述错误的是

    A.包括腓肠肌和比目鱼肌   B.以跟腱止于距骨   C.以跟腱止于跟骨

    D.使足跖屈和屈膝关节   E.受胫神经支配

11.胸锁乳突肌

    A.为颈部浅层肌   B.止于下颌角   C.止于枕骨

    D.收缩时使颈前屈   E.受臂丛的分支支配

12.胸大肌叙述错误的是

    A.起于锁骨内侧半，胸骨和第1~6肋软骨   B.止于肱骨大结节嵴

    C.作用使肩关节内收、旋内、前屈   D.作用使肩关节内收、旋外

    E.上肢固定有提肋助吸气作用

13.斜方肌叙述错误的是

    A.为三角形的阔肌   B.肌纤维止于锁骨外2/3、肩峰、肩胛冈

    C.上部肌束可上提肩胛骨   D.下部肌束使肩胛骨下降

    E.肌瘫痪时产生"塌肩"

14.与肩关节运动无关的是

    A.肱二头肌   B.喙肱肌   C.肱肌

    D.肱三头肌   E.胸大肌

15.既能运动肩关节，又能运动肘关节的肌是

    A.肱二头肌和旋前圆肌   B.背阔肌和大圆肌   C.肱三头肌和喙肱肌

    D.肱二头肌和肱三头肌   E.肱肌和胸大肌

16.三角肌不能使肩关节

    A.屈   B.伸   C.外展

    D.旋转   E.内收

17.伸肘关节的是

    A.肱二头肌   B.肱肌   C.旋前圆肌

    D.掌长肌   E.肱三头肌

18.肱三头肌的正确描述是

    A.长头起自盂上结节   B.内、外侧头分别起自桡神经沟上、下方

    C.止于尺骨冠突   D.能伸肘、伸肩并内收

    E.以上都对

19.收缩时可使大腿后伸的是

    A.髂腰肌   B.缝匠肌   C.股薄肌

    D.股四头肌   E.臀大肌

20.与髋关节外旋无关的是

    A.臀大肌   B.臀中肌   C.长收肌

    D.梨状肌   E.髂腰肌

21.无屈髋关节作用的是

    A.髂腰肌   B.阔筋膜张肌   C.缝匠肌

    D.臀大肌前部纤维   E.股四头肌

22.既能屈髋又能屈膝的是

    A.股直肌   B.股内侧肌   C.股外侧肌

    D.股中间肌   E.缝匠肌

23.能屈髋关节并使之旋外的是

    A.臀大肌   B.臀中肌   C.髂腰肌

    D.股四头肌   E.阔筋膜张肌

24.不能使髋关节内收的是

    A.耻骨肌   B.长收肌   C.股薄肌

    D.大收肌   E.股四头肌

25.股四头肌麻痹时，主要运动障碍是

    A.伸大腿   B.伸小腿   C.屈大腿

    D.外展大腿   E.内收大腿

26.股四头肌叙述错误的是

    A.为大腿前群肌   B.有四个肌头形成一腱   C.作用屈髋屈膝

    D.作用屈髋伸膝   E.受股神经支配

27.大腿内侧群肌叙述错误的是

    A.有5块肌组成   B.位于大腿内侧   C.使髋关节内收

    D.使髋关节内旋   E.受股神经、闭孔神经支配

28.伸膝关节的肌是

    A.缝匠肌   B.股四头肌   C.大收肌

    D.股二头肌   E.阔筋膜张肌

29.缝匠肌描述错误的是

    A.为全身最长的肌   B.起自髂前下棘   C.止于胫骨上端内侧面

    D.屈髋、屈膝关节   E.可使已屈的膝关节旋内

30.食管裂孔约平对

    A.第8胸椎   B.第9胸椎   C.第10胸椎

    D.第11胸椎   E.第12胸椎

二、思考题

1.用知识导图的方式，归纳整理全身重要的肌。

2.归纳整理肩关节、肘关节、膝关节、髋关节周围肌的名称和运动方式，损伤后的表现。

3.在身体上逐一找出全身肌性标志。

4.理解肌形成的重要结构。

（薛亚忠）

第三篇　内　脏　学

概　　述

内脏包括消化、呼吸、泌尿和生殖四个系统的器官。研究内脏各器官位置和形态结构的科学，称为内脏学。在形态与发生上，胸膜、腹膜和会阴等结构与内脏器官关系密切，所以均归于内脏学范畴。

内脏各系统都有共同的特点，即大部分器官位于胸腔、腹腔和盆腔内，并借着一定的孔道与外界相通。内脏器官的功能主要是进行物质代谢和繁殖后代。

一、内脏器官的一般结构

内脏各器官形态不一，按其结构可分为中空性器官和实质性器官两大类。

（一）中空性器官

这类器官呈管状或囊状，内部均有空腔，如消化道、呼吸道、泌尿道和生殖道。中空性器官的管壁通常由3层或4层组织构成。以消化道为例，由内向外依次为：黏膜、黏膜下层、肌层和外膜。

（二）实质性器官

这类器官内部没有特定的空腔，多属腺组织，表面包以结缔组织的被膜或浆膜，如肝、胰、肾及生殖腺等。结缔组织被膜深入器官实质内，将器官的实质分割成若干个小单位，称小叶，如肝小叶。每个实质性器官的血管、神经、淋巴管及该器官的导管出入之处常有一凹陷，称为门，如肺门、肝门等。

二、胸部的标志线和腹部分区

内脏各器官的位置可随体型、体位、性别及功能活动等不同情况而有一定的变化，但它们在胸、腹腔内的位置是相对固定的。为了描述各内脏器官的位置及其体表投影，通常在胸部、腹部确定若干体表标志线，并将腹部分为若干区。胸部的标志线及腹部的分区见下页图。

（一）胸部的标志线

1.**前正中线**　沿身体前面正中所做的垂线。

2.**胸骨线**　沿胸骨外侧缘最宽处所做的垂线。

3.**锁骨中线**　通过锁骨中点所做的垂线。

4.**胸骨旁线**　在胸骨线与锁骨中线之间的中点所做的垂线。

5.**腋前线**　通过腋前襞所做的垂线。

6.**腋后线**　通过腋后襞所做的垂线。

7. 腋中线　通过腋前、后线间的中点所做的垂线。

8. 肩胛线　通过肩胛骨下角所做的垂线。

9. 后正中线　沿身体后面正中所做的垂线。

（二）腹部分区

通常用两条横线和两条纵线将腹部分为九个区。两条横线是分别通过两侧肋弓最低点的连线和通过两侧髂结节所做的连线，它们把腹部分成腹上、腹中、腹下三部。两条纵线是分别通过左、右腹股沟韧带中点的垂线。上述四条线相交将腹部分为九个区：腹上部分为中间的腹上区和两侧的左、右季肋区；腹中部分为中间的脐区和两侧的左、右腹外侧区；腹下部分为中间的腹下区和两侧的左、右髂区。

在临床上，常通过脐分别做一横线和垂直线，将腹部分为右上腹、左上腹、右下腹、左下腹4个区。

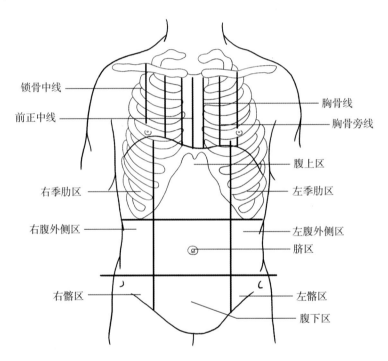

胸腹部的标志线及分区

第八章 消化系统

学习目标

1.**掌握** 消化系统的组成,上、下消化道的概念;食管的分段及三个狭窄的位置;胃的位置、形态和分部;小肠的位置、分部;阑尾形态和根部在体表的投影;肝的位置、形态;肝小叶组织结构;肝外胆道的组成;胰的位置和外形。

2.**熟悉** 口腔的主要结构,牙的排列方式;咽的位置和形态;大肠的分部和特征性结构;肛管的形态结构;消化管壁的组织结构;食管的组织结构特点;胃、小肠黏膜的组织结构特点;肝门管区的组织结构;胰岛的组织结构特点和功能。

3.**了解** 盲肠的位置和形态结构;结肠的位置、分部和组织结构特点;直肠的位置和生理弯曲;肝的分叶和肝内的血液循环,胰腺的分部及外分泌部的组织结构。

消化系统由消化管和消化腺两部分构成(图8-1)。

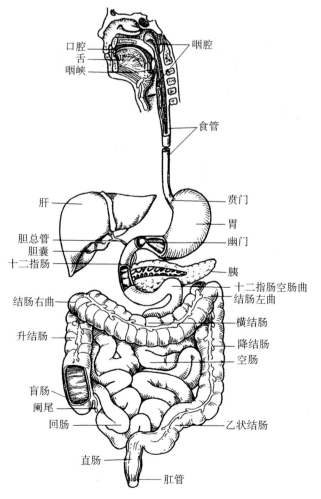

扫码"看一看"

图8-1 消化系统的构成

123

消化管是一条自口腔延至肛门的长而迂曲的管道。自上而下依次为口腔、咽、食管、胃、小肠（十二指肠、空肠、回肠）和大肠（盲肠、阑尾、结肠、直肠、肛管）。临床上通常把十二指肠以上部分称上消化道，空肠以下部分称下消化道。

消化腺分为大消化腺和小消化腺两种。大消化腺位于消化管壁外，成为一个独立的器官，所分泌的消化液经导管排入消化管内，如大唾液腺、肝和胰。小消化腺分布于消化管壁内，位于黏膜层或黏膜下层，如颊腺、食管腺、胃腺和肠腺等。消化腺分泌的消化液经腺管排入消化管内。

案例讨论

[**案例**] 患者，女性，46岁。于15小时前无明显诱因出现脐周疼痛，呈阵发性胀痛，无畏寒、发热；伴恶心、呕吐2次，约10小时后脐周疼痛转移至右下腹部，呈持续性胀痛。入院检查发现：右下腹压痛（＋），尤其以麦氏点明显，无明显反跳痛。

[**讨论**]

1. 哪些原因会引起腹痛？

2. 患者是何原因引起的腹痛？

第一节 消化管

一、口腔

口腔是消化管的起始部，容纳舌和牙等器官；口腔向前经口裂与外界相通，向后经咽峡与咽相续，其前壁为口唇，侧壁为颊，顶是腭，底为软组织的肌性结构。口腔借上、下牙弓和牙龈分为前方的口腔前庭和后方的固有口腔，两者借最后一个磨牙后方的间隙相通。临床上，遇患者牙关紧闭时，可经此处插入导管，给药或注入营养物质。

（一）口唇

口唇分上唇和下唇，外面为皮肤，中间为口轮匝肌，内面为黏膜。口唇的游离缘是皮肤与黏膜的移行部，称唇红，内为皮脂腺。唇红是体表毛细血管最丰富的部位之一，呈红色，当缺氧时则呈绛紫色，临床称为发绀。在上唇外面中线处有一纵行浅沟称人中，为人类所特有。上唇的外面两侧与颊部交界处，各有一浅沟，称鼻唇沟。口裂两侧，上、下唇结合处称口角。上唇和下唇以及颊部的口腔黏膜移行于上、下颌骨牙槽突，并附于牙颈，称牙龈。牙龈厚而致密，与牙槽突骨膜紧密相连。上、下唇内面正中线处，与牙龈基部之间各有一小黏膜皱襞相连，称上唇系带和下唇系带。

（二）颊

颊构成口腔侧壁，其构造与唇相似，由黏膜、颊肌和皮肤构成。与上颌第二磨牙牙冠相对的颊黏膜上有腮腺管乳头，是腮腺管的开口。

（三）腭

腭是口腔的顶，分隔鼻腔与口腔。可分为前2/3的硬腭和后1/3的软腭两部分。硬腭主要以骨腭为基础，表面覆以黏膜构成，黏膜厚而致密，与骨膜紧密相贴。软腭则以骨骼肌为基础，表面也被黏膜覆盖，其前份呈水平位，后份斜向后下，称腭帆。腭帆后缘游离，其中部有垂向下方的突起，称腭垂或悬雍垂。自腭帆两侧各向下形成两个黏膜皱襞，前方的一对为腭舌弓，延续于舌根的外侧，后方的一对为腭咽弓向下延至咽侧壁。同侧两弓间的三角形凹陷区称腭扁桃体窝，内容腭扁桃体。腭垂、腭帆游离缘、两侧的腭舌弓及舌根共同围成咽峡，是口腔和咽之间的分界，也是两者之间的狭窄部（图8-2）。

（四）牙

牙是机体最坚硬的器官，具有咀嚼食物和辅助发音等功能。牙镶嵌于上、下颌骨的牙槽内，分别排列成上牙弓和下牙弓。

1.牙的形态与构造 每个牙在外形上均可分为牙冠、牙颈和牙根三部分。暴露在口腔内的部分称牙冠，嵌入牙槽内的部分为牙根，牙冠与牙根之间被牙龈所包绕的部分称牙颈。

牙由牙质、釉质、牙骨质和牙髓组成（图8-3）。牙质构成牙的主体；釉质覆于牙冠的牙质表面，为人体内最坚硬的组织；牙骨质包在牙颈和牙根的牙质表面，其结构与骨组织类似，是牙钙化组织中硬度最小的一种。牙的中央有一空腔，称牙腔或髓腔，其内容纳牙髓。牙髓由神经、血管和结缔组织共同组成，发炎时常引起剧烈疼痛。

2.牙的种类和排列 人的一生中先后长有两组牙，即乳牙和恒牙。根据形态和功能，乳牙分为乳切牙、乳尖牙和乳磨牙三类。恒牙分为切牙、尖牙、前磨牙和磨牙4类。乳牙一般在出生后6～7个月开始萌出，3岁左右出齐，共20个。6～7岁时，乳牙开始脱落，恒牙中的第一磨牙首先长出，12～14岁逐步出齐，但第三磨牙萌出较晚，通常到青春期才萌出，称智齿，有的人甚至终身不出。因此，恒牙数为28～32颗。

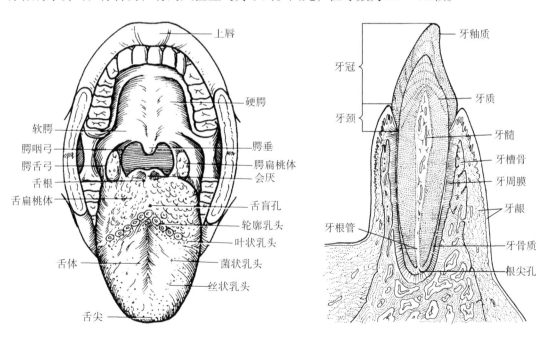

图8-2 口腔和咽　　　　　图8-3 牙的构造

乳牙与恒牙的名称及排列顺序如图8-4和图8-5所示。乳牙在上、下颌的左、右半侧各5颗，共计20颗。恒牙在上、下颌的左、右半侧各8颗，共计32颗。临床上，为了记录

牙的位置,常以被检查者的方位为准,以"十"记号划分成左、右上颌和左、右下颌4区,并以罗马数字Ⅰ~Ⅴ代表乳牙,用阿拉伯数字1~8代表恒牙,如"Ⅳ|"则表示右上颌第一乳磨牙,"|7"表示左上颌第二磨牙。

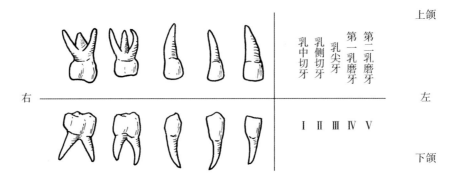

图 8-4　乳牙的名称及符号

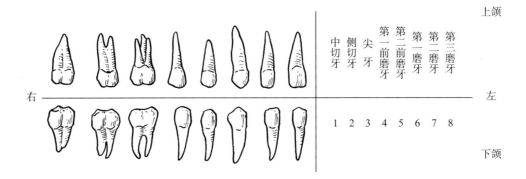

图 8-5　恒牙的名称及符号

3. 牙周组织　牙周组织包括牙周膜、牙槽骨和牙龈三部分,对牙起固定、支持和保护作用。牙周膜是介于牙根与牙槽骨之间的致密结缔组织,具有固定牙根和缓解咀嚼时所产生压力的作用。牙龈是口腔黏膜的一部分,血管丰富,呈淡红色,坚韧而有弹性,包被牙颈;因缺少黏膜下层,故牙龈直接与牙槽骨的骨膜紧密相连(图8-3)。牙周组织感染,可导致牙松动。

(五)舌

舌位于口腔底,具有协助咀嚼、吞咽食物、感受味觉和辅助发音等功能。舌由骨骼肌和表面覆盖的黏膜构成。

1. 舌的形态　舌有上、下两面,上面称舌背,其后部可见"∧"形界沟,界沟将舌分为前2/3的舌体和后1/3的舌根。舌体可游离活动,其前端称舌尖。舌根的背面向后对咽部,延续至会厌的腹侧面;界沟的尖端处有一小凹称舌盲孔,是胚胎时期甲状舌管的遗迹(图8-6)。

2. 舌黏膜　舌背黏膜呈淡红色,其表面可见许多小突起,称为舌乳头(图8-6)。按形态可

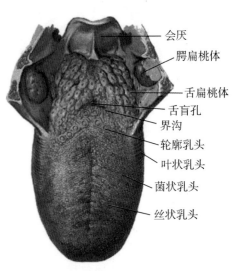

图 8-6　舌

分为四种：丝状乳头数目最多，体积最小，呈白色丝绒状，遍布于舌背前2/3；菌状乳头略大于丝状乳头，数目较少，呈红色圆点状，散在于丝状乳头之间，多见于舌尖和舌缘；叶状乳头位于舌侧缘的后部；轮廓乳头体积最大，7～11个，排列于舌后部的界沟前方，其中央隆起，周围有环状沟。轮廓乳头、菌状乳头、叶状乳头以及软腭、会厌等处的黏膜中含有味蕾，为味觉感受器，具有感受酸、甜、苦、咸等味觉功能。丝状乳头中无味蕾，故只有一般感觉功能。

在舌根背面黏膜表面，可见许多由淋巴组织组成的丘状隆起，大小不等，称舌扁桃体。舌下面的黏膜在中线处有纵行皱襞向下连于口腔底前部，称舌系带。舌系带根部的两侧各有一个圆形黏膜隆起，称舌下阜，是下颌下腺管和舌下腺大管的开口处。由舌下阜向口底后外侧延续的带状黏膜皱襞称舌下襞，其深面藏有舌下腺（图8-7）。

3.**舌肌** 舌肌分舌内肌和舌外肌，均为骨骼肌。舌内肌构成舌的主体，起、止点均在舌内，收缩时可改变舌的形态。舌外肌起自舌周围各骨，止于舌内，收缩时可改变舌的位置。舌外肌中以颏舌肌在临床上较为重要，该肌左右各一，起自下颌骨体后面，肌纤维呈扇形向后上方分散，止于舌正中线两侧。两侧颏舌肌同时收缩，拉舌向前下方，即伸舌；单侧收缩可使舌尖伸向对侧。

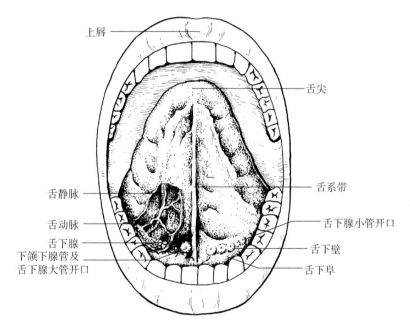

上唇
舌尖
舌系带
舌静脉
舌动脉
舌下腺小管开口
舌下腺
下颌下腺管及
舌下腺大管开口
舌下襞
舌下阜

图8-7 口腔底及舌下面

二、咽

（一）咽的位置和形态

咽既属消化管也属呼吸道，是消化管上端扩大的部分。咽是前后略扁的漏斗形肌性管道，上宽下窄、长约12cm，其内腔称咽腔。咽位于第1～6颈椎前方，上端起于颅底，下端约在第6颈椎下缘或环状软骨的高度续于食管。咽的前壁不完整，自上向下分别有通向鼻腔、口腔和喉腔的开口；后壁平坦，借疏松结缔组织连于上位6个颈椎体前面的椎前筋膜。咽的两侧壁与颈部大血管和甲状腺侧叶等相毗邻。

（二）咽的分部

按照咽的前方毗邻，以软腭和会厌上缘为界，可将咽分为鼻咽、口咽和喉咽三部分（图8-8、图8-9）。

1.**鼻咽** 鼻咽位于鼻腔后方，介于颅底与软腭之间，向前经鼻后孔通鼻腔。鼻咽后上壁黏膜下有丰富的淋巴组织，称咽扁桃体。鼻咽的两侧壁距下鼻甲后方约1.5cm处有一开口，即咽鼓管咽口，鼻咽腔经此口通过咽鼓管与中耳的鼓室相通。咽部感染时，细菌可经咽鼓管波及中耳，引起中耳炎。小儿的咽鼓管短而宽，且略呈水平位，故儿童患急性中耳炎远较成人为多。

咽鼓管咽口的前、上、后方的半环形隆起称咽鼓管圆枕，它是寻找咽鼓管咽口的标志。咽鼓管咽口附近黏膜内的淋巴组织称咽鼓管扁桃体。咽鼓管圆枕后方与咽后壁之间的纵行凹陷称咽隐窝，是鼻咽癌的好发部位。

2.**口咽** 口咽位于口腔的后方，介于软腭与会厌上缘之间，向前经咽峡通口腔，向上通鼻咽，向下通喉咽。口咽侧壁上在腭舌弓与腭咽弓之间的凹窝内有腭扁桃体。腭扁桃体由淋巴组织构成，具有防御功能。

咽后的咽扁桃体、咽两侧壁的咽鼓管扁桃体、腭扁桃体以及舌根处的舌扁桃体，共同构成咽淋巴环，对消化道和呼吸道具有防御功能。

3.**喉咽** 喉咽位于喉的后方，是咽腔中最狭窄的部分，介于会厌上缘至环状软骨下缘平面之间，向下与食管相续，向前经喉口与喉腔相通。在喉口的两侧各有一深窝称梨状隐窝，是异物易嵌顿滞留的部位。

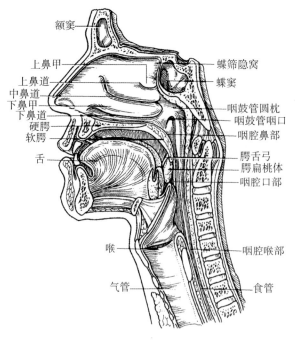

图8-8 头颈部正中矢状切面

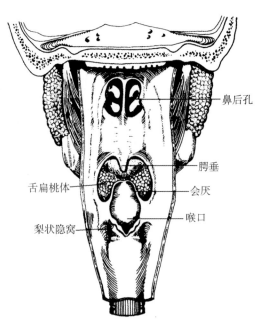

图8-9 咽的后面观

三、食管

（一）食管的位置和分部

食管为前后略扁的肌性管道，上端在第6颈椎体下缘起于咽，经颈部和胸部下行，穿膈的食管裂孔进入腹腔，至第11胸椎左侧连于胃，全长约25cm。按其行程可分为颈部、胸部和腹部三部（图8-10）。

颈部上起环状软骨下缘，下至胸骨颈静脉切迹水平，长约5cm。胸部上起胸骨颈静脉切迹，下至膈食管裂孔，长约18cm。腹部由食管裂孔至胃贲门，此段最短，长1～2cm。食管全长约25cm，临床测量以上颌中切牙为定点，成人由切牙至贲门为40cm。

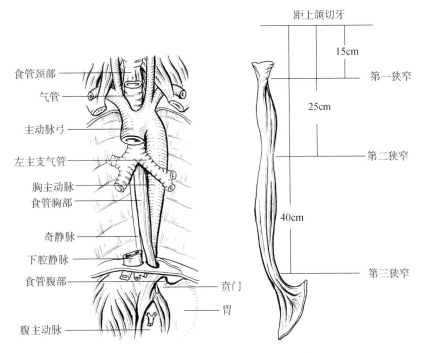

图8-10 食管及其三个生理性狭窄

（二）食管的狭窄部

食管有三个生理性狭窄。第1个狭窄位于食管起始处，距中切牙约15cm，第2个狭窄位于食管与左主支气管交叉处，距中切牙约25cm；第3个狭窄为食管通穿过膈的食管裂孔处，距中切牙约40cm。这些狭窄尤其是第2个狭窄常为异物滞留和食管肿瘤的好发部位。在进行食管内插管和胃镜检查时，要注意这三处狭窄。

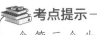**考点提示**

食管三个生理性狭窄分别位于何处。

四、胃

胃是消化管中最膨大的部分，上连食管，下续十二指肠。胃的大小和形态因体位、体型、年龄、性别等状况而不同。成年人的胃在中等度充盈时，容量约1500ml。胃具有受纳食物、分泌胃液和初步消化食物等功能。

（一）胃的形态和分部

胃在形态上分为前、后两壁，入、出两口和上、下两缘（图8-11）。胃前壁朝向前上方，后壁朝向后下方。入口与食管相连，称贲门；出口与十二指肠相连，称幽门。上缘短而凹，朝向右上方，称胃小弯，其最低点弯度明显折转处，称角切迹，是胃体与幽门部在胃小弯的分界，下缘长而凸，朝向左下方，称胃大弯。

胃可分为四部：即贲门部、胃底、胃体和幽门部。贲门部在贲门附近，与其他部分无明显界限；贲门平面向左上方膨出的部分称胃底；胃体是胃底与角切迹之间的部分；幽门部是自角切迹向右至幽门之间的部分，幽门部的大弯侧有一不明显的浅沟，称中间沟，此沟把幽门部分为左侧的幽门窦和右侧的幽门管。胃溃疡和胃癌多发生于胃的幽门窦近胃小弯处。

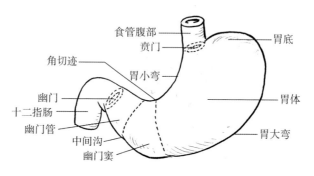

图 8-11　胃的形态与分部

（二）胃的位置与毗邻

胃的位置可随体型、体位以及自身的充盈程度等因素而变化。在中等程度充盈时，胃大部分位于左季肋区，小部分位于腹上区。贲门和幽门的位置相对固定，贲门位于第11胸椎体左侧，幽门在第一腰椎体右侧。

胃前壁右侧与肝左叶相邻；左侧与膈相邻，并被左肋弓遮盖；中间在剑突下直接与腹前壁相贴，是胃的触诊部位。胃后壁与左肾、左肾上腺、横结肠和胰等相邻。

（三）胃壁的构造

胃黏膜柔软，血供丰富，胃空虚时形成许多皱襞。胃黏膜遍布不规则分布的小沟，小沟互相连成网状。沿胃小弯处有4～5条较恒定的纵行皱襞，皱襞间的沟称胃道。幽门处的黏膜形成环形的皱襞称幽门瓣（图8-12）。

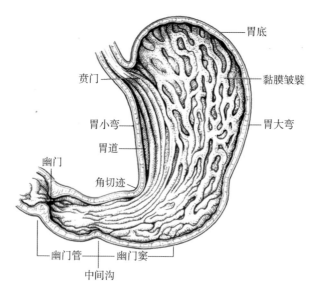

图 8-12　胃腔内的结构

五、小肠

小肠是消化管中最长的一段，成人全长5～7m，上起幽门，下连盲肠，分为十二指肠、空肠和回肠三部分，是食物消化和吸收的主要场所。

（一）十二指肠

十二指肠小肠的起始段，成人长度约25cm，呈"C"形从右侧包绕胰头，可分上部、降部、水平部和升部4段（图8-13）。

1.上部 长约5cm，于第一腰椎的右侧起于幽门，斜向右上方至胆囊颈的附近急转向下，移行为降部。上部的起始处肠壁较薄，黏膜多较平滑，称十二指肠球，是十二指肠溃疡的好发部位。

2.降部 长7～8cm，在第1腰椎右侧下降至第3腰椎体下缘平面，弯向左侧与水平部相续。此部中份的后内侧壁有一纵行皱襞，称十二指肠纵襞，其下端为圆形隆起，称十二指肠大乳头，胆总管和胰管共同开口于此处。

3.水平部 长约10cm，自降部末端向左横行至第3腰椎左侧延续为升部。肠系膜上动、静脉紧贴此部前面下行。

4.升部 长2～3cm，自第3腰椎斜向左上，到达第2腰椎左侧急转向前下方，形成十二指肠空肠曲，移行为空肠。此曲由十二指肠悬肌固定于右膈脚。十二指肠悬肌和包绕其下段表面的腹膜皱襞共同构成十二指肠悬韧带，又称Treitz韧带，是手术中确认空肠起点的标志。

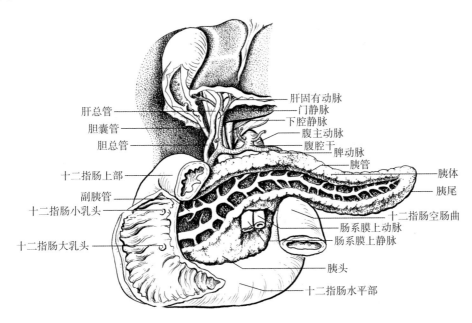

图8-13 十二指肠和胰腺

（二）空肠与回肠

空肠和回肠迂回盘曲，相互延续形成肠袢，两者之间无明显界线。空肠始于十二指肠空肠曲，占全长近侧的2/5，位于腹腔的左上部；回肠占全长远侧3/5，位于腹腔右下部。回肠在右髂窝与盲肠相续。空、回肠均由肠系膜连于腹后壁，有较大的活动度。

六、大肠

大肠全长约1.5m，属消化管的下段，分为盲肠、阑尾、结肠、直肠和肛管五部分。

盲肠和结肠表面具有结肠带、结肠袋和肠脂垂三种特征性结构（图8-14），这三种结构是手术中区别大肠和小肠的标志。结肠带有3条，由肠壁的纵行平滑肌增厚而成，沿结肠的纵轴排列，汇集于阑尾根部；结肠袋是肠壁向外膨出形成的囊状突起；肠脂垂为沿结肠带附着的脂肪突起。

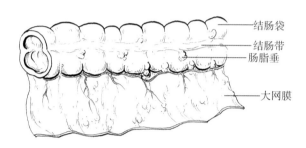

图8-14　结肠的特征性结构

（一）盲肠

盲肠位于右髂窝内，是大肠的起始部，长6～8cm，下端为盲端，左接回肠，上续升结肠。回肠末端开口于盲肠。此处肠壁内的环行肌增厚形成上、下两片唇状皱襞称回盲瓣，可控制小肠内容物进入盲肠的速度，又可防止大肠内容物逆流到回肠。在回盲瓣下方约2cm处，有阑尾的开口（图8-15）。

（二）阑尾

阑尾为一蚓状盲管，平均长度6～8cm，阑尾的外径0.5～1.0cm，管腔狭小，经阑尾孔开口于盲肠后内侧壁（图8-15）。

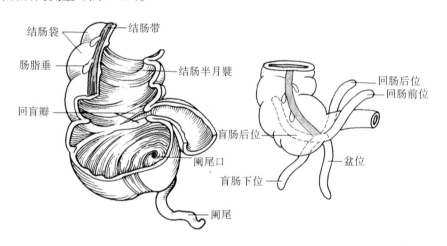

图8-15　盲肠和阑尾

阑尾末端的位置变化很大，手术中有时寻找困难，由于三条结肠带均在阑尾根部集中，故沿结肠带向下追踪，是寻找阑尾的可靠方法。阑尾根部体表投影通常在脐与右髂前上棘连线的中、外1/3交点处，称麦氏点（McBurney点）。

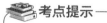

考点提示

阑尾根部的体表投影。

知识链接

急性阑尾炎

急性阑尾炎是阑尾的急性化脓性感染，为外科最多见的急腹症。患者通常表现为转移性右下腹疼痛、麦氏点固定压痛、体温及白细胞计数升高。少数急性阑尾炎临床表现不典型，需认真鉴别，避免误诊。急性阑尾炎一经确诊应尽早行阑尾切除手术，但应注意的是急性阑尾炎手术治疗不确定因素较多，基层医院手术选择要慎重。

（三）结肠

结肠围绕在小肠的周围，分为升结肠、横结肠、降结肠和乙状结肠四部分（图8-16）。

1. **升结肠** 升结肠长约15cm，在右髂窝处起自盲肠，贴附于右肾和腰大肌前面上升至肝右叶下方，转向左形成结肠右曲（或称肝曲），移行为横结肠。升结肠无系膜，活动性小。

2. **横结肠** 横结肠长约50cm，起自结肠右曲，向左横行至脾下方，转折向下形成结肠左曲（或称脾曲），移行为降结肠。横结肠借横结肠系膜连于腹后壁，活动性较大。

3. **降结肠** 降结肠长约25cm，起自结肠左曲，沿左侧腹后壁下行，至左髂嵴处移行为乙状结肠。

4. **乙状结肠** 乙状结肠长约40cm，呈"乙"字形弯曲，在左髂嵴处起自降结肠，沿左髂窝进入盆腔，至第3骶椎平面，移行为直肠。乙状结肠借乙状结肠系膜连于盆腔侧壁，活动性较大，因其系膜过长，可发生肠扭转。

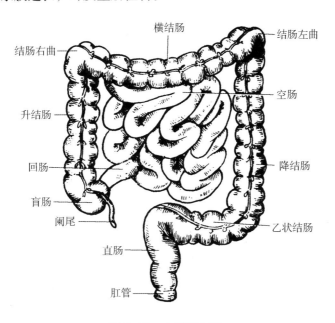

图 8-16 小肠和大肠

（四）直肠

直肠长10～14cm，位于骨盆腔后部，骶、尾骨前方。直肠在第3骶椎前方起自乙状结肠，沿骶、尾骨前面下行，穿过盆膈移行于肛管。直肠并非直行的肠管，在矢状面上有两个弯曲：骶曲位于骶骨前方凸向后，会阴曲位于尾骨尖前方转向后下凸向前（图8-17）。直肠下段肠腔膨大，称直肠壶腹。直肠内面有2～3个半月形皱襞，称直肠横襞，由环行肌与黏膜共同构成。其中最大而且位置最恒定的位于直肠右前壁，距肛门约7cm。临床进行直肠镜、乙状结肠镜检查时，应注意直肠的横襞和弯曲，随时调整器械的推进方向，避免损伤肠管。

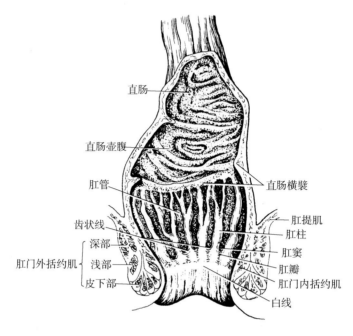

图8-17　直肠和肛管

（五）肛管

肛管是盆膈以下的消化管，上续直肠，末端终于肛门，长3～4cm（图8-17）。肛管内有6～10条纵行的黏膜皱襞，称肛柱。各肛柱下端借半月状的黏膜皱襞相连，称肛瓣。每一肛瓣与相邻的两个肛柱下端共同围成开口向上的凹窝，称肛窦，粪屑易积存于窦内，如诱发感染可引起肛窦炎，严重时会形成肛周脓肿和肛瘘。

考点提示

齿状线解剖位置及临床意义。

肛瓣的边缘与各肛柱下端共同连成一锯齿状线，称齿状线。此线是皮肤与黏膜分界线，齿状线以上的腔内面被覆黏膜，黏膜上皮为单层柱状上皮，齿状线以下的腔内面被覆未角化层的复层扁平上皮。在齿状线下方，有狭窄而隆起的环状光滑区，称肛梳或痔环，其深层有静脉丛，故呈浅蓝色。肛梳的下缘距肛门1～1.5cm处有一浅沟，称白线，活体肛诊时可以触及。肛柱的黏膜下层和肛梳的皮下组织中均含有丰富的静脉丛。有时可因某种病理原因而形成静脉曲张，向肛管腔内突起，称为痔。痔发生在齿状线以上称内痔，发生在齿状线以下称外痔，也有跨越于齿状线上、下相连的，称混合痔。

在肛管和肛门周围有肛门内、外括约肌和肛提肌等。肛门内括约肌属平滑肌，由肠壁的环行肌在肛管上3/4处增厚而成，此肌有协助排便的作用，但无明显的括约肛门功能。肛门外括约肌为骨骼肌，位于肛门内括约肌周围和下方，围绕整个肛管。肛门外括约肌受意识支配，有较强的控制排便功能。

第二节 消化腺

消化腺有小消化腺和大消化腺两种，小消化腺分布于消化管壁内，如食管腺、胃腺、肠腺等。大消化腺独立于消化管外，主要包括唾液腺、肝和胰腺。

一、唾液腺

唾液腺位于口腔周围，也称口腔腺，能分泌唾液。唾液腺分大、小两类。小唾液腺数目较多，位于口腔各部黏膜内，属黏液腺，如唇腺、颊腺、腭腺等。大唾液腺有腮腺、下颌下腺和舌下腺3对（图8-18）。

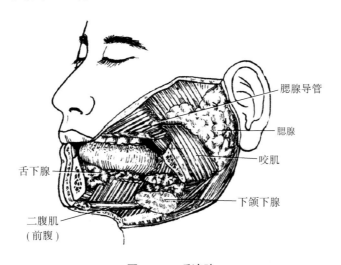

图 8-18　唾液腺

（一）腮腺

腮腺最大，形状不规则，位于耳郭的前下方，上达颧弓，下至下颌角。腮腺导管自腮腺前缘发出，于颧弓下方一横指处向前越过咬肌表面，至咬肌前缘处弯向内侧，斜穿颊肌，开口于平对上颌第二磨牙牙冠处的颊黏膜上。

（二）下颌下腺

下颌下腺呈卵圆形，位于下颌体内面下缘的下颌下三角内，其导管自腺的内侧面发出，沿口腔底黏膜深面前行，开口于舌下阜。

（三）舌下腺

舌下腺最小，位于口腔底舌下襞的深面。导管有大、小两种，大管有一条，与下颌下腺管共同开口于舌下阜，小管约10余条，直接开口于舌下襞黏膜表面。

二、肝

肝是人体内最大的腺体，也是体内最大的消化腺。我国成年人肝的重量占体重的1/40 ～ 1/50。胎儿和新生儿的肝相对较大，重量可达体重的1/20，其体积可占腹腔容积的一半以上。

肝的功能极为复杂，它是机体新陈代谢最活跃的器官，参与蛋白质、脂类、糖类和维生素等物质的合成、转化与分解。此外，激素、药物等物质的转化和解毒、抗体的合成及胆汁的生成与分泌均在肝内进行。胚胎时期，肝还是造血器官之一。

（一）肝的形态

肝血供丰富，活体呈红褐色，质软而脆，受暴力易破裂出血。肝呈不规则的楔形，可分为前、后缘和上、下面。肝的前缘是肝的脏面与膈面之间的分界线，薄而锐利，其与胆囊底及肝圆韧带接触处有胆囊切迹与肝圆韧带切迹；后缘钝圆，有2～3条肝静脉由此注入下腔静脉。肝的上面隆凸，与膈相贴，又称膈面（图8-19），被矢状位的镰状韧带分为左、右两叶。肝左叶小而薄，肝右叶大而厚。膈面后部没有腹膜被覆的部分称裸区。

肝下面凹凸不平，邻接腹腔器官，又称脏面（图8-20）。脏面中部有一近似"H"形的沟，即左纵沟、右纵沟和横沟。左纵沟较窄而深，其前部有肝圆韧带通过，后部容纳静脉韧带；肝圆韧带是脐静脉闭锁后的遗迹，经肝镰状韧带的游离缘下行至脐；静脉韧带是胎儿时期静脉导管的遗迹。右纵沟较宽而浅，前部为胆囊窝，容纳胆囊；后部为腔静脉沟，有下腔静脉经过。横沟又称肝门，位于肝脏面正中，是肝固有动脉，肝门静脉，肝左、右管，神经和淋巴管出入肝的部位。这些结构被结缔组织包绕，称肝蒂。

肝的脏面借"H"形沟分为4叶：右纵沟的右侧为右叶，左纵沟的左侧为左叶，左、右纵沟之间在横沟前方的为方叶，横沟后方为尾状叶。

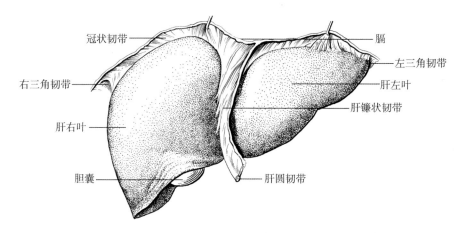

图 8-19　肝的膈面

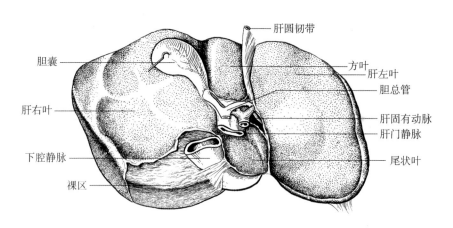

图 8-20　肝的脏面

（二）肝的位置和毗邻

肝大部分位于右季肋区及腹上区，小部分位于左季肋区。肝的上界与膈穹隆一致，右侧最高点在右锁骨中线与第5肋的相交处，左侧最高点在左锁骨中线与第5肋间隙相交处，在前正中线则经过剑胸结合。成人肝的下界，右侧大致与右肋弓一致，故体检时，在右肋弓下一般不能触及肝，若触及，应考虑为病理性肿大；在腹上区，肝下界可达剑突下方约3cm；左侧被左肋弓掩盖。3岁前的健康幼儿，由于腹腔的容积较小，而肝体积相对较大，其下界可超出肋弓下缘1~2cm，7岁以后，接近成人位置。

肝的上方为膈，膈上有右侧胸膜腔、右肺及心等。肝的下面，肝右叶从前向后分别邻接结肠右曲、十二指肠上曲、右肾上腺和右肾；左叶下面与胃前壁相邻，后上部邻接食管的腹部。在呼吸时，肝的位置可随膈的运动而变化，平静呼吸时肝可上、下移动2~3cm。

（三）肝的分叶与分段

肝按外形可分为肝左叶、肝右叶、方叶和尾状叶。肝内有肝门静脉、肝固有动脉、肝管和肝静脉四套管道，形成两个系统，即Glisson系统和肝静脉系统。Glisson系统是由前三套管道共同组成，它们的各级分支在肝内的走行、分支和配布基本一致，并有Glisson囊包绕。肝段的概念就是依据Glisson系统在肝内的分布情况提出的。按照Glisson系统各分支的分布区，可将肝分为左、右两个半肝，进一步再分成右前叶、右后叶、左内叶、左外叶与尾状叶五个叶以及左外叶上、下段，右后叶上、下段，右前叶上、下段，尾状叶段，左内叶段8个段（图8-21）。临床上可根据肝叶和肝段的区分对肝病进行定位诊断和外科手术。

（四）肝外胆道系统

胆汁由肝细胞产生，经肝内各级胆管收集，出肝门后，再经肝外胆道系统输送到十二指肠。肝外胆道系统包括胆囊和输胆管道（肝左管、肝右管、肝总管和胆总管）（图8-22）。

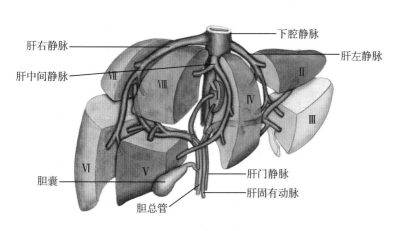

图 8-21　肝叶和肝段

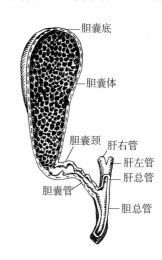

图 8-22　胆囊与输胆管道

Ⅰ.尾状叶；Ⅱ.左外叶上段；Ⅲ.左外叶下段；Ⅳ.左内叶；
Ⅴ.右前叶下段；Ⅵ.右后叶下段；Ⅶ.右后叶上段；Ⅷ.右前叶上段

1.胆囊　胆囊位于肝下面的胆囊窝内，呈长梨形，容积为40~60ml，具有贮存和浓缩胆汁的功能。胆囊上面借结缔组织与肝相连易于分离；下面覆以浆膜，并与结肠右曲和十二指肠上曲相邻。

胆囊分为胆囊底、胆囊体、胆囊颈、胆囊管四部分（图8-22）。胆囊底是胆囊突向前下方的盲端，常露出于肝前缘胆囊切迹处，并与腹前壁相贴，其体表投影在右锁骨中线与右肋弓相交处附近。胆囊发炎时，该处可有压痛。胆囊体是胆囊的主体部分，与底之间无明显界限。胆囊体向后逐渐变细，约在肝门右端附近移行为胆囊颈。胆囊颈起始部膨大，后部弯曲且逐渐变细。胆囊管长3～4cm，直径0.2～0.3cm，在肝十二指肠韧带内呈锐角与其左侧的肝总管汇合，形成胆总管。胆囊内面衬有黏膜，胆囊底和体部的黏膜呈蜂窝状，而胆囊颈和胆囊管的黏膜则形成螺旋状皱襞，称螺旋襞，可控制胆汁进出胆囊，胆囊结石易嵌顿于此处。

在肝脏的下面，由胆囊管、肝总管和肝的脏面围成的三角形区域，称胆囊三角（Calot三角）。胆囊三角内常有胆囊动脉经过，该三角是胆囊手术中寻找胆囊动脉的标志。

2.肝管与肝总管 肝内毛细胆管逐级汇合成肝左管和肝右管，出肝门后肝左、右管即汇合成肝总管，肝总管长约3cm，下行于肝十二指肠韧带内，与胆囊管汇合成胆总管。

3.胆总管 胆总管全长4～8cm，直径0.6～0.8cm。由肝总管与胆囊管汇合而成。在肝十二指肠韧带内下行于肝固有动脉的右侧、肝门静脉的前方，向下经十二指肠上部的后方，再向下降至胰头后方，最后斜穿十二指肠降部后内侧壁，在此处与胰管汇合，汇合处形成略膨大的肝胰壶腹，开口于十二指肠大乳头。在肝胰壶腹周围有增厚的环行平滑肌环绕，称肝胰壶腹括约肌（Oddi括约肌）（图8-22）。

肝胰壶腹括约肌平时保持收缩状态，由肝分泌的胆汁，经肝左、右管，肝总管，胆囊管进入胆囊内贮存。进食后，尤其进高脂肪食物，在神经体液因素调节下，胆囊收缩，肝胰壶腹括约肌舒张，胆汁自胆囊经胆囊管、胆总管、肝胰壶腹、十二指肠大乳头，排入十二指肠腔内。

> **考点提示**
> 肝外胆道系统的构成，空腹及进食时胆汁排出途径。

三、胰

胰是人体第二大消化腺，由内分泌部和外分泌部构成。内分泌部即胰岛，散在于胰实质内，主要分泌胰岛素和胰高血糖素，参与调节糖代谢；外分泌部能分泌胰液，胰液含有多种消化酶，有分解消化蛋白质、糖类和脂肪的作用。

（一）胰的位置与毗邻

胰是位于腹后壁的狭长腺体，质地柔软，呈灰红色，长17～20cm，宽3～5cm，厚1.5～2.5cm，重82～117g。胰横向位于腹上区和左季肋区，平对第1、2腰椎体。胰的上缘约平脐上10cm，下缘约相当于脐上5cm处。胰的前面被有腹膜，隔网膜囊与胃相邻，后方有下腔静脉、胆总管、肝门静脉和腹主动脉等重要结构。其右端被十二指肠环抱，左端抵达脾门。

（二）胰的分部

胰可分头、体、尾3部分，各部之间无明显界限。头部在腹中线右侧，体、尾部在腹中线左侧（图8-13）。

胰头为胰右端膨大部分，位于第2腰椎体的右前方，其上、下方和右侧被十二指肠环抱。在胰头的下部有一向左后上方的钩突，将肝门静脉起始部和肠系膜上动、静脉夹在胰头与钩突之间，胰头癌因肿块压迫肝门静脉起始部，影响其血液回流，可出现腹水、脾大等症状。在胰头右后方与十二指肠降部之间常有胆总管经过，有时胆总管可部分或全部被胰头实质所包埋。

胰体位于胰头与胰尾之间，略呈三棱柱形，较长，占胰的大部分。胰体横位于第1腰椎体前方，其前面隔网膜囊与胃相邻，故胃后壁的癌肿或溃疡穿孔常与胰体粘连。

胰尾较细，行向左上方抵达脾门。因胰尾各面均包有腹膜，此点可作为与胰体分界的标志。

胰管位于胰实质内，接近胰的后面，其走行与胰的长轴一致，从胰尾经胰体走向胰头，沿途接受许多小叶间导管，最后于十二指肠降部的壁内与胆总管汇合成肝胰壶腹，开口于十二指肠大乳头。在胰头上部常见一小管，行于胰管上方，称副胰管，开口于十二指肠小乳头。

第三节　消化管的微细结构

一、消化管壁的一般结构

消化管（除口腔与咽外）自内向外均分为黏膜、黏膜下层、肌层与外膜四层（图8-23）。

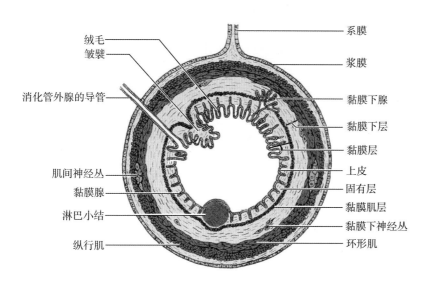

图8-23　消化管壁结构模式图

（一）黏膜

黏膜由上皮、固有层和黏膜肌层组成，是消化管各段结构差异最大、功能最重要的部分。

1.上皮　消化管的两端（口腔、咽、食管及肛门）为复层扁平上皮，以保护功能为主；其余部分均为单层柱状上皮，以消化吸收功能为主。

2.固有层　为疏松结缔组织，富含细胞和纤维，并有丰富的毛细血管和毛细淋巴管。胃肠固有层内还富含腺体或淋巴组织。

3.黏膜肌层　为薄层平滑肌，其收缩可使黏膜活动，有助于固有层内的腺体分泌物排出和血液运行。

（二）黏膜下层

黏膜下层由致密结缔组织组成，内含较大的血管与淋巴管。黏膜下层中有黏膜下神经丛，由多极神经元与无髓神经纤维构成，可调节黏膜肌的收缩和腺体的分泌。食管腺和十二指肠腺也位于此层内。黏膜与黏膜下层共同向消化管腔内突起，形成皱襞。

（三）肌层

除食管上段与肛门处的肌层为骨骼肌外，其余均为平滑肌。肌层一般分为内环行、外纵行两层，其间有肌间神经丛，结构与黏膜下神经丛相似，可调节肌层的运动。

（四）外膜

外膜为纤维膜，由薄层疏松结缔组织组成，主要分布于食管和大肠末段。由薄层结缔组织与间皮共同构成浆膜，见于胃、大部分小肠与大肠，其表面光滑，利于胃肠活动。

二、食管的微细结构

食管腔面有纵形皱襞，食物通过时皱襞消失（图8-24）。

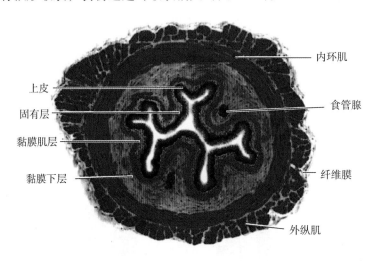

图8-24 食管模式图（横切）

1.**黏膜** 表面为未角化的复层扁平上皮，下端与胃贲门部的单层柱状上皮骤然相接。固有层为细密的结缔组织，并形成乳头突向上皮。黏膜肌层由纵行平滑肌束组成。

2.**黏膜下层** 为疏松结缔组织，含有黏液性和混合性的食管腺，其导管穿过黏膜开口于食管腔。

3.**肌层** 分内环行与外纵行两层。食管上1/3段为骨骼肌，下1/3段为平滑肌，中1/3段两种肌细胞兼有。

4.**外膜** 为纤维膜。

三、胃壁的微细结构

胃是囊状器官，可贮存食物，胃壁亦有四层结构。

（一）黏膜

胃收缩时腔面可见许多纵行皱襞，充盈时皱襞几乎消失。黏膜表面有许多浅沟，将黏膜分成许多直径2～6mm的胃小区。黏膜表面还遍布约350万个不规则的小孔，称胃小凹。每个胃小凹底部是3～5条胃腺的共同开口（图8-25）。

1.**上皮** 为单层柱状，除极少量内分泌细胞外主要由表面黏液细胞组成，椭圆形核位于细胞基部，顶部胞质内充满黏原颗粒。此细胞分泌的黏液覆盖上皮，有重要保护作用。

2.**固有层** 内有紧密排列的大量胃腺，分为胃底腺、贲门腺和幽门腺。

（1）**胃底腺** 分布于胃底和胃体部，是数量最多、功能最重要的胃腺。腺呈分支管状，可分为颈、体与底部。胃底腺由主细胞、壁细胞、颈黏液细胞及内分泌细胞组成（图8-26）。

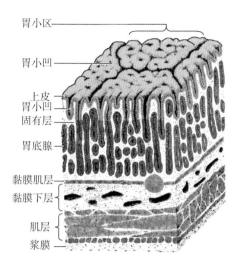

图 8-25　胃黏膜

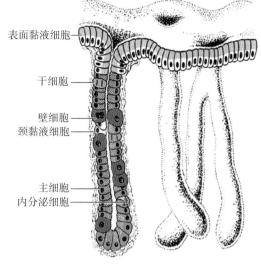

图 8-26　胃上皮胃底腺模式图

主细胞：又称胃酶细胞，数量最多，主要分布于腺的体、底部。主细胞分泌胃蛋白酶原。

壁细胞：又称泌酸细胞，在腺的颈、体部较多。壁细胞能分泌盐酸，其过程：细胞从血液摄取的或代谢产生的 CO_2 在碳酸酐酶作用下与 H_2O 结合形成 H_2CO_3；H_2CO_3 解离为 H^+ 和 HCO_3^-，H^+ 被主动运输至分泌小管，而 HCO_3^- 与血液中的 Cl^- 置换；Cl^- 也被运输入分泌小管，与 H^+ 结合成盐酸。盐酸能激活胃蛋白酶原。人的壁细胞还分泌内因子。

> **考点提示**
> 胃底腺组成的细胞及各细胞功能。

知识链接

胃溃疡

胃溃疡是一种全球常见病，可发生于任何年龄段，多见于老年人。胃溃疡的发病机制主要是胃酸、胃蛋白酶的侵袭作用与胃黏膜的防御屏障间失去平衡，导致胃酸和胃蛋白酶对黏膜产生自身消化。患者主要表现为周期性发作的上腹部不适、疼痛、反酸、嗳气等。胃溃疡和十二指肠溃疡在临床上统称为消化性溃疡。

颈黏液细胞：数量很少，位于腺颈部。核多呈扁平形，居细胞基底，核上方有很多黏原颗粒，其分泌物为含酸性黏多糖的可溶性黏液。

内分泌细胞：可分泌组胺或生长抑素，并作用于壁细胞，从而促进或抑制其合成盐酸。

（2）贲门腺　分布于近贲门处宽 5～30mm 的狭窄区域，为分支管状的黏液腺。

（3）幽门腺　分布于幽门部宽 4～5cm 的区域，为分支较多而弯曲的管状黏液腺，内有较多内分泌细胞。

3.黏膜肌层　由内环行与外纵行两层平滑肌组成。

胃黏膜的自我保护机制：胃液含高浓度盐酸，pH 为 2，腐蚀力极强。胃黏膜不受破坏的原因是由于胃黏膜表面存在黏液—碳酸氢盐屏障。胃上皮表面覆盖的黏液层由不可溶性黏液凝胶构成，并含大量 HCO_3^-。凝胶层将上皮与胃蛋白酶相隔离。此外，胃上皮细胞的快速更新也使胃能及时修复损伤。

（二）黏膜下层

黏膜下层为疏松结缔组织，内含较粗的血管、淋巴管和神经。

（三）肌层

肌层较厚，一般由内斜行、中环行及外纵行三层平滑肌构成。环形肌在贲门和幽门部增厚，分别形成贲门括约肌和幽门括约肌。

（四）外膜

外膜为浆膜。

四、小肠的微细结构

小肠（图8-27）是人体消化和吸收的主要部位。小肠壁的黏膜和黏膜下层突入肠腔形成许多环形皱襞，环行皱襞在十二指肠末段和空肠头段极发达，至肠中段以下基本消失。黏膜表面有肠绒毛，由上皮和固有层向肠腔突起而成，以十二指肠和空肠头段最发达（图8-28）。肠绒毛表面的上皮细胞游离面的胞膜和胞质突出形成微绒毛。环行皱襞、绒毛和微绒毛的三级组织结构使小肠的吸收面积扩大约600倍。肠绒毛根部的上皮下陷至固有层形成管状的小肠腺，小肠腺直接开口于肠腔。

（一）黏膜

1.上皮 肠绒毛表面为单层柱状上皮，由吸收细胞、杯状细胞和少量内分泌细胞组成；小肠腺上皮除上述细胞外，还有潘氏细胞。

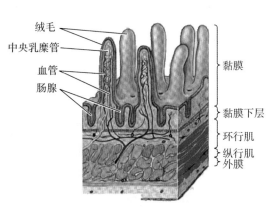

图8-27　小肠结构模式图

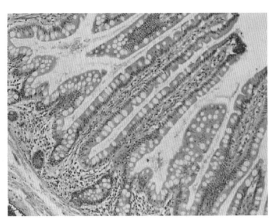

图8-28　空肠黏膜（低倍）

（1）吸收细胞　最多，呈高柱状。绒毛表面的吸收细胞游离面有纹状缘，它是由微绒毛构成。微绒毛表面有一层细胞衣，内有参与消化碳水化合物和蛋白质的双糖酶和肽酶，并吸附有胰蛋白酶、胰淀粉酶等。

（2）杯状细胞　散在于吸收细胞间，分泌黏液，有润滑和保护作用，从十二指肠至回肠末端，杯状细胞逐渐增多。

（3）潘氏细胞　是小肠腺的特征性细胞，位于腺底部。细胞呈锥体形，胞质顶部充满粗大嗜酸性颗粒，内含溶菌酶等，具有一定的灭菌作用。

2.固有层 除有大量小肠腺外，还有丰富的淋巴细胞、浆细胞、巨噬细胞、嗜酸性粒细胞等。绒毛中轴的固有层结缔组织内有1～2条纵行毛细淋巴管，称中央乳糜管（图8-29）。此管周围有丰富的有孔毛细血管网，肠上皮吸收的氨基酸、单糖等水溶性物质主要经此入血。绒毛内还有少量来自黏膜肌的平滑肌纤维，可使绒毛收缩，利于物质吸收和淋巴与血液的运行。固有层中尚有淋巴小结，在十二指肠和空肠形成单个淋巴小结。在回肠多为若干淋巴小结聚集形成的集合淋巴小结，它们可穿过黏膜肌层达黏膜下层。

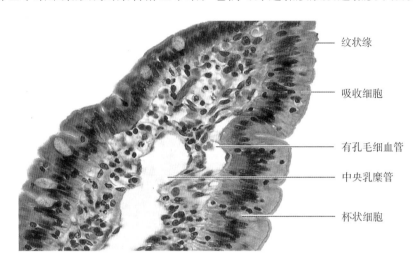

纹状缘

吸收细胞

有孔毛细血管

中央乳糜管

杯状细胞

图 8-29　小肠绒毛

3.黏膜肌层　由内环行与外纵行两层平滑肌组成。

（二）黏膜下层

黏膜下层为疏松结缔组织，含较多血管和淋巴管。十二指肠的黏膜下层内有十二指肠腺，其导管穿过黏膜肌开口于小肠腺底部。此腺分泌碱性黏液，可保护十二指肠黏膜免受酸性胃液的侵蚀。

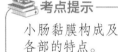考点提示

小肠黏膜构成及各部的特点。

（三）肌层

肌层由内环行与外纵行两层平滑肌组成。

（四）外膜

外膜除十二指肠后壁为纤维膜外，其余部分均为浆膜。

五、大肠的微细结构

大肠的主要功能是吸收水分和电解质，将食物残渣形成粪便。

（一）盲肠与结肠的微细结构

1.黏膜　上皮是单层柱状，由柱状细胞和杯状细胞组成，后者数量明显多于小肠，且上皮上无肠绒毛。固有层内有大量由上皮下陷而成的大肠腺，呈长单管状（图 8-30）。固有层内有散在的孤立淋巴小结，黏膜肌层同小肠。

2.黏膜下层　为疏松结缔组织，内有较大的血管和淋巴管，有成群的脂肪细胞。

3.肌层　由内环行与外纵行两层平滑肌组成。内环行肌较规则，外纵行肌局部增厚形成三条结肠带，带间的纵行肌很薄。

4.外膜　在盲肠、横结肠、乙状结肠为浆膜；在升结肠与降结肠的前壁为浆膜，后壁为纤维膜。

（二）阑尾的微细结构

阑尾的管腔小而不规则，大肠腺短而少。固有层内有极丰富的淋巴组织，形成许多淋巴小结（图 8-31），并突入黏膜下层，致使黏膜肌很不完整。肌层很薄，外覆浆膜。

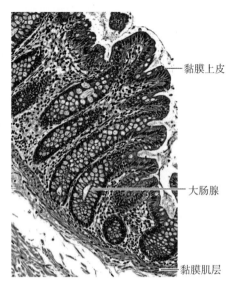

图 8-30 结肠   图 8-31 阑尾

（三）直肠和肛管的微细结构

在齿状线以上的直肠黏膜结构与结肠相似。在齿状线处，单层柱状上皮骤变为未角化的复层扁平上皮，大肠腺与黏膜肌消失。齿状线以下为角化的复层扁平上皮，近肛门处有环肛腺（顶泌汗腺）。肌层为内环行、外纵形两层平滑肌。外膜于直肠上 1/3 段的大部，中1/3 段的前壁为浆膜，其余部分为纤维膜。

第四节　消化腺的微细结构

一、唾液腺的微细结构

唾液腺包括散在分布于口腔黏膜中的腺体和三对大的唾液腺：腮腺、舌下腺和下颌下腺。唾液腺的实质分为许多小叶，由分支的导管及末端的腺泡组成。

（一）唾液腺的一般结构

1. 腺泡　腺泡呈泡状或管泡状，由腺细胞组成，为腺的分泌部。腺泡分浆液性、黏液性和混合性三种类型。

（1）浆液性腺泡　由浆液性腺细胞组成。顶部胞质内有较多分泌颗粒，其分泌物较稀薄,含唾液淀粉酶。

（2）黏液性腺泡　由黏液性腺细胞组成。顶部胞质内有粗大的分泌颗粒，其分泌物较黏稠，主要为黏液（糖蛋白）。

（3）混合性腺泡　由浆液性腺细胞和黏液性腺细胞共同组成。腺泡主要由黏液性腺细胞组成，常见的形式是几个浆液性腺细胞位于腺泡的底部或附于腺泡的末端。

2. 导管　导管是腺的排泄部，末端与腺泡相连。唾液腺导管可分为以下几段。

（1）闰管　直接与腺泡相连，管壁为单层立方或单层扁平上皮。

（2）纹状管　与闰管相连接，管壁为单层高柱状上皮。上皮细胞能主动吸收分泌物中的 Na^+，将 K^+ 排入管腔，并可重吸收或排出水，故可调节唾液中的电解质含量和唾液量。

（3）小叶间导管和总导管　纹状管汇合形成小叶间导管。小叶间导管逐级汇合并增粗，最后形成一条或几条总导管开口于口腔。导管近口腔开口处渐为复层扁平上皮，与口腔上皮相连续。

（二）大唾液腺的结构特点

1.腮腺　为纯浆液性腺。分泌物含唾液淀粉酶多，黏液少。

2.下颌下腺　为混合腺，含浆液性腺泡最多（图8-32）。分泌物含唾液淀粉酶较少，黏液较多。

3.舌下腺　为混合腺，以黏液性和混合性腺泡为主。分泌物以黏液为主。

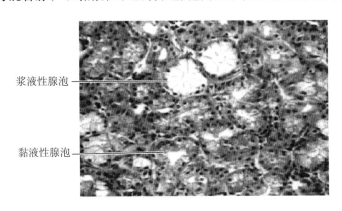

图 8-32　下颌下腺

（三）唾液

唾液的70%由下颌下腺分泌，25%由腮腺分泌，5%由舌下腺分泌。唾液中的水和黏液起润滑口腔的作用；唾液淀粉酶可分解食物中的淀粉。唾液中还含有溶菌酶。

二、肝的微细结构

肝是人体内最大的腺体，也是最大的实质性脏器，肝细胞产生的胆汁经胆管输入十二指肠，参与脂类物质的消化，故通常将肝列为消化腺。另外肝又是进行物质代谢的重要器官。此外，肝内还有大量巨噬细胞，它能清除从胃肠进入机体的微生物等有害物。肝表面的结缔组织从肝门入肝，并将肝的实质分割成许多肝小叶。

（一）肝小叶

肝小叶是肝的基本结构和功能单位，呈多面棱柱体，成人肝有50万～100万个肝小叶（图8-33）。肝小叶中央有一条沿其长轴走行的中央静脉，中央静脉周围是大致呈放射状排列的肝细胞和肝血窦（图8-34）。

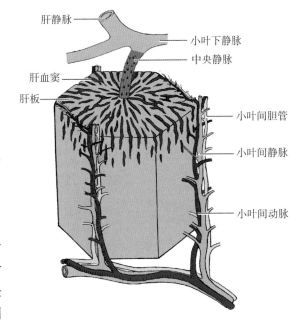

图 8-33　肝小叶模式图

扫码"看一看"

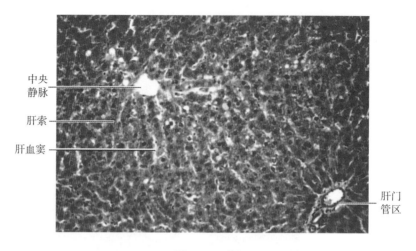

图 8-34　肝

肝细胞是构成肝小叶的主要成分，约占肝小叶体积的75%。肝细胞以中央静脉为中心单行排列成板状，称为肝板，呈放射状。肝板之间为肝血窦，血窦经肝板上的孔互相通连，形成网状管道。在切片中，肝板的断面呈索状，称肝索。肝细胞相邻面的质膜局部凹陷，形成微细的小管，称胆小管。

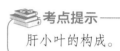

考点提示

肝小叶的构成。

1.**肝细胞**　体积较大，呈多面体形（图8-35）。肝细胞有三种不同的功能面：血窦面、细胞连接面和胆小管面。血窦面和胆小管面有发达的微绒毛，使细胞表面积增大。相邻肝细胞之间的连接面有紧密连接、桥粒和缝隙连接等结构。肝细胞核大而圆，居中央，核仁1至数个。肝细胞是一种高度分化并具有多种功能的细胞，胞质内各种细胞器丰富而发达，并含有糖原、脂滴等内涵物。

扫码"看一看"

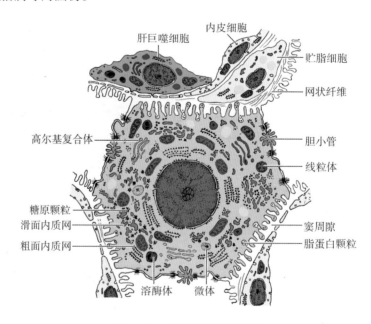

图 8-35　肝细胞结构模式图

2.**肝血窦**　位于肝板之间，互相吻合成网状管道。血液从肝小叶的周边经血窦流向中央，汇入中央静脉。血窦腔内有定居于肝内的巨噬细胞和大颗粒淋巴细胞。

3.**窦周隙和贮脂细胞**　血窦内皮细胞与肝细胞之间有宽约0.4μm的狭小间隙，称窦周隙，窦周隙内充满血浆。

窦周隙内有散在的网状纤维，起支持血窦内皮的作用；还有一种散在的细胞称贮脂细胞，其结构特征是胞质内含有许多大小不一的脂滴。

4.胆小管　是相邻两个肝细胞之间局部凹陷形成的微细管道。它们在肝板内连接成网格状管道，胆小管周围的肝细胞膜形成紧密连接、桥粒等连接复合体封闭胆小管。

（二）肝门管区

每个肝小叶的周围一般有3～4个门管区，门管区内主要有小叶间静脉、小叶间动脉和小叶间胆管，此外还有淋巴管和神经纤维（图8-36）。

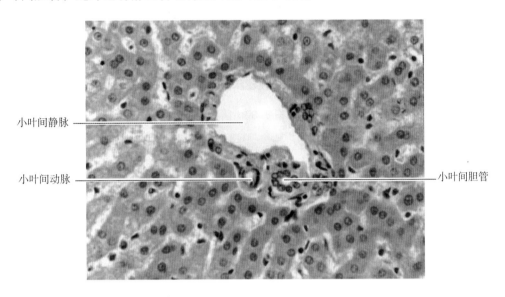

图8-36　肝门管区

1.小叶间静脉　是门静脉的分支，管腔较大而不规则，壁薄，内皮外仅有少量散在的平滑肌。

2.小叶间动脉　是肝动脉的分支，管径较细，腔较小，管壁相对较厚，内皮外有几层环行平滑肌。

3.小叶间胆管　是肝管的分支，管壁由单层立方或低柱状上皮构成。

（三）肝内血液循环

进入肝的血管有门静脉和肝动脉。门静脉是肝的功能血管，将从胃肠吸收的物质输入肝内。门静脉在肝门处分为左右两支，分别进入肝左、右叶，继而在肝小叶间反复分支，形成小叶间静脉。小叶间静脉分出小支，称终末门微静脉，行于相邻两个肝小叶之间。终末门微静脉的分支与血窦相连，将门静脉血输入肝小叶内。肝动脉血富含氧，是肝的营养血管。肝动脉的分支与门静脉的分支伴行，依次分为小叶间动脉和终末肝微动脉，最后也通入血窦。因此，肝血窦内含有门静脉和肝动脉的混合血液。肝血窦的血液，从小叶周边流向中央，汇入中央静脉。若干中央静脉汇合成小叶下静脉。小叶下静脉进而汇合成2～3支肝静脉，出肝后入下腔静脉。

三、胰的微细结构

胰表面覆以薄层结缔组织被膜，结缔组织伸入腺内将实质分隔为许多小叶。胰腺实质由外分泌部和内分泌部两部分组成（图8-37）。外分泌部分泌胰液，含有多种消化酶，在食

扫码"看一看"

扫码"看一看"

小叶间静脉

小叶间动脉

小叶间胆管

物消化中起重要作用。内分泌部为散在于外分泌部之间的细胞团，称胰岛，它分泌的激素主要参与调节碳水化合物的代谢。

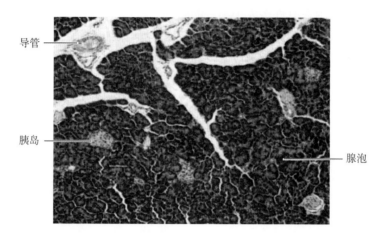

图 8-37　胰

（一）外分泌部

外分泌部为浆液性复管泡状腺。小叶间结缔组织中有导管、血管、淋巴管和神经。

1.腺泡　腺细胞呈锥体形，基部胞质内含有丰富的粗面内质网和核糖体。细胞合成的蛋白质（酶的前体），经高尔基复合体组装于分泌颗粒（酶原颗粒）内。颗粒聚集于细胞顶部，饥饿时细胞内分泌颗粒增多；进食后细胞释放分泌物，颗粒减少。

胰腺腺泡腔面还可见一些较小的扁平或立方形细胞，称泡心细胞，呈核圆形或卵圆形。泡心细胞是延伸入腺泡腔内的闰管上皮细胞。

2.导管　腺泡以泡心细胞与闰管相连，闰管逐渐汇合形成小叶内导管。小叶内导管汇成小叶间导管，后者再汇合成一条主导管，在胰头部与胆总管汇合，开口于十二指肠乳头。

（二）胰岛

人的胰岛（图8-38）主要有A、B、D、PP四种细胞。

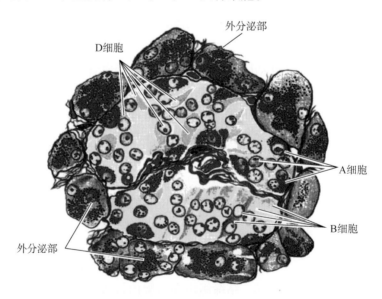

图 8-38　胰岛

1. **A细胞** 约占胰岛细胞总数的20%，多分布在胰岛周边部。A细胞内的分泌颗粒较大，呈圆形或卵圆形，分泌胰高血糖素。胰高血糖素可促进肝细胞内的糖原分解为葡萄糖，并抑制糖原合成，使血糖升高。

2. **B细胞** 数量较多，约占胰岛细胞总数的70%，主要位于胰岛的中央部。B细胞内的分泌颗粒大小不一。B细胞分泌胰岛素。胰岛素是含51个氨基酸的多肽，主要作用是促进葡萄糖的利用，也可促进葡萄糖合成糖原或转化为脂肪，使血糖降低。

3. **D细胞** 数量少，约占胰岛细胞总数的5%，散布于A细胞、B细胞之间。D细胞内的分泌颗粒较大。D细胞分泌生长抑素，并以旁分泌方式直接作用于邻近的A细胞、B细胞或PP细胞，抑制这些细胞的分泌功能。

4. **PP细胞** 数量很少，分泌胰多肽，有抑制胃肠运动和胰液分泌以及胆囊收缩的作用。

本章小结

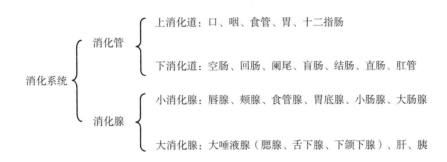

消化系统
- 消化管
  - 上消化道：口、咽、食管、胃、十二指肠
  - 下消化道：空肠、回肠、阑尾、盲肠、结肠、直肠、肛管
- 消化腺
  - 小消化腺：唇腺、颊腺、食管腺、胃底腺、小肠腺、大肠腺
  - 大消化腺：大唾液腺（腮腺、舌下腺、下颌下腺）、肝、胰

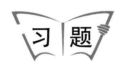

习题

扫码"练一练"

一、选择题

1.上消化道不包括

    A.口腔   B.十二指肠   C.空肠

    D.胃   E.食管

2.关于食管的描述不正确的是

    A.起始处距中切牙15cm

    B.食管上段肌层由骨骼肌构成

    C.全长约25 cm

    D.向下续于十二指肠

    E.食管黏膜上皮为复层扁平上皮

3.有关胃的描述哪一种是错误的

    A.入口为贲门，出口为幽门

    B.胃壁肌是平滑肌，外膜是浆膜

    C.胃大部分位于腹上区

D.幽门前方可见幽门前静脉

E.胃溃疡及胃癌好发于幽门窦近胃小弯处

4.十二指肠大乳头位于

A.十二指肠上部   B.十二指肠降部

C.十二指肠水平部   D.十二指肠升部

E.胆总管与胰管的共同开口处

5.十二指肠溃疡的好发部位是

A.十二指肠球部   B.十二指肠降部

C.十二指肠水平部   D.十二指肠空肠曲

E.十二指肠大乳头附近

6.具有结肠带、结肠袋和肠脂垂的消化管是

A.结肠   B.直肠   C.回肠

D.空肠   E.十二指肠

7.不属于肛管的结构是

A.肛窦   B.肛柱   C.肛瓣

D.齿状线   E.直肠横襞

8.肝的基本结构和功能单位是

A.肝细胞   B.肝索   C.肝小叶

D.肝门管区   E.胆小管

9.组成胃底腺的细胞中合成、分泌盐酸的是

A.主细胞   B.壁细胞   C.上皮细胞

D.颈黏液细胞   E.杯状细胞

10.胰岛素是由哪种细胞分泌的

A. A 细胞   B. B 细胞   C. D 细胞

D. PP 细胞   E. G 细胞

二、思考题

1.试描述胃的位置和分部。

2.请简要总结肝的脏面可观察到的大体结构有哪些?

3.请问肝分泌的胆汁如何排入十二指肠?

4.请从结构角度说明,为什么小肠是物质消化和吸收的主要部位?

(徐红涛)

第九章 呼吸系统

呼吸系统由呼吸道和肺组成（图9-1）。通常鼻、咽、喉称为上呼吸道，气管和各级支气管称为下呼吸道。肺由实质组织和间质组成，前者包括支气管树和肺泡；后者包括结缔组织、血管、淋巴管、淋巴结和神经等。呼吸系统的主要功能是进行气体交换，即吸入氧，排出二氧化碳，维持人体内环境氧和二氧化碳含量的相对稳定，另外还兼有嗅觉和发音等功能。

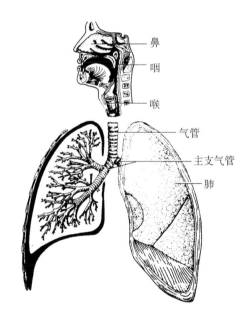

图9-1 呼吸系统概观

鼻
咽
喉
气管
主支气管
肺

扫码"看一看"

第一节 呼吸道

呼吸道包括鼻、咽、喉、气管和各级支气管。临床上通常称鼻、咽、喉为上呼吸道；称气管和各级支气管为下呼吸道。

一、鼻

鼻是呼吸道的起始部，既是气体的通道，又是嗅觉器官，还有辅助发音的功能。鼻分为外鼻、鼻腔和鼻旁窦三部分。

（一）外鼻

外鼻位于面部中央，以鼻骨和软骨为支架，外面覆以皮肤，呈三棱锥体形。上部位于两眼间的狭窄部分称鼻根，中部称鼻背，下部称鼻尖，鼻尖两侧弧形膨大称鼻翼。呼吸困难时，可见鼻翼扇动，在小儿更为明显。每侧鼻翼下端各围成鼻孔。鼻翼和鼻尖处的皮肤富含汗腺和皮脂腺，是痤疮、酒糟鼻和疖肿的好发部位。

（二）鼻腔

鼻腔以骨和软骨为基础，内衬皮肤和黏膜。鼻腔被鼻中隔分为左、右两腔。每腔向前借鼻孔与外界相通，向后借鼻后孔通向鼻咽。鼻中隔以筛骨垂直板、犁骨和鼻中隔软骨为支架，表面覆以黏膜而构成（图9-2）。鼻中隔多不居中，常偏向一侧。鼻中隔前下部血管丰富且位置表浅，血管易破裂出血，故称易出血区（Little区）。

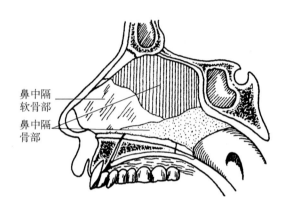

图9-2　鼻中隔

每侧鼻腔可分为前部的鼻前庭和后部的固有鼻腔。鼻前庭由鼻翼围成，内衬皮肤，并生有鼻毛，有滤过、净化空气的作用。鼻前庭处缺少皮下组织，但皮脂腺和汗腺丰富，是疖肿的好发部位，且发病时疼痛剧烈。固有鼻腔位于鼻腔后上部，内衬黏膜（图9-3）。其有上鼻甲、中鼻甲和下鼻甲以及上鼻道、中鼻道和下鼻道。在上鼻甲后上方有一凹陷称蝶筛隐窝。上、中鼻道及蝶筛隐窝处有鼻旁窦的开口，下鼻道前部有鼻泪管的开口。

考点提示

鼻黏膜易出血区（Little区）在鼻中隔前下部。

鼻黏膜按其结构和功能可分为嗅区和呼吸区。①嗅区，是上鼻甲及相对的鼻中隔的黏膜，活体呈苍白或浅黄色，内含嗅细胞，有感受嗅觉的功能。②呼吸区，是嗅区以外的部分，黏膜呈浅红色，固有层内有混合腺和丰富的静脉丛，对吸入的空气起加温加湿作用。炎症时，静脉充血，黏膜肿胀，分泌物增多，鼻腔变窄，引起鼻塞。

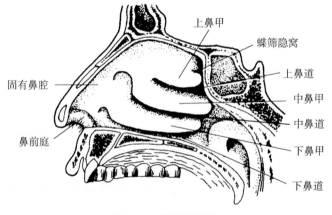

图9-3　鼻腔外侧壁

（三）鼻旁窦

鼻旁窦又称副鼻窦，由同名骨性鼻旁窦内衬黏膜构成，共四对（图9-4、图9-5），均开口于鼻腔。其中，额窦、上颌窦、筛窦前组和中组开口于中鼻道；筛窦后组开口于上鼻道；蝶窦开口于蝶筛隐窝。鼻旁窦对发音起共鸣作用。鼻旁窦的黏膜与鼻腔黏膜相互延续，故鼻旁窦对吸入的空气也能加温加湿，而鼻腔的炎症也可蔓延到鼻旁窦。上颌窦窦腔最大，平均容积为14.67ml，且开口位置高于窦底，分泌物不易排出，发生炎症后易转为慢性。另外，上颌窦底邻近上颌磨牙牙根，两者仅隔一层菲薄的骨质。有时牙根可突入窦内，仅以黏膜与窦相隔。故上颌磨牙根的感染常波及上颌窦，引起牙源性上颌窦炎。

考点提示

上颌窦开口位置高于窦底，分泌物不易排出，发生炎症后易转为慢性。

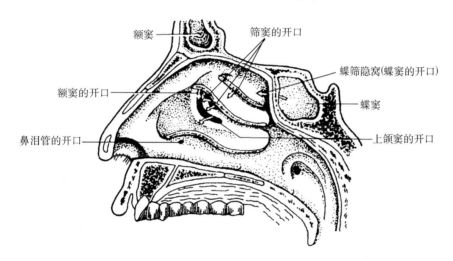

图 9-4　鼻旁窦开口

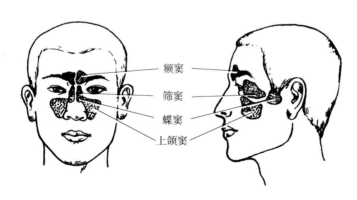

图 9-5　鼻旁窦的体表投影

二、喉

喉既是呼吸管道，又是发音器官。

（一）喉的位置

喉位于颈前正中，上借甲状舌骨膜连于舌骨，下接气管（图9-6）。

前方有舌骨下肌群覆盖，后方邻咽的喉部，两侧有颈部大血管、神经和甲状腺侧叶。成人喉相当于第3～6颈椎高度，小儿喉的位置较高。喉的活动性大，可随吞咽上、下移动。

（二）喉的构造

喉由喉软骨、软骨间连结、喉肌和喉黏膜构成。

1.喉的软骨及其连结　喉软骨主要包括不成对的甲状软骨、环状软骨、会厌软骨和成对的杓状软骨，它们构成喉的支架。

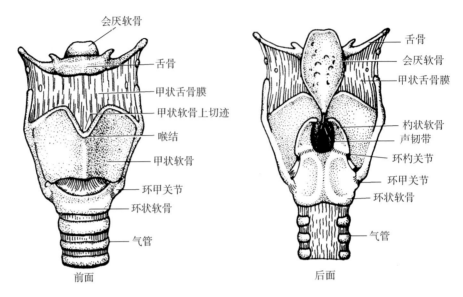

图 9-6　喉的软骨及其连结

（1）甲状软骨　甲状软骨位于舌骨下方，是喉软骨中最大的一块，由左、右两块近似方形软骨板在正中线互相愈合而成。愈合处形成向后开放的前角，其上端向前突称喉结，在成年男性尤为明显，是颈部的重要标志。软骨板后缘向下伸出一对突起与环状软骨构成环甲关节。

（2）环状软骨　位于甲状软骨下方，前部低窄，后部高宽。环状软骨前部平对第6颈椎，是颈部的重要标志之一。环状软骨是喉软骨中唯一一块完整的环形软骨，对维持呼吸道的通畅具有重要作用，损伤后易引起喉狭窄。

（3）会厌软骨　位于甲状软骨后上方，形似树叶，上端宽而游离，下端尖细并附着于甲状软骨前角的后面。会厌软骨外面覆以黏膜，构成会厌。吞咽时，喉上提，会厌盖住喉口。

（4）杓状软骨及其连结　杓状软骨位于环状软骨后上方，呈三棱锥体形，尖向上，底朝下与环状软骨构成环杓关节。杓状软骨底的前端与甲状软骨前角内面有声韧带附着，声韧带是发音的主要结构。

2.喉腔与喉黏膜　喉的内腔称喉腔。喉腔向上经喉口通咽的喉部，向下通气管。在喉腔的中部两侧壁上，有两对呈矢状位的黏膜皱襞。上方一对称前庭襞，两侧前庭襞间的裂隙称前庭裂；下方一对称声襞，由喉黏膜覆盖声韧带和声带肌而构成，两侧声襞间的裂隙称声门裂（图9-7、图9-8）。声门裂是喉腔最狭窄的部位，当气流通过时，振动声带而发出声音。喉腔借前庭裂和声门裂分为上、中、下三部分：前庭裂以上的部分称喉前庭；前庭裂与声门裂之间的部分称喉中间腔，喉中间腔向两侧延伸的间隙称喉室；声门裂以下的部分称声门下腔。声门下腔的黏膜下组织比较疏松，炎症时易引起水肿。婴幼儿喉腔较窄小，喉水肿易引起喉阻塞，导致呼吸困难。

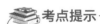 **考点提示**

声门下腔的黏膜下组织比较疏松，炎症时易引起水肿。

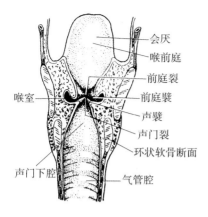

图 9-7　喉腔（冠状切面）

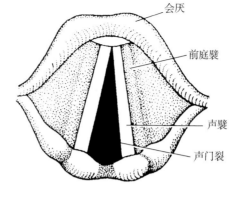

图 9-8　喉口（上面观）

3.喉肌　喉肌属骨骼肌，是发音的动力器官。肌块细小，分为两群。一部分作用于环甲关节，使声带紧张或松弛；另一部分作用于环杓关节，使声门裂开大或缩小。通过喉肌的运动可控制发音的强弱或调节音调的高低。

三、气管与主支气管

（一）气管的位置与形态

气管是连于喉和主支气管之间的管道，位于食管前面，上端于第6颈椎体下缘处接环状软骨，经颈部正中入胸腔，至胸骨角平面分为左、右主支气管（图9-9），分杈处称气管杈。气管由16～20个"C"字形的气管软骨环及各环之间肌和结缔组织构成。气管后壁缺乏软骨，由结缔组织和平滑肌构成的气管膜壁封闭。

以胸骨颈静脉切迹为界，将气管分为颈、胸两段。颈段短而表浅，在颈静脉切迹处可触及。颈段前面除覆以舌骨下肌群外，在第2～4气管软骨环前方还有甲状腺峡部，两侧有颈部大血管、神经和甲状腺侧叶。临床上遇急性喉阻塞，需做气管切开时，常选择在第3～4或第4～5气管软骨环处沿正中线进行。

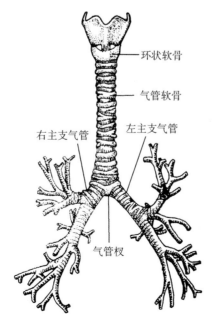

图 9-9　气管与主支气管

（二）主支气管的形态特点

主支气管是气管在胸骨角平面分出的一级支气管，左、右各一，经肺门入肺。左主支气管平均长4～5cm，外径0.9～1.4cm，走行较倾斜。右主支气管平均长2～3cm，外径1.2～1.5cm，走行较陡直。根据右主支气管的走行及形态特点，故气管异物易坠入右主支气管。

考点提示

由于右主支气管较左主支气管粗短、陡直，故气管异物易坠入右主支气管。

第二节　肺

 案例分析

[案例]患者，男性，65岁。　主诉咳嗽、咳痰20年，加重1周。现病史：20年来每年冬季咳嗽、咳痰，痰量少，白色黏状，伴有气短，无咯血、低热、呐差、盗汗。1周前受凉，上述症状加重，气急明显，痰呈黄色脓性，不易咳出，无胸痛、咯血和呕吐、腹泻等，为求进一步诊治来院。

[讨论]

1.哪些原因会引起咳嗽？

2.患者是何原因引起的咳嗽？

一、肺的形态

（一）位置

肺位于胸腔内，纵隔的两侧，左右各一。

（二）形态

幼儿的肺呈淡红色，成人呈暗红色，质软而轻。肺形似圆锥状，有一尖、一底、两面、三缘。肺尖圆钝，高出锁骨内侧段上方2～3cm；肺底（膈面）向上凹陷，与膈相贴；外侧面（肋面）广阔圆凸，贴近肋和肋间肌；内侧面（纵隔面）中央内陷处叫肺门，有主支气管、肺动脉、肺静脉、淋巴管和神经等出入，这些出入肺门的结构，被结缔组织和胸膜包绕成束叫肺根。前缘锐薄，左肺有心切迹，心切迹下方有左肺小舌；后缘圆钝，贴于脊柱两旁；下缘锐薄，伸向膈与胸壁之间（图9-10、图9-11）。

（三）分叶

左肺窄长，由斜裂分为上、下两个肺叶；右肺粗短，由斜裂和水平裂分为上、中、下三个肺叶。

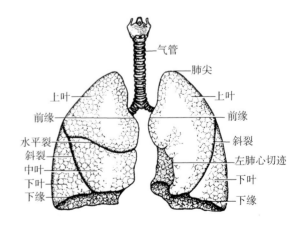

图9-10　肺的形态

（四）肺的血管

肺有两套血管，一套为功能性血管，是肺完成气体交换的血管。每侧肺有一条肺动脉和两条肺静脉。在肺内连于肺泡壁的毛细血管网，并在此进行气体交换。另一套为营养血管，它是营养肺组织的血管，每侧肺有一到两支细小的支气管动脉与支气管的各级分支伴行，营养肺内的支气管壁、肺血管壁和脏胸膜等。

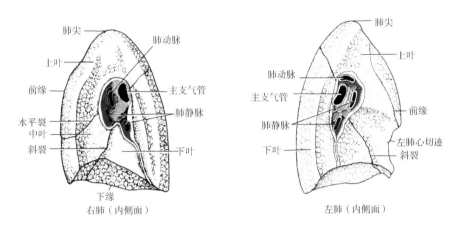

图 9-11　肺的内侧面及肺段

二、支气管树

气管、支气管及其各级分支形似一个倒置的大树，称支气管树（图9-12）。支气管经肺门入肺，分为叶支气管（第2级），右肺3支，左肺2支。叶支气管分为段支气管（第3 ~ 4级），左肺8支、右肺10支。段支气管反复分支为小支气管（第5 ~ 10级）继而再分支为细支气管（第11 ~ 13级），细支气管又分支为终末细支气管（第14 ~ 16级）。从叶支气管至终末细支气管为肺内的导气部。终末细支气管以下的分支为肺的呼吸部，包括呼吸细支气管（第17 ~ 19级）、肺泡管（第20 ~ 22级）、肺泡囊（第23级）和肺泡（第24级）。

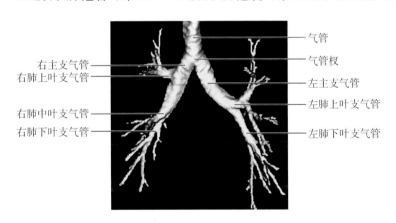

图 9-12　支气管树

三、支气管肺段

肺段支气管是指肺叶支气管的分支，每一肺段支气管及其分支和它所属的肺组织共同构成支气管肺段，右肺分为10段，左肺分8 ~ 10段，每一段都呈楔形，底在肺表面，尖在肺根。每一肺段都有自己的动脉和支气管，相邻两个肺段共用一条静脉。

第三节 胸 膜

胸膜为覆盖在胸壁内面、纵隔两侧（壁胸膜）和肺表面（脏胸膜）的一层薄而光滑的浆膜。

一、壁胸膜

壁胸膜是胸膜的一部分。壁胸膜被覆于胸壁内侧、纵隔两侧和膈上面，也突至颈根部等处。壁胸膜按部位分为四部：①肋胸膜，衬于肋和肋间隙内面；②膈胸膜，覆盖膈上面，与膈结合紧密，不易剥离；③纵隔胸膜，位于纵隔两侧，其中部包裹肺根并移行为脏胸膜；④胸膜顶，为肋胸膜与膈胸膜向上延伸突入颈部的部分，覆盖在肺尖的表面，高出锁骨内侧1/3上方2～3cm。在颈根部进行臂丛阻滞麻醉或针刺时，应高于锁骨上方4cm进针，以防止刺破肺尖而人为造成气胸，引起呼吸困难。

二、脏胸膜

脏胸膜紧贴肺表面，并伸入到肺裂内，与肺实质紧密结合而不能分离，故又称肺胸膜。

三、胸膜腔

胸膜腔由脏、壁胸膜在肺根处互相移行，形成左、右两个潜在性的密闭间隙称胸膜腔。腔内为负压，仅有少量浆液，可减少呼吸时脏、壁两层胸膜间的摩擦。

胸腔由胸壁与膈围成，上界经胸廓上口与颈部相连；下界借膈与腹腔分隔。胸腔分为三部分：左、右两侧为胸膜腔和肺，中间为纵隔。

四、胸膜隐窝

壁胸膜互相移行转折处，有些部位存在较大的空隙，即使在深吸气时，肺的边缘也不能伸入其间，这些部分称胸膜隐窝。其中，最重要的是肋膈隐窝，在肋胸膜与膈胸膜互相转折处，呈半环形。肋膈隐窝是位置最低、容积最大的胸膜隐窝，其深度一般可达两个肋及肋间隙，平静呼吸时深度约5cm。深呼吸时，肺的下缘也不能伸入其内，胸膜腔积液时常首先聚集于此。在前后位胸片上，肋膈隐窝呈开口向内上的夹角，影像学上称肋膈角。

五、胸膜和肺的体表投影

胸膜的体表投影是指壁胸膜各部互相移行形成的返折线在体表的投影位置，标志着胸膜腔的范围（图9-13）。其中，最有实用意义的是胸膜前界和下界的体表投影。

胸膜前界为肋胸膜与纵隔胸膜前缘转折处的返折线，两侧均起自胸膜顶，向内下经胸锁关节后方至第2胸肋关节水平，两侧互相靠拢并沿中线垂直下行。左侧在第4胸肋关节处斜向外下，沿胸骨左缘外侧2～2.5cm下行，至第6肋软骨后方移行为胸膜下界。右侧在第6胸肋关节处转向右移行为胸膜下界。胸膜下界是肋胸膜与膈胸膜移行处的返折线。左侧起自第6肋软骨后方，右侧起自第6胸肋关节处，两侧均斜向外下方，在锁骨中线与第8肋相交，在腋中线与第10肋相交，在肩胛线与第11肋相交，在脊柱旁约平第12胸椎棘突高度。

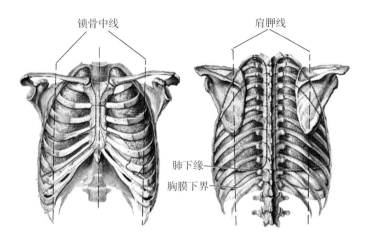

图 9-13 肺与胸膜的体表投影

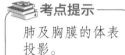
考点提示

肺及胸膜的体表投影。

肺的体表投影：肺尖与胸膜顶的体表投影一致，肺前界与胸膜前界的体表投影也几乎相同。肺下界的体表投影比胸膜下界的高出1～2肋，即在锁骨中线与第6肋相交，在腋中线与第8肋相交，在肩胛线第10肋相交，在脊柱旁约平第10胸椎棘突高度（表9-1）。

表 9-1 肺下界与胸膜下界体表投影

	锁骨中线	腋中线	肩胛线	后正中线
肺下界	第 6 肋	第 8 肋	第 10 肋	第 10 胸椎棘突
胸膜下界	第 8 肋	第 10 肋	第 11 肋	第 12 胸椎棘突

第四节 纵 隔

纵隔是左、右纵隔胸膜之间的全部器官、结构和结缔组织的总称。纵隔的前界为胸骨，后界为脊柱胸段，两侧界为纵隔胸膜，上界为胸廓上口，下界为膈。

通常以胸骨角平面为界，将纵隔分为上纵隔与下纵隔。下纵隔又以心包为界，分为前纵隔、中纵隔和后纵隔（图9-14）。

一、上纵隔

上纵隔内有胸腺（或胸腺遗迹）、气管、食管、头臂静脉、上腔静脉、主动脉弓及其三条大分支、胸导管、膈神经、迷走神经和淋巴结等。

二、下纵隔

前纵隔位于胸骨与心包之间，内有纵隔前淋巴结及疏松结缔组织等。

中纵隔位于前、后纵隔之间，内有心包、心和出入心的大血管、主支气管起始部、膈神经、心包膈血管和淋巴结等。

后纵隔位于心包与脊柱之间，内有食管、主支气管、胸主动脉、奇静脉、半奇静脉、胸导管、迷走神经、胸交感干和淋巴结等。

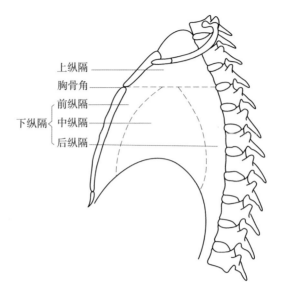

图 9-14　纵隔的分部示意图

知识链接

胸腔积液

　　胸腔积液是以胸膜腔内病理性液体积聚为特征的一种常见临床症候。胸膜腔为脏层和壁层胸膜之间的一个潜在间隙，正常人胸膜腔内有 5～15ml 液体，在呼吸运动时起润滑作用，胸膜腔内每天有 500～1000ml 的液体形成与吸收，任何原因导致胸膜腔内液体产生增多或吸收减少，即可产生胸腔积液。按其发生机制可分为漏出性胸腔积液和渗出性胸腔积液两类。

第五节　气管与肺的微细结构

一、气管与支气管

　　气管和支气管的结构大致相同。管壁都分为三层，由内向外依次为黏膜、黏膜下层和外膜，各层间无明显分界（图9-15）。

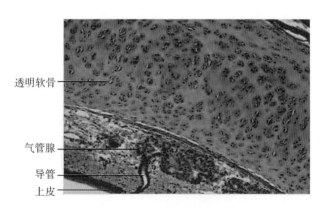

图 9-15　气管壁光镜结构

（一）黏膜

由上皮和固有层组成。上皮为假复层纤毛柱状上皮，电镜下可见由下列五种细胞组成（图9-16）。

1.纤毛细胞 数量最多，细胞呈柱状，游离面有密集的纤毛，纤毛向咽部摆动，可将黏液及吸附的尘粒、细菌等运送到喉部，以痰的形式咳出。

2.杯状细胞 散在于纤毛细胞之间，分泌的黏液与气管腺分泌物共同形成黏液屏障，覆盖在上皮表面，可黏附灰尘、细菌等有害物质。

3.刷细胞 细胞呈柱状，游离面有许多微绒毛。其功能尚无定论，可能具有感受刺激的功能。

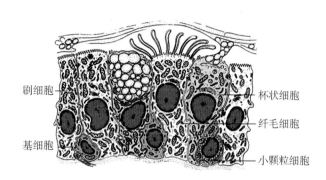

图 9-16　气管上皮超微结构模式图

4.小颗粒细胞 数量少，细胞较矮，位于上皮基部，属于弥散神经内分泌细胞，分泌物可调节平滑肌的收缩和腺体分泌活动，影响气道的管径大小和肺循环的血流量。

5.基细胞 细胞呈锥体形，位于上皮深面，细胞较小，是干细胞，可分化为纤毛细胞和杯状细胞。

固有层为细密结缔组织，含较多的弹性纤维、丰富的血管、淋巴组织和浆细胞。

（二）黏膜下层

黏膜下层由疏松结缔组织构成，与固有层无明显界限，内含许多混合腺，即气管腺。气管腺的导管经固有层开口于黏膜表面；其黏液性腺泡分泌物黏稠，参与黏液屏障的形成；浆液性腺泡分泌物稀薄，有利于纤毛的摆动。

（三）外膜

外膜较厚，由"C"字形的透明软骨环和结缔组织构成。软骨环缺口处由环行的平滑肌和结缔组织充填，内有较多的气管腺。

二、肺

肺的表面覆有一层光滑而湿润的浆膜，即胸膜脏层。支气管由肺门入肺后，后复分支形成树枝状，称支气管树。支气管树和与其相连的肺泡构成肺的实质，肺实质间的结缔组织、血管、淋巴管和神经等构成了肺的间质。支气管在肺内的多次分支统称为小支气管。小支气管分支到管径1mm以下时，称细支气管。细支气管末端的分支直径小于0.5mm时，称为终末细支气管。从肺内支气管到终末细支气管为肺的导气部。终末细支气管再分支形成的呼吸性细支气管、肺泡管、肺泡囊和肺泡，构成了肺的呼吸部。

每个细支气管连同它的各级分支和肺泡，组成一个肺小叶，周围有薄层结缔组织包绕。

考点提示
气管的管壁由内向外分为黏膜、黏膜下层和外膜。

肺小叶呈锥体形，尖朝向肺门，底朝向肺表面（图9-17）。临床上的小叶性肺炎即指肺小叶的炎症。

（一）导气部

1.肺内支气管和小支气管

（1）黏膜　与支气管的黏膜相似。但随着分支的增多，管径的变细，上皮由高变矮，杯状细胞逐渐减少；固有层逐渐变薄，其外侧可见一层不规则的、螺旋形排列的平滑肌。

（2）黏膜下层　为疏松结缔组织，亦含混合腺，腺体随管径变细而逐渐减少。

（3）外膜　由结缔组织和不规则的软骨片组成。软骨片随着管径的变细也逐渐减少。

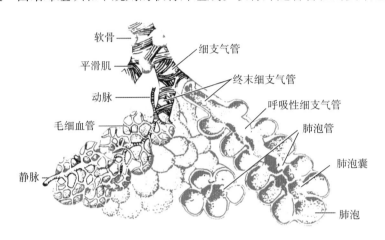

图9-17　肺小叶立体模式图

2.细支气管和终末细支气管

（1）细支气管　小支气管反复分支，过渡为细支气管。上皮仍为假复层纤毛柱状上皮，但变得更矮，杯状细胞很少，可见少量腺体，软骨片消失，平滑肌相对增多，黏膜常见皱襞。

（2）终末细支气管　是细支气管的末端分支。上皮为单层纤毛柱状上皮，杯状细胞和腺体均消失，平滑肌相对增多，形成完整的一层（图9-18）。

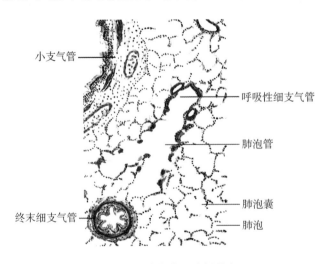

图9-18　肺仿真图（低倍）

电镜下，可见细支气管和终末细支气管的上皮由纤毛细胞和无纤毛的Clara细胞组成。Clara细胞呈圆柱状，胞质内有发达的滑面内质网和分泌颗粒。该细胞的分泌物中含有蛋白酶，可分解管腔内的细胞和黏液，以利于排出。

（二）呼吸部

1.呼吸性细支气管 是终末细支气管的分支，管壁上已有肺泡开口，可进行气体交换。上皮为单层立方上皮，其外有少量结缔组织和平滑肌（图9-18）。

2.肺泡管 有许多肺泡开口，管壁组织很少，只在肺泡开口之间存在小部分管壁，切片上呈结节状膨大，表面为立方上皮，下方为富含弹性纤维的薄层结缔组织及少量平滑肌纤维（图9-18）。

3.肺泡囊 是几个肺泡的共同开口处，结构与肺泡管相似，但在肺泡开口处已无平滑肌，故切片上不见结节状膨大（图9-18）。

4.肺泡 肺泡为多面形囊泡，是肺进行气体交换的场所，开口于肺泡囊、肺泡管或呼吸性细支气管（图9-19）。相邻的肺泡间有少量结缔组织，称肺泡隔。人两肺有3亿～4亿个肺泡，每个肺泡的直径200～250μm，深吸气时，肺泡总面积可达100m²。肺泡壁菲薄，内表面衬有肺泡上皮。

（1）肺泡上皮 由下列两种细胞组成：①Ⅰ型肺泡细胞：细胞扁平，含核部位较厚，其余部分菲薄，细胞数量少，覆盖面广，是肺泡进行气体交换的部位，主要参与气血屏障的构成。②Ⅱ型肺泡细胞：数量多，呈立方形或圆形，嵌在Ⅰ型肺泡细胞之间，核圆形，胞质呈泡沫状（图9-19）。电镜下可见细胞游离面有少量微绒毛，胞质内含有许多嗜锇性板层小体，主要成分为磷脂、蛋白质和糖胺多糖等，分泌到肺泡上皮表面，即成为表面活性物质。该物质具有降低肺泡表面张力，稳定肺泡直径的作用。有些早产儿由于缺乏肺泡表面活性物质，发生肺不张，引起呼吸障碍。肺泡表面活性物质的合成与分泌受到抑制或破坏时，如创伤、休克、中毒或感染，可引起肺泡塌陷，产生呼吸困难。Ⅱ型肺泡细胞还有增殖分化能力，可修复受损的Ⅰ型肺泡细胞，但往往引起气血屏障增厚，使气体交换功能发生障碍。

> **考点提示**
> 肺泡上皮由Ⅰ型肺泡细胞和Ⅱ型肺泡细胞组成。

（2）肺泡隔 位于相邻肺泡之间，由薄层结缔组织构成。其特征是含有极其丰富的毛细血管网和大量的弹性纤维（图9-19）。密集的毛细血管网有利于血液与肺泡之间的气体交换；弹性纤维有助于肺泡扩张后的回缩。若受某种因素的影响，弹性纤维遭到破坏，肺泡因不能回缩而经常处于过度扩张状态，即为肺气肿。

> **考点提示**
> 肺泡隔内的弹性纤维遭到破坏，肺泡因不能回缩而经常处于过度扩张状态，即为肺气肿。

知识链接

肺 气 肿

肺气肿是指终末细支气管远端（呼吸细支气管、肺泡管、肺泡囊和肺泡）的气道弹性减退，过度膨胀、充气和肺容积增大或同时伴有气道壁破坏的病理状态。由某些肺部慢性疾病如慢性支气管炎、支气管哮喘、广泛性支气管扩张等引起，其中绝大多数是由慢性支气管炎引起。

临床症状轻重视肺气肿程度而定。早期可无症状或仅在劳动、运动时感到气短，逐渐难以胜任原来的工作。随着肺气肿进展，呼吸困难程度随之加重，以至稍一活动甚或完全休息时仍感气短。此外尚可感到乏力、体重下降、食欲减退、上腹胀满。引起肺气肿的主要原因是慢性支气管炎，因此除气短外还有咳嗽、咳痰等症状，早期仅有呼气相延长或无异常。

（3）气-血屏障　又称呼吸膜，是指肺泡与血液之间进行气体交换必须经过的膜。包括肺泡表面活性物质、Ⅰ型肺泡细胞及其基膜、薄层结缔组织、毛细血管基膜与内皮（图9-5）。

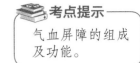

考点提示

气血屏障的组成及功能。

（4）肺泡孔　相邻肺泡之间有直径10～15μm的小孔相通，称肺泡孔（图9-5）。它是肺泡间的气体通道，与平衡肺泡内的气压有关。当支气管阻塞时，可通过肺泡孔建立侧支通气，进行有限的气体交换。但在肺部感染时，病原体也可经此孔扩散，造成炎症蔓延。

（5）肺泡巨噬细胞　为肺泡隔或肺泡腔内的巨噬细胞。细胞体大，形态不一，具有吞噬细菌、异物和渗出的红细胞等功能。它吞噬了吸入的灰尘后，称尘细胞。尘细胞可经呼吸道排出体外，也可沉积于肺间质中（图9-19）。

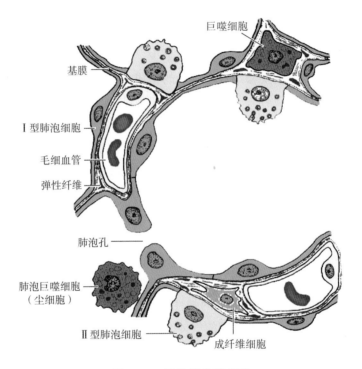

图9-19　肺泡结构模式图

（三）肺的血管

肺的血液供应来源于肺动脉和支气管动脉。

1.肺动脉　是肺的功能性血管，属弹性动脉。入肺后，伴随支气管一同分支，直至呼吸性细支气管以下时，才形成毛细血管网包绕肺泡，并进行气体交换。然后，毛细血管又逐渐汇成肺静脉出肺。

2.支气管动脉　是肺的营养血管，起自胸主动脉或肋间动脉。与支气管伴行入肺，沿途于各级支气管壁内形成毛细血管，营养肺组织。然后，一部分毛细血管汇入肺静脉；另一部分汇合成支气管静脉，伴随支气管，经肺门出肺。

本章小结

呼吸系统的组成

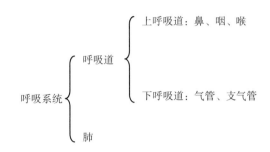

呼吸系统
- 呼吸道
  - 上呼吸道：鼻、咽、喉
  - 下呼吸道：气管、支气管
- 肺

气管及肺的微细结构

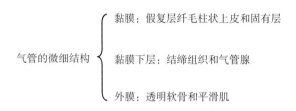

气管的微细结构
- 黏膜：假复层纤毛柱状上皮和固有层
- 黏膜下层：结缔组织和气管腺
- 外膜：透明软骨和平滑肌

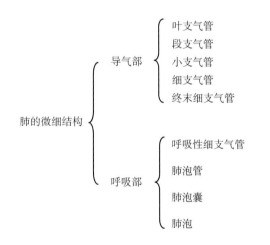

肺的微细结构
- 导气部
  - 叶支气管
  - 段支气管
  - 小支气管
  - 细支气管
  - 终末细支气管
- 呼吸部
  - 呼吸性细支气管
  - 肺泡管
  - 肺泡囊
  - 肺泡

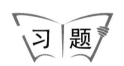

习 题

一、选择题

1.上呼吸道是指
    A.咽以上部位   B.喉以上部位   C.鼻、咽和喉
    D.气管以上部位   E.主支气管以上部位

2.喉炎时容易水肿的部位是
    A.喉口黏膜   B.喉前庭黏膜   C.喉中间腔黏膜
    D.声门下腔黏膜   E.喉室黏膜

扫码"练一练"

3.喉腔最狭窄的部位是
    A.前庭裂   B.声门裂   C.喉口
    D.喉中间腔   E.喉室

4.肋膈隐窝位于
    A.脏、壁胸膜移行处   B.肋胸膜、膈胸膜移行处
    C.胸膜顶处   D.膈胸膜与纵隔胸膜移行处
    E.以上都不对

5.胸膜下界在腋中线上位于
    A.第6肋   B.第8肋   C.第10肋
    D.第11肋   E.第12肋

6.出入肺门的结构不包括
    A.肺动脉   B.肺静脉   C.主支气管
    D.门静脉   E.神经和淋巴

7.气管上皮中能增殖分化的细胞是
    A.纤毛细胞   B.刷细胞   C.基细胞
    D.杯状细胞   E.小颗粒细胞

8.终末细支气管管壁结构有
    A.杯状细胞   B.腺体   C.软骨
    D.完整的环行平滑肌   E.骨骼肌

9.气管表面黏液屏障是由
    A.黏液性腺泡和杯状细胞的分泌物形成
    B.腺体和浆细胞分泌物形成
    C.杯状细胞和浆细胞分泌物形成
    D.纤毛和杯状细胞分泌物形成
    E.杯状细胞和小颗粒细胞分泌物形成

10.气管壁的3层结构是
    A.内膜、中膜和外膜   B.黏膜、黏膜下层和外膜
    C.黏膜、黏膜下层和肌膜   D.黏膜、肌层和纤维膜
    E.黏膜、肌层和黏膜下层

11.肺的导气部不包括
    A.呼吸性细支气管   B.细支气管   C.小支气管
    D.终末细支气管   E.肺内支气管

12.肺的呼吸部包括
    A.肺泡管   B.终末细支气管   C.细支气管
    D.小支气管   E.肺内支气管

13.相邻肺泡气体流通的通道是
    A.气－血屏障   B.肺泡隔   C.肺泡孔
    D.终末细支气管   E.肺泡上皮

14.光镜下，相邻肺泡开口处有结节状膨大的结构是
    A.终末细支气管   B.呼吸性细支气管   C.肺泡管

    D.肺泡囊　　　　　　　E.终末细支气管

15.分泌表面活性物质的细胞是

　　A.Ⅰ型肺泡细胞　　　　B.Ⅱ型肺泡细胞　　　　C.肺泡巨噬细胞

　　D.Clara细胞　　　　　　E.杯状细胞

16.在支气管树中，肺泡最早出现于

　　A.细支气管　　　　　　B.终末细支气管　　　　C.呼吸性细支气管

　　D.肺泡管　　　　　　　E.肺泡囊

二、思考题

1.气管异物易入哪一侧主支气管？为什么？

2.简述气管管壁的组织结构。

3.试述肺泡上皮的结构及功能。

（单　政　马永臻）

第十章 泌尿系统

泌尿系统由肾、输尿管、膀胱和尿道组成。其主要功能是排出体内溶于水的代谢产物，如尿素、尿酸以及多余的水、无机盐等，保持机体内环境的平衡和稳定。肾产生尿液，尿液经输尿管输送到膀胱暂时储存，当尿液达到一定量后，经尿道排出体外（图10-1）。

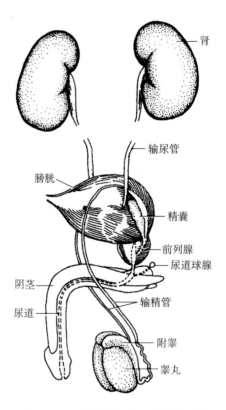

图 10-1 男性泌尿生殖系统模式图

第一节 肾

一、肾的形态

肾是成对的实质性器官，形如蚕豆，前后略扁。新鲜肾呈红褐色，质柔软，表面光滑。肾可分为上、下两端，前、后两面，内侧、外侧两缘。肾的上端宽而薄，下端窄而厚。肾的前面较凸，朝向前外侧；后面较扁平，紧贴腹后壁。肾的外侧缘隆凸；内侧缘中部凹陷，称肾门，是肾盂、肾动脉、肾静脉、淋巴管和神经等出入肾的部位（图10-2）。出入肾门的结构被结缔组织包裹合称肾蒂。肾门向肾内凹陷扩大的腔称肾窦，窦内含有肾小盏、肾大盏、肾盂、肾的血管、淋巴管、神经和脂肪组织等。

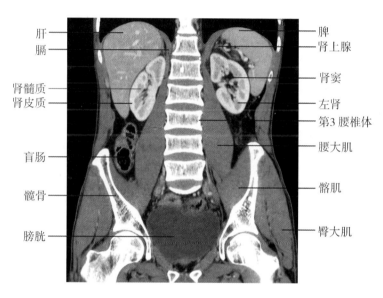

图 10-2 肾的位置（CT 冠状影像）

二、肾的位置和毗邻

肾位于腹腔内腹后壁的上部，在脊柱的两旁，前面覆盖腹膜，是腹膜外位器官。一般左肾上端平第12胸椎体上缘，下端平第3腰椎体上缘；右肾由于受肝的影响，位置比左肾略低，上端平第12胸椎体下缘，下端平第3腰椎体下缘。左侧第12肋斜过左肾后方的中部，右侧第12肋斜过右肾后方的上部。肾门约平第1腰椎平面，距正中线外侧约5cm。

在躯干背面，竖脊肌外侧缘与第12肋的夹角部位，称肾区。当肾患某些疾病时，叩击或触压肾区，可引起疼痛。

两肾的上内方紧邻肾上腺。左肾的前上部与胃底后面接触，中部邻胰尾和脾血管，下部与空肠和结肠左曲相邻。右肾前上部与肝相邻，下部邻结肠右曲，内侧缘邻十二指肠降部。两肾的后方上邻膈，下部自外侧向内侧分别与腹横肌、腰方肌及腰大肌相邻（图10-3、图10-4）。

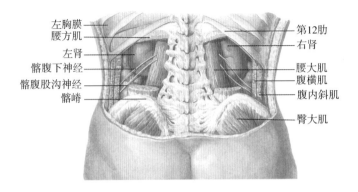

图 10-3　肾与肋骨和椎骨的位置关系（后面观）

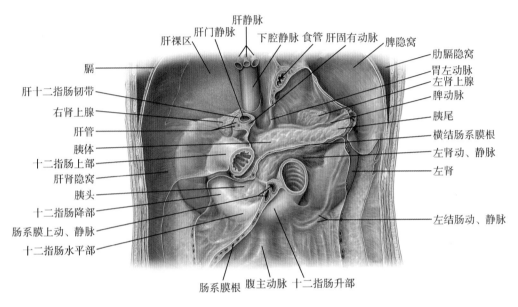

图 10-4　肾的毗邻结构

三、肾的被膜

肾的表面有三层被膜（图10-5），由内向外依次为纤维囊、脂肪囊和肾筋膜。

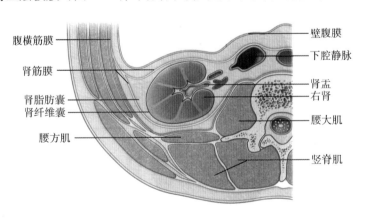

图 10-5　肾的被膜（横切面）

（一）纤维囊

纤维囊是薄而坚韧的致密结缔组织膜，包裹于肾实质表面。正常状态下，纤维囊与肾连结疏松，容易与肾实质剥离，但在肾有病变时，则可与肾实质发生粘连，不易剥离。在修复肾破裂或行肾部分切除术时，需缝合纤维囊。

（二）脂肪囊

脂肪囊是位于纤维囊外周的囊状脂肪层，又称肾床，对肾起保护作用。临床上做肾囊封闭，就是将药物注入肾脂肪囊内。

（三）肾筋膜

肾筋膜位于脂肪囊的外面，是致密结缔组织膜。肾筋膜分前、后两层包被肾和肾上腺。肾筋膜发出许多结缔组织小束，穿过脂肪囊连于纤维囊，对肾起固定作用。

肾的正常位置依赖于肾的被膜、肾的血管、肾的邻近器官、腹膜及腹内压等多种因素维持。当腹壁肌力弱，肾周脂肪少，肾的固定装置薄弱时，可发生肾下垂或游走肾。

四、肾的结构

在肾的冠状切面上，肾实质分为肾皮质和肾髓质两部分（图10-6）。肾皮质主要位于肾的浅层，富含血管，新鲜标本呈红褐色。肾皮质主要由肾小体和肾小管组成。肾皮质深入肾髓质内的部分称肾柱。肾髓质位于肾皮质的深层，颜色较浅，约占肾实质厚度的2/3。肾髓质主要由肾小管组成。肾髓质形成15～20个肾锥体。肾

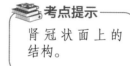

考点提示
肾冠状面上的结构。

锥体呈圆锥形，其底朝向皮质，尖端钝圆，称肾乳头。肾乳头上有许多集合管的开口，尿液经此流入肾小盏。肾小盏是漏斗状的膜性短管，包绕肾乳头。每侧肾有7～8个肾小盏，每2～3个肾小盏汇合成一个肾大盏。每侧肾有2～3个肾大盏。肾大盏汇合成肾盂。肾盂呈前后略扁的漏斗状，出肾门后逐渐变细，向下弯行，移行为输尿管。

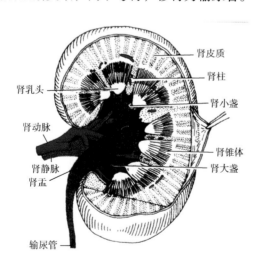

图 10-6 肾的内部结构

五、肾段血管与肾段

肾动脉直接由腹主动脉发出，经肾门入肾后分为两支，即前支和后支（图10-7）。前支粗大，再分出4个二级分支，与后支一起进入肾实质内。肾动脉的5个二级分支在肾内呈节段性分布，称肾段动脉。每支肾段动脉分布到一定区域的肾实质，称为肾段。每个肾分五个肾段，即上段、上前段、下前段、下段和后段。

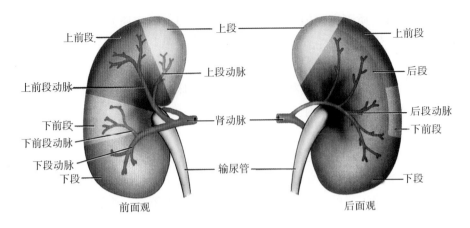

图 10-7　肾段动脉和肾段

第二节　输尿管

【案例】患者，女性，45 岁。主诉在厨房操炊事时突感腹部剧痛，并倒地打滚，疼痛呈发作性，从右腰部放射至右腹股沟部和右大腿前面，排出的尿略呈红色。腹部 X 线摄片显示第 2 腰椎右侧横突尖端附近有结石阴影。

【讨论】

该患者哪一器官有结石？结石易停留于该器官的哪些部位？疼痛为什么如此剧烈？

输尿管是一对细长的肌性管道，起于肾盂，终于膀胱，全长 20～30cm，管径 0.5～1.0cm，按其行程可分为腹部、盆部和壁内部。腹部起于肾盂下端，在腹膜后方沿腰大肌前面下行，至小骨盆上口处，左输尿管越过左髂总动脉末端的前方，右输尿管越过右髂外动脉起始部的前方，进入盆腔移行为盆部，经盆腔侧壁和髂血管、腰骶干及骶髂关节的前方下行至坐骨棘水平，男性输尿管沿盆腔侧壁弯曲向前，在输精管后方并与之交叉后转向前内，而后达膀胱底；女性输尿管行于子宫颈的外侧，在子宫颈外侧约 2cm 处，从子宫动脉的后下方经过，而后至膀胱底。在膀胱底的外上角处，输尿管向内下斜穿膀胱壁，此处为壁内部，开口于膀胱底内面。输尿管全长有三处生理性狭窄（图 10-8）：第一处狭窄位于输尿管的起始处，即肾盂与输尿管移行处；第二处狭窄位于小骨盆的上口处，即越过髂血管处；第三处狭窄在穿膀胱壁处，即壁内部。这些狭窄是尿路结石易滞留的部位。

考点提示

输尿管的三个狭窄部位及临床意义。

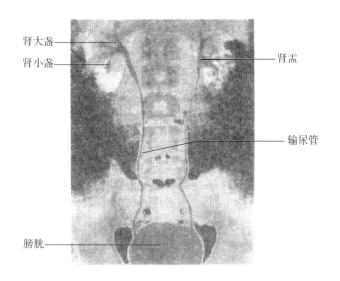

图 10-8　肾盂和输尿管

第三节　膀　胱

膀胱是储存尿液的肌性器官，呈囊袋状，有较大的伸缩性。成人膀胱的容量为 350 ～ 500ml，最大容量为 800ml。新生儿膀胱的容量约为 50ml。膀胱的形态、位置、大小和毗邻均随尿液的充盈程度而异。

一、膀胱的形态

膀胱充盈时略呈卵圆形，空虚时则呈锥体形，可分为膀胱尖、膀胱底、膀胱体和膀胱颈四部分。膀胱尖细小，朝向前上方；膀胱底略呈三角形，朝向后下方；膀胱尖与膀胱底之间的大部分称膀胱体；膀胱的最下部，称膀胱颈。膀胱颈的下端有尿道内口与尿道相接（图 10-9）。膀胱各部之间无明显界限。

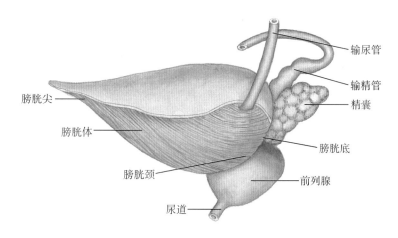

图 10-9　膀胱的形态

二、膀胱壁的结构

膀胱壁分三层，由内向外依次是黏膜、肌层和外膜。膀胱空虚时，黏膜形成许多皱襞，充盈时则消失。

考点提示

膀胱三角的概念及临床意义。

在膀胱底的内面，两输尿管口和尿道内口之间的三角形区域，称膀胱三角（图10-10），此区无论膀胱处于空虚或充盈时，黏膜均光滑无皱襞，是肿瘤、结核和炎症的好发部位。两个输尿管口之间的横行皱襞，称输尿管间襞，膀胱镜下为一苍白带，是临床上膀胱镜检时寻找输尿管口的标志。

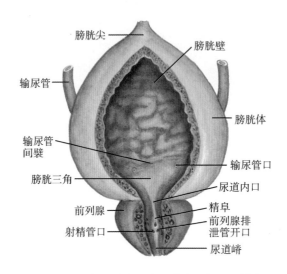

图 10-10　膀胱壁的结构和膀胱三角（男性）

三、膀胱的位置和毗邻

　　成年人的膀胱位于盆腔的前部，居耻骨联合的后方（图10-11）。膀胱空虚时，全部位于盆腔内，膀胱尖一般不超过耻骨联合的上缘；膀胱充盈时，其上部可膨入腹腔，膀胱的前下壁直接与腹前壁相贴。此时，在耻骨联合上方进行膀胱穿刺或行膀胱手术，可不经腹膜腔直接进入膀胱，以避免损伤腹膜和污染腹膜腔。新生儿的膀胱位置高于成人。

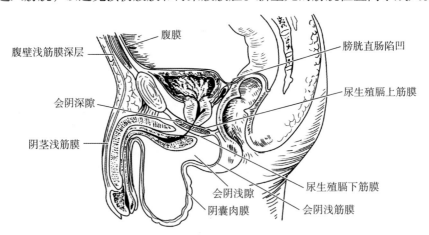

图 10-11　男性盆腔（正中矢状面）

　　膀胱底的后方，在男性与精囊、输精管末端和直肠相邻；在女性则与子宫和阴道相邻。膀胱的下方，男性邻接前列腺；女性邻接尿生殖膈。

第四节　尿　道

　　男性尿道见男性生殖系统。女性尿道宽而短，行程较直，平均长3～5cm，仅有排尿功能（图10-12）。女性尿道始于膀胱的尿道内口，穿过尿生殖膈，终于尿道外口，开口于阴道前庭，位于阴道口的前方。女性尿道穿尿生殖膈处周围有尿道阴道括约肌环绕，可控制排尿。由于女性尿道宽、短而直，尿道外口开口于阴道前庭，距离阴道和肛门较近，故易引起逆行性泌尿系统感染。

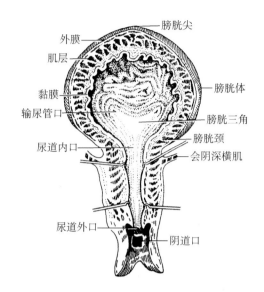

图 10-12 女性膀胱和尿道（冠状切面）

第五节 泌尿系统的微细结构

一、肾的微细结构

肾是人体最主要的排泄器官，它以形成尿液的形式排出体内的代谢废物，对人体的水盐代谢和离子平衡起调节作用，以维持机体内环境理化性质的相对稳定，此外，肾还分泌多种生物活性物质。

肾表面包有致密结缔组织构成的被膜，肾实质分为皮质和髓质。肾皮质呈颗粒状，髓质由10～18个条纹状的肾锥体组成。锥体尖端钝圆，突入肾小盏内，称肾乳头，乳头管开口于此处，尿液由此排至肾小盏内。肾锥体的底与皮质相连接，从肾锥体底呈辐射状伸入皮质的条纹称髓放线，位于髓放线之间的肾皮质称皮质迷路。每个髓放线及其周围的皮质迷路组成一个肾小叶，一个肾锥体与相连的皮质组成肾叶。位于肾锥体之间的皮质部分称肾柱（图10-13）。

肾实质由大量肾单位和集合管构成，每个肾单位由1个肾小体和1条与它相连的肾小管组成，是尿液形成的结构和功能单位。肾小管汇入集合管，两者均为单层上皮性管道，合称泌尿小管。

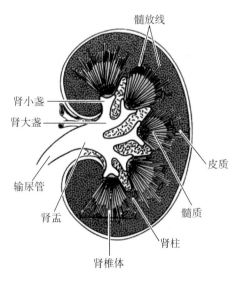

图 10-13 肾冠状剖面模式图

（一）肾单位

肾单位由肾小体和肾小管两部分组成，每个肾约有100万个以上的肾单位，它与集合管共同行使泌尿功能。肾小体位于皮质迷路和肾柱内，一端与肾小管相连。肾小管的起始

> **考点提示**
> 肾单位由肾小体和肾小管两部分组成。

段在肾小体附近蟠曲走行，称近端小管曲部或近曲小管，继而从髓放线直行向下进入肾锥体，称近端小管直部。随后管径变细，称为细段。细段之后管径又骤然增粗，并折返向上走行于肾锥体和髓放线内，称为远端小管直部。近端小管直部、细段和远端小管直部三者构成"U"形的髓襻。远端小管直部离开髓放线后，在皮质迷路内蟠曲走行于原肾小体附近，称为远端小管曲部或远曲小管，最后汇入集合管（图10-14）。

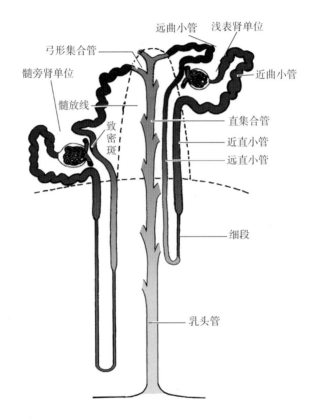

图 10-14　肾单位和集合管模式图

根据肾小体在皮质中位置不同，将肾单位分为浅表肾单位和髓旁肾单位两种（图10-14）。浅表肾单位肾小体位于皮质浅部，体积较小，髓襻较短，数量多，约占肾单位总数的85%，在尿液形成中起重要作用。髓旁肾单位肾小体位于皮质深部，体积较大，髓襻较长，数量较少，对尿液浓缩具有重要的生理意义。

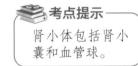

> **考点提示**
> 肾小体包括肾小囊和血管球。

1.肾小体　呈球形，又称肾小球，直径约200μm，由肾小囊和血管球组成（图10-4）。肾小体有两个端，微动脉出入的一端称血管极，另一端肾小囊与近端小管相连接称尿极。

（1）血管球　是包在肾小囊中的一团蟠曲的毛细血管（图10-14、图10-15）。一条入球微动脉从血管极处突入肾小囊内，分支形成网状毛细血管襻，继而汇成一条出球微动脉，从血管极处离开肾小囊。入球微动脉管径较出球微动脉粗，血管球内的血压较高，有利于

血浆滤过。电镜下，血管球毛细血管为有孔型，孔径50～100nm，无隔膜，有利于血液内物质滤出。

血管系膜又称球内系膜，位于血管球毛细血管之间，邻接毛细血管内皮或基膜，主要由球内系膜细胞和系膜基质组成（图10-16）。球内系膜细胞形态不规则，胞质内有较发达的粗面内质网和高尔基复合体，能合成基膜和系膜基质的成分，还可吞噬和降解沉积在基膜上的免疫复合物，以维持基膜的通透性。并参与基膜的更新和修复。系膜基质填充在系膜细胞之间，在血管球内起支持和通透作用。

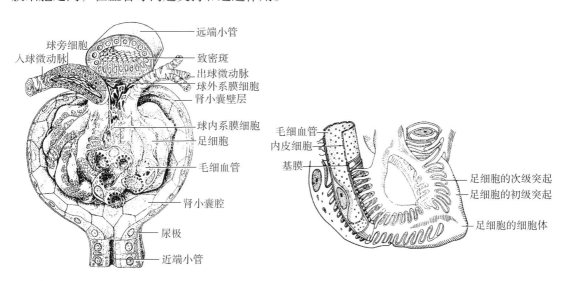

图 10-15　肾小体和球旁复合体模式图　　　图 10-16　足细胞与毛细血管超微结构模式图

（2）**肾小囊**　又称Bowman囊，是肾小管起始部膨大凹陷而成的杯状双层囊（图10-15），外层（或称壁层）为单层扁平上皮，在肾小体的尿极处与近端小管上皮相连续，在血管极处反折为内层（或称脏层），两层上皮之间的狭窄腔隙称肾小囊腔，与近曲小管腔相通。内层细胞形态特殊，有许多大小不等的突起，称为足细胞（图10-16）。足细胞体积较大，胞体凸向肾小囊腔，胞体伸出几个大的初级突起，继而再分成许多指状的次级突起，相邻的次级突起相互穿插成栅栏状，形成栅栏状，紧贴在毛细血管基膜外面。突起之间有直径约25nm的裂隙，称裂孔，孔上覆盖一层厚4～6nm的裂孔膜。突起内含较多微丝，微丝收缩可使突起活动而改变裂孔的宽度。

考点提示
滤过屏障包括有孔内皮、基膜和足细胞裂孔膜。

（3）**滤过屏障**　肾小体类似一个滤过器，当血液流经血管球毛细血管时，管内血压较高，血浆内部分物质经有孔内皮、基膜和足细胞裂孔膜滤入肾小囊腔。这三层结构称为滤过屏障，或称滤过膜（图10-17）。滤入肾小囊腔的滤液称原尿，原尿除不含大分子的蛋白质外，其成分与血浆相似。

若滤过膜受损害，则血浆大分子蛋白质甚至血细胞均可通过滤过膜漏出，出现蛋白尿或血尿。

2.**肾小管**　是由单层上皮细胞围成，分为近端小管、细段和远端小管三部分，近端小管与肾小囊相连，远端小管连接集合小管。

（1）**近端小管**　是肾小管中最长最粗的一段，管径50～60μm，约占肾小管总长的一半。近端小管分曲部和直部两段。管壁上皮细胞为立方形或锥体形，胞体较大，细胞分界不清，胞质嗜酸性，胞核呈球形，位于近基部。上皮细胞游离面有刷状缘，细胞基部有纵纹。电镜下可见刷状缘由大量密集的微绒毛整齐排列而成。上皮细胞的侧面有许多侧突，相邻细胞的侧突相互嵌合，故光镜下细胞分界不清。细胞基部有发达的质膜内褶，内褶之间有许多纵向排列的杆状线粒体，形成光镜下的纵纹，侧突和质膜内褶使细胞侧面及基面与间质之间的物质交换面积增大，有利于物质交换（图10-18）。

近端小管是原尿重吸收的主要场所，原尿中几乎全部葡萄糖、氨基酸和蛋白质以及大部分水、离子和尿素等均在此重吸收。此外，近端小管还向腔内分泌H^+、NH_3、肌酐、马尿酸等代谢物。

（2）细段　管径细，管壁为单层扁平上皮，有利水和离子通透。

（3）远端小管　包括直部和曲部，管腔较大而规则，管壁上皮细胞呈立方形，细胞分界较清楚，游离面无刷状缘，基部纵纹较明显（图10-18）。

远端小管是离子交换的重要部位，能吸收水、Na^+和排出K^+、H^+、NH_3等，对维持体液的酸碱平衡有重要作用。醛固酮能促进此段吸Na^+和排K^+，抗利尿激素能促进此段对水的重吸收，使尿液浓缩，尿量减少。

考点提示

近端小管是原尿重吸收的主要场所。

考点提示

远端小管是离子交换的重要部位，对维持体液的酸碱平衡有重要作用。

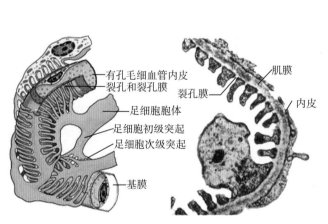

图10-17　滤过屏障结构模式图

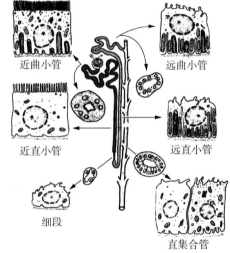

图10-18　泌尿小管各段上皮结构

（二）集合管

集合管全长20～38mm，分为弓形集合管、直集合管和乳头管三段（图10-14）。弓形集合管很短，一端连接远曲小管，另一端与直集合管相连。直集合管在肾锥体内下行至肾锥体乳头，改称乳头管，开口于肾小盏。集合管下行时沿途有许多远端小管曲部汇入。集合管的管径由细逐渐变粗，管壁上皮由单层立方渐变为高柱状。集合管进一步重吸收水和交换离子，使原尿进一步浓缩，并与远端小管曲部一样也受醛固酮和抗利尿激素的调节。

成人一昼夜两肾可形成原尿约180L，经过肾小管和集合管后，原尿中绝大部分水、营养物质和无机盐等又被重吸收入血，部分离子进行交换；小管上皮细胞还分泌排出机体部分代谢产物，最终形成终尿经乳头管排入肾小盏，其量为每天 1 ~ 2L，仅占原尿的1%左右。

（三）球旁复合体

球旁复合体也称球旁器，位于肾小体的血管极处，由球旁细胞、致密斑和球外系膜细胞组成（图10-19）。

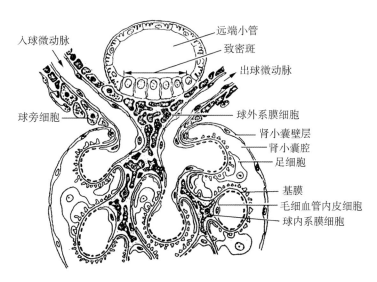

图 10-19 球旁复合体模式图

1.球旁细胞 是近肾小体血管极处入球微动脉管壁的平滑肌细胞转变成的上皮样细胞，称为球旁细胞。细胞体积较大，呈立方形，胞质内有丰富的分泌颗粒，分泌肾素。

肾素能使血管紧张素原变成血管紧张素，可使血管平滑肌收缩，肾素还可以促进肾上腺皮质分泌醛固酮，促进肾远曲小管和集合管吸收 Na^+ 和水，导致血容量增大，血压升高。

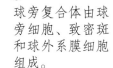
考点提示
球旁复合体由球旁细胞、致密斑和球外系膜细胞组成。

2.致密斑 为远端小管近肾小体侧的上皮细胞增高、变窄形成的椭圆形斑。致密斑是一种离子感受器，能感受远端小管内 Na^+ 浓度变化，当滤液内 Na^+ 浓度降低时，将"信息"传递给球旁细胞并促其分泌肾素。

3.球外系膜细胞 又称极垫细胞。是位于血管极三角区内的一群细胞，细胞形态结构与球内系膜细胞相似，并与球内系膜相延续。球外系膜细胞与球旁细胞、球内系膜细胞之间有缝隙连接，在球旁复合体功能活动中起信息传递作用。

（四）肾间质

肾间质为肾内的结缔组织、血管和神经等，皮质内的结缔组织少，接近肾乳头结缔组织增多。肾髓质的成纤维细胞特化成为间质细胞。间质细胞具有分泌前列腺素、形成纤维和基质的功能。前列腺素可舒张血管，促进周围血管内血液流动，加快重吸收水分的转运，促进尿液浓缩。

肾小管周围的血管内皮细胞产生红细胞生成素，刺激骨髓生成红细胞。肾病晚期，血管内皮细胞受损，合成红细胞生成素减少，常伴有贫血。

（五）肾的血液循环

肾动脉由腹主动脉分出，经肾门入肾后分支为叶间动脉，在肾柱内横行分支为弓形动脉。弓形动脉分出若干小叶间动脉，呈放射状走行于皮质迷路内（图10-20）。其末端达被膜下形成毛细血管网。小叶间动脉沿途分出许多入球微动脉进入肾小体，形成血管球，继而汇合成出球微动脉。浅表肾单位的出球微动脉离开肾小体后，又分支形成球后毛细血管网，分布在肾小管周围。球后毛细血管网依次汇合成小叶间静脉，弓形静脉和叶间静脉，与相应动脉伴行，最后形成肾静脉出肾。髓旁肾单位的出球微动脉不仅形成球后毛细血管网，而且还发出若干直小动脉直行进入髓质，而后折返直行上升为直小静脉，构成"U"形直血管襻，与髓襻伴行，直小静脉汇入小叶间静脉或弓形静脉（图10-20）。

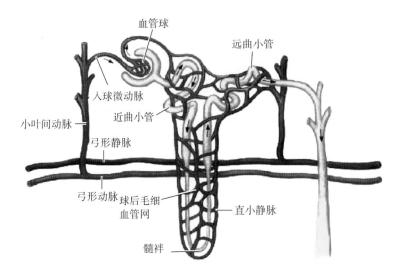

图 10-20　肾的血液循环通路

二、膀胱的微细结构

膀胱壁由黏膜、肌层和外膜构成。

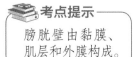
考点提示
> 膀胱壁由黏膜、肌层和外膜构成。

　　1.黏膜　由上皮和固有层组成，上皮为变移上皮，膀胱空虚时较厚，有8～10细胞，表层的盖细胞较大，呈矩形；膀胱充盈时上皮变薄，仅3～4层细胞。盖细胞也变扁。细胞近游离面的胞质较为浓密，可防止膀胱内尿液的侵蚀。固有层含较多的弹性纤维。

　　2.肌层　厚，由内纵、中环和外纵3层平滑肌组成，各层肌纤维相互交错，分界不清。中层环行肌在尿道内口处增厚为括约肌。

　　3.外膜　多为疏松结缔组织，仅膀胱顶部为浆膜。

本章小结

	形态	结构或分部	功能
肾	形似蚕豆，有上下两端，前后两面，内外两缘，内侧缘凹陷为肾门	肾皮质、肾柱、肾锥体、肾乳头、肾小盏、肾大盏、肾盂	生成尿液
输尿管	细长的肌性管道	腹部、盆部和壁内部	输送尿液
膀胱	空虚时呈三棱锥体形	分为尖、底、体和颈四部，在膀胱底的内面有膀胱三角	储存尿液
尿道	女性：短、宽、直	尿道外口开口于阴道前庭	排出尿液

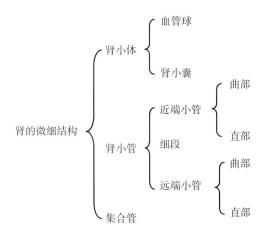

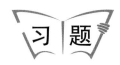

一、选择题

1.一老年女性患者因血尿而就诊，入院后确诊为膀胱癌，拟通过内镜施行切除和电灼。下列结构内镜不可见的是

    A.膀胱三角   B.输尿管口   C.尿道内口

    D.输尿管间襞   E.膀胱尖

2.关于膀胱的位置，正确的叙述是

    A.成年人位于小骨盆腔的前部

    B.新生儿位置较成人高

    C.女性位置较男子稍低

    D.膀胱充盈时，也可高出耻骨联合，此时为腹膜外位器官

    E.以上均对

3.关于男性尿道的弯曲，不正确的是

    A.耻骨前弯是阴茎根与体之间的弯曲

    B.耻骨下弯位于耻骨联合的下方，凹向上

    C.耻骨前弯位于耻骨联合的前下方，凹向下

    D.耻骨前弯由尿道膜部和尿道海绵体部构成

    E.向上提阴茎时，耻骨前弯可变直

4.男性尿道的特点，正确的是

    A.有两个狭窄   B.有三个弯曲   C.膜部最宽

    D.耻骨前弯恒定不变   E.尿道前列腺部有射精管开口

5.关于左肾毗邻，下列哪项叙述是错误的

    A.上方有肾上腺附着   B.前方上部邻胃后壁

    C.前方下部为结肠左曲   D.前方中部有十二指肠横过

    E.内侧有腹主动脉

6.女性尿道的描述，正确的是

　　A.长8～10cm

　　B.位于阴道下半的后面

　　C.女性尿道开口于阴道前庭

　　D.尿道下端有尿道阴道括约肌环绕，不受意志支配

　　E.较男性尿道短而宽，且较直，不易患逆行性尿路感染

7.肾被膜由内向外依次为

　　A.肾筋膜、纤维囊、脂肪囊

　　B.纤维囊、脂肪囊、肾筋膜

　　C.肾筋膜、脂肪囊、纤维囊

　　D.脂肪囊、纤维囊、肾筋膜

　　E.脂肪囊、肾筋膜、纤维囊

8.下列关于肾的描述，哪项错误

　　A.肾锥体的尖端伸向肾窦称肾乳头

　　B.2～3个肾小盏合成1个肾大盏

　　C.皮质深入锥体之间的部分称肾柱

　　D.一侧肾共分为10个肾段

　　E.肾皮质主要由肾小体和肾小管构成

9.浅表肾单位和髓旁肾单位的区分根据是

　　A.肾小体的位置　　　　B.肾小体的大小　　　　C.肾小体形成原尿的数量

　　D.髓襻的长短　　　　　E.血管球的位置

10.肾单位的组成结构是

　　A.肾小体和泌尿小管　　B.肾小体和肾小管　　　C.肾小体和肾单位袢

　　D.肾小体和集合管　　　E.肾小管和集合管

11.下列结构中参与滤过屏障组成的是

　　A.球内系膜细胞　　　　B.球旁细胞　　　　　　C.血管系膜

　　D.裂孔膜　　　　　　　E.致密斑

12.滤过血液形成原尿的结构是

　　A.肾小体　　　　　　　B.肾小管　　　　　　　C.髓袢

　　D.集合管　　　　　　　E.泌尿小管

13.远端小管上皮细胞的光镜结构特征，下列哪项正确

　　A.细胞游离面有许多微绒毛

　　B.细胞基部纵纹明显

　　C.细胞有侧突

　　D.细胞顶部刷状缘明显

　　E.细胞游离面有纤毛

14.关于肾小体的描述，下列哪项正确

　　A.由肾小囊和血管球组成　　B.由肾小管末端膨大而成

　　C.由肾小管和集合管组成　　D.由肾小囊和肾小管组成

　　E.肾小管和集合管组成

15.HE染色时，肾近端小管曲部的细胞界限不清的原因在于

　　A.细胞膜极薄　　　　　　　B.细胞膜易于溶解

　　C.细胞间质极少　　　　　　D.相邻细胞侧突互相嵌合

　　E.细胞大小形态不一致

16.球旁器的组成包括

　　A.球旁细胞和致密斑

　　B.球外系膜细胞和致密斑

　　C.球旁细胞、致密斑和球内系膜细胞

　　D.球旁细胞、致密斑和球外系膜细胞

　　E.球内系膜细胞、球外系膜细胞和球旁细胞

17.髓袢的组成是

　　A.近端小管直部和细段　　　B.近端小管直部、细段和远端小管直部

　　C.细段和远端小管直部　　　D.远端小管直部和集合管

　　E.近端小管和远端小管

18.肾内可分泌肾素的细胞是

　　A.球内系膜细胞　　　　B.致密斑　　　　　　C.球外系膜细胞

　　D.间质细胞　　　　　　E.球旁细胞

二、思考题

1.泌尿系统的组成和主要功能如何？

2.简述肾的形态和位置。

3.输尿管有哪些生理性狭窄？各位于何处？

4.简述膀胱的形态和位置。

5.论述肾单位的形态结构和功能。

（郭芙莲　马永臻）

第十一章　男性生殖系统

📖 学习目标

1.**掌握**　男性生殖器的组成及功能；睾丸附睾的形态和位置；男性尿道的分部、狭窄、弯曲及临床意义；生精小管的结构；睾丸间质细胞的光镜结构和功能。

2.**熟悉**　输精管的行程和分部；前列腺的位置、形态和功能；附睾的光镜结构和功能。

3.**了解**　男性外生殖器；睾丸的一般结构；直精小管和睾丸网的光镜结构。

案例讨论

[案例]患者，男性，11 岁，学生。主诉：流行性腮腺炎 3 天后，一侧睾丸肿痛。

现病史：流行性腮腺炎 3 天后，患者自觉一侧睾丸肿痛，并向同侧腹股沟、下腹部放射。伴畏寒、发热、恶心、呕吐等症状。

体格检查：体温 39℃，患侧阴囊皮肤发红，睾丸肿大，张力高，有明显的触痛，能区分睾丸和附睾，可见腮腺肿胀、腮腺管口红肿。

辅助检查：白细胞总数 $14.5×10^9$/L，中性粒细胞 0.82。

初步诊断：流行性腮腺炎性睾丸炎。

[讨论]

1.该患者睾丸的哪些结构发生变化能引起上述症状？

2.结合所学组织学知识，你认为病情严重者会发生哪些后续变化？

生殖系统分男性生殖系统和女性生殖系统。男、女性生殖系统都包括内生殖器和外生殖器。内生殖器多位于盆腔内，包括生殖腺、生殖管道和附属腺（图 11-1）；外生殖器显露于体表。

男性生殖腺是睾丸，是产生男性生殖细胞（精子）和分泌雄性激素的器官；生殖管道包括附睾、输精管、射精管和尿道；附属腺包括精囊、前列腺和尿道球腺。附属腺的分泌物与精子共同组成精液，供应精子营养并有利于精子的活动。男性外生殖器包括阴囊和阴茎。

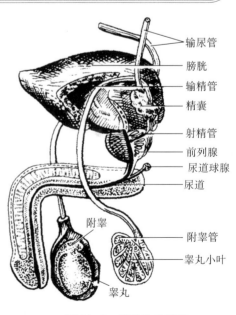

输尿管
膀胱
输精管
精囊
射精管
前列腺
尿道球腺
尿道
附睾
附睾管
睾丸小叶
睾丸

图 11-1　男性生殖系统

第一节　男性生殖器

一、睾丸

（一）睾丸的位置和形态

睾丸位于阴囊内，左右各一。呈扁卵圆形，表面光滑，分上下两端，前后两缘和内外侧两面（图11-2）。睾丸的上端和后缘有附睾贴附，血管、神经和淋巴管经后缘进出睾丸。

睾丸表面均被有浆膜，称睾丸鞘膜：来源于腹膜，分脏、壁两层，脏层紧贴睾丸的表面；壁层贴附于阴囊的内面。睾丸鞘膜的脏、壁两层在睾丸后缘处相互移行，构成一个封闭的腔，称鞘膜腔，内含有少量浆液，起润滑作用。如腹膜鞘突上部闭锁不全或炎症等原因液体增多，临床上称为睾丸鞘膜积液。

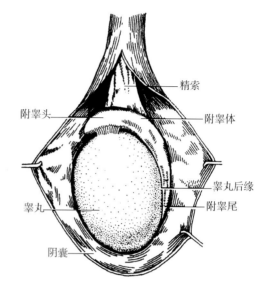

图 11-2　睾丸和附睾的形态

（二）睾丸的结构和功能

睾丸的表面有一层坚厚的致密结缔组织膜，称白膜。白膜坚韧而缺乏弹性，当睾丸发生急性炎症肿胀或受外力打击时，由于白膜的限制而产生剧痛。白膜在睾丸后缘处增厚，并伸入睾丸内形成睾丸纵隔。从睾丸纵隔发出许多睾丸小隔，呈放射状伸入睾丸实质，将睾丸实质分成许多呈锥体形的睾丸小叶。每个睾丸小叶内含有

> **考点提示**
> 睾丸结构中产生精子的部位及分泌雄性激素的部位。

2～4条细长弯曲的生精小管，精子由其生精上皮产生。生精小管之间的结缔组织内含有间质细胞，该细胞可分泌雄性激素，能促进男性附属腺体和第二性征的发育。生精小管在近睾丸纵隔处变为短而直的精直小管，进入睾丸纵隔相互吻合成睾丸网，由睾丸网发出12～15条睾丸输出小管进入附睾（图11-1）。

二、附睾

附睾贴附于睾丸的上端和后缘，呈新月形，可分为三部分：上端膨大称为附睾头，中部扁圆称为附睾体，下端较细称为附睾尾。附睾尾向后上弯曲移行为输精管。附睾头由睾丸输出小管盘曲而成，各输出小管相互汇合形成一条附睾管。附睾管迂回盘曲构成附睾体和尾（图11-1、图11-2）。

附睾具有储存和输送精子的功能，还可分泌附睾液，供精子营养，并促进精子进一步发育成熟。

三、输精管和射精管

输精管和射精管是输送精子的管道。

> **考点提示**
> 输精管的分部及输精管结扎术的部位。

（一）输精管

输精管是附睾管的延续，长约50cm，活体触摸时，呈坚实的圆索状。输精管的行程较长，全程可分为四部。①睾丸部：起自附睾尾，沿睾丸后缘上行，

在附睾头水平移行为精索部。②精索部：是位于睾丸上端与腹股沟管浅环之间的部分，此部输精管位置表浅，易触及，输精管结扎术常在此部进行。③腹股沟部：为位于腹股沟管内的部分。④盆部：为输精管最长的一段，自腹股沟管深环起，沿骨盆侧壁向后下行，经输尿管末端的前上方转至膀胱低的后面。在此两侧输精管逐渐靠近并扩大形成输精管壶腹（图11-3）。输精管的末端变细，与精囊的排泄管汇合成射精管。

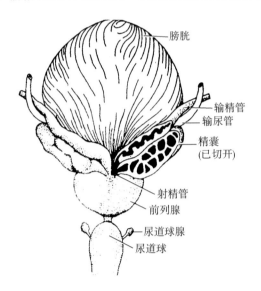

图 11-3　膀胱、前列腺和精囊（后面观）

（二）射精管

射精管是输精管末端与精囊的排泄管汇合而成的管道，长约2cm，向前下穿入前列腺实质，开口于尿道的前列腺部（图11-4）。

精索为柔软的圆索状结构，从腹股沟管深环经腹股沟管延至睾丸上端。精索的主要结构有输精管、睾丸动脉、蔓状静脉丛、输精管动静脉、淋巴管和神经等。精索外面包有三层被膜，从外向内依次为精索外筋膜、提睾肌和精索内筋膜。

四、附属腺

（一）精囊

精囊又称精囊腺，位于膀胱底的后方，输精管末端的外侧。精囊是一对长椭圆形的囊状器官，表面有许多囊状膨出，下端缩细为排泄管，与输精管末端汇合成射精管。精囊分泌淡黄色液体，参与精液的组成。

（二）前列腺

前列腺位于膀胱与尿生殖膈之间，包绕尿道的起始部。前列腺的后面与直肠相邻。前列腺形似前后稍扁的栗子，底向上，尖向下，后面正中有一纵行的浅沟，称前列腺沟，经直肠指诊可以触及此沟，当前列腺肥大时，此沟变浅或消失。前列腺分泌乳白色液体，参与精液的组成。

前列腺分为五叶：前叶、中叶、后叶和两个侧叶（图11-4）。前叶很小，位于尿道前方和左右侧叶之间；中叶呈楔形，位于尿道和射精管之间；左右侧叶分别位于尿道、中叶和前叶两侧；后叶位于中叶和侧叶的后方，是前列腺肿瘤易发部位。

小儿的前列腺较小，腺组织不发育，主要由平滑肌和结缔组织构成。至青春期，腺组织迅速生长。老年人，腺组织逐渐退化，结缔组织增生，则形成前列腺肥大，可压迫尿道，引起排尿困难甚至尿潴留。

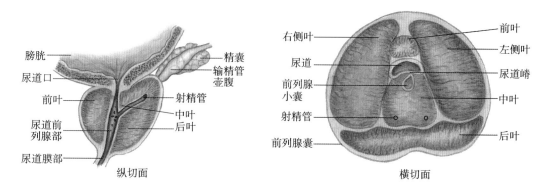

图 11-4　前列腺的结构

（三）尿道球腺

尿道球腺为一对豌豆大的球形腺体，位于尿生殖膈内，排泄管开口于尿道球部。尿道球腺的分泌物也参与精液的组成。

精液：为乳白色的液体，呈弱碱性。精液由生殖管道和附属腺体的分泌物和精子共同构成。正常成年男性，一次射精排出的精液2 ～ 5ml，含精子3亿～ 5亿个。

五、阴囊和阴茎

（一）阴囊

阴囊位于阴茎的后下方，为一皮肤囊袋。它由阴囊中隔分为左、右两部，容纳睾丸、附睾和精索等。

阴囊皮肤薄而柔软，颜色深暗。阴囊壁主要由皮肤和肉膜构成。肉膜是阴囊的浅筋膜，含有平滑肌纤维。平滑肌纤维的舒缩，可使阴囊皮肤松弛或皱缩，从而调节阴囊内的温度，以适应精子的生存和发育。

（二）阴茎

阴茎悬垂于耻骨联合的前下方。阴茎呈圆柱状，可分为头、体、根三部分。阴茎后端为阴茎根，固定于耻骨下支和坐骨支；阴茎前端膨大，称阴茎头，其尖端有尿道外口；阴茎根和阴茎头之间的部分为阴茎体。

阴茎主要由两条阴茎海绵体和一条尿道海绵体构成，外面包有筋膜和皮肤（图11-5、图11-6）。阴茎海绵体左、右各一，位于阴茎的背侧。尿道海绵体位于阴茎海绵体的腹侧，有尿道贯穿其全长，其中部呈圆柱形，前、后端均膨大，前端膨大为阴茎头，后端膨大为尿道球。阴茎的皮肤薄而柔软，富有伸展性。阴茎的皮肤在阴茎体的前端，向前形成双层游离的环形皱襞，包绕阴茎头，称阴茎包皮。阴茎包皮与阴茎头的腹侧中线处连有一条皮肤皱襞，称包皮系带。包皮环切术时，注意勿损伤此系带，以免影响阴茎的正常勃起。

幼儿的包皮较长，包着整个阴茎头。若成年男子阴茎头仍被包皮包覆，不能完全暴露者称包皮过长；包皮完全包着阴茎头者称包茎。以上两种情况，包皮腔内易积存污物，长期刺激易导致阴茎头炎，也可能是阴茎癌的诱因之一。

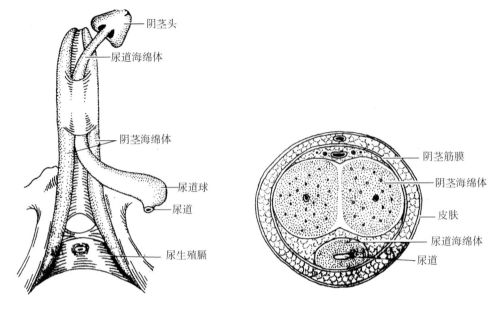

图 11-5　阴茎的结构　　　　　　　图 11-6　阴茎的横切面

六、男性尿道

男性尿道是尿液和精液排出体外的管道。它起始于膀胱的尿道内口，终于阴茎头的尿道外口，长 16 ~ 22cm（图 11-7）。

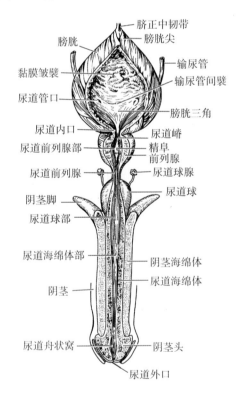

图 11-7　阴茎海绵体和男性尿道

（一）男性尿道的分部

男性尿道全长可分为前列腺部、膜部和海绵体部三部分。临床上将尿道海绵体部称为前尿道，将尿道膜部和前列腺部合称为后尿道。

1.**前列腺部**　为尿道穿经前列腺的部分，长约3cm，其后壁上有一纵行隆起突向管腔，称尿道嵴，嵴中部高起部分称精阜，精阜中央凹陷，称前列腺小囊，其两侧各有一个射精管口。精阜及附近有很多前列腺排泄管的开口。

2.**膜部**　为尿道穿经尿生殖膈的部分，长约1.5cm。其周围有尿道括约肌（骨骼肌）环绕。尿道括约肌舒缩，可控制排尿。

3.**海绵体部**　为尿道穿经尿道海绵体的部分，长约15cm。此部的起始段位于尿道球内，管腔稍扩大，称尿道球部，有尿道球腺的开口。在阴茎头内尿道扩大成尿道舟状窝。

（二）男性尿道的形态特点

男性尿道全长有三处狭窄、三处扩大和两个弯曲。

1.**三处狭窄**　分别位于尿道内口、尿道膜部和尿道外口，以尿道外口最为狭窄。尿道结石常易嵌顿在这些狭窄部位。

2.**三处扩大**　分别位于尿道前列腺部、尿道球部和尿道舟状窝。

3.**两个弯曲**　阴茎自然悬垂时，尿道呈现两个弯曲：一个是耻骨下弯，在耻骨联合的下方，凹向前上方，位于尿道前列腺部、膜部和海绵体部的起始段，此弯曲恒定不变；另一个是耻骨前弯，在耻骨联合的前下方，凹向后下方，位于尿道海绵体部，如将阴茎向上提起，此弯曲即消失（图10-11）。

临床上在使用尿道器械或插入导尿管时，应注意尿道的这些解剖特点。

考点提示
男性尿道的三处狭窄和两个弯曲及其临床意义。

知识链接

男性导尿术

男性导尿术是临床护理常用的操作技术，常用于为尿潴留患者引出尿液、盆腔器官术前准备、留尿做细菌培养、准确记录尿量、膀胱冲洗和注入造影剂等。

男性导尿时，将阴茎向上提起，使其与腹壁成60°，尿道耻骨前弯消失，使尿道形成凹向上的一个大弯，将包皮后推露出尿道外口，将导尿管自尿道外口缓慢插入约20cm，见有尿液流出，再继续插入2cm，切勿插入过深，以免导尿管盘曲。

男性导尿时，导尿管通过的结构：尿道外口→尿道舟状窝→尿道海绵体部→尿道膜部→尿道前列腺部→尿道内口→膀胱腔。

第二节　睾丸与附睾的微细结构

一、睾丸的微细结构

睾丸位于阴囊内，表面覆以浆膜，即睾丸鞘膜脏层，浆膜深部为一厚层致密结缔组织，称白膜。白膜在睾丸后缘局部增厚形成睾丸纵隔。纵隔的结缔组织呈放射状伸入睾丸实质，将其分割成约250个睾丸小叶，每个小叶内有1～4条弯曲细长的生精小管。生精小管在靠近睾丸纵隔处变为直精小管。直精小管进入睾丸纵隔相互吻合成睾丸网。生精小管之间的疏松结缔组织为睾丸间质（图11-8）。

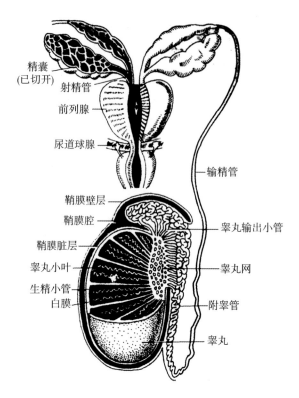

图 11-8 睾丸与附睾模式图

（一）生精小管

生精小管为高度弯曲的复层上皮性管道。成人的生精小管长 30~70mm，是产生精子的场所，管壁由生精上皮构成。生精上皮由 5~8 层生精细胞和支持细胞组成。生精小管的基膜明显，基膜外侧有胶原纤维和梭形的肌样细胞。肌样细胞的收缩有助于精子的排出（图 11-9）。

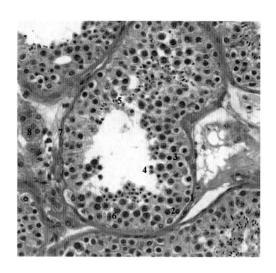

图 11-9 生精小管局部光镜图

1.精原细胞；2.初级精母细胞；3.次级精母细胞；4.精子细胞；

5.精子；6.支持细胞；7.肌样细胞；8.睾丸间质细胞

1.生精细胞与精子发生 生精细胞为一系列细胞，自生精上皮基底面至腔面依次排列，包括精原细胞、初级精母细胞、次级精母细胞、精子细胞和精子。

（1）**精原细胞**　精原细胞为最幼稚的生精细胞，紧贴生精上皮基膜，圆形或椭圆形。精原细胞分A、B两型。A型精原细胞是生精细胞中的干细胞，经过不断地分裂增殖，一部分分化为B型精原细胞，另一部分继续作为干细胞。B型精原细胞经过数次分裂后，体积增大形成初级精母细胞。

（2）**初级精母细胞**　初级精母细胞位于精原细胞近管腔侧，体积较大呈圆形。核大而圆，呈丝球状。染色体核型为46，XY。细胞经过DNA复制后（4nDNA），进行第一次减数分裂，形成2个次级精母细胞。由于初级精母细胞的分裂前期时间较长，所以在生精小管的切面中很容易见到。

（3）**次级精母细胞**　次级精母细胞位于初级精母细胞近管腔侧，体积较小。核圆染色深，染色体核型为23，X或23，Y（2nDNA）。次级精母细胞不进行DNA复制，迅速进入第二次减数分裂，一个次级精母细胞形成两个精子细胞。由于次级精母细胞存在时间短，故在生精小管切片中不易见到。

（4）**精子细胞**　精子细胞位置更靠近管腔，体积小，数量多，圆形或椭圆形。核圆，染色质致密。精子细胞是单倍体，染色体核型为23，X或23，Y（1nDNA）。细胞不再分裂，它经过复杂的形态变化，由圆形变为蝌蚪形的精子，这一过程称精子形成。

精子形成的主要变化：①核高度浓缩、变长，形成精子头部的主要结构；②高尔基复合体形成顶体；③中心体迁移到顶体对侧，形成轴丝，成为精子尾部（或称鞭毛）的主要结构；④线粒体聚集，缠绕在轴丝近端周围，形成线粒体鞘；⑤多余的胞质汇聚于尾侧，形成残余胞质，最后脱落，被支持细胞吞噬（图11-10）。

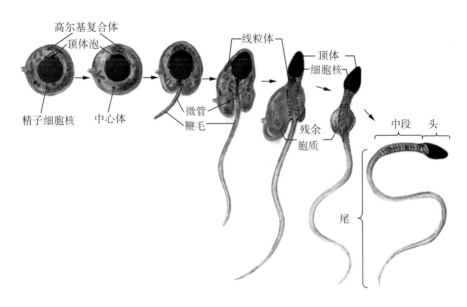

图 11-10　精子形成模式图

（5）**精子**　形似蝌蚪，分头、尾两部分。精子的头部主要为高度浓缩的细胞核，核的前2/3有顶体覆盖。顶体是一种溶酶体，内含多种水解酶，受精时可溶解放射冠和透明带；精子的尾部细长，称鞭毛，是精子的运动装置。

从精原细胞发育成为精子的过程，称精子发生。整个生精过程历时约64天。精子细胞在变形为精子的过程中，常会发生形态和结构异常。若畸形精子超过40%，可致不育。

2.支持细胞　支持细胞呈不规则长锥体形，核呈椭圆形、三角形或不规则形，染色较浅，核仁明显。基底部附于基膜上，顶部伸达管腔面。由于其侧面镶嵌着各级生精细胞，故光镜下轮廓不清（图11-9、图11-11）。支持细胞的主要功能：支持、保护和营养各级生精细胞；吞噬和消化精子细胞变形脱落的残余胞质；分泌雄激素结合蛋白，保持生精小管内有较高的雄激素水平，促进精子发生等。生精小管和血液之间存在血-睾丸屏障，由毛细血管内皮及其基膜、结缔组织、生精上皮基膜和支持细胞的紧密连接共同构成，其中以紧密连接最重要。该屏障能避免精子与机体免疫活性物质接触，防止精子抗原物质逸出生精小管外而引起自身免疫反应。

（二）睾丸间质

睾丸间质位于生精小管之间，为富含血管和淋巴管的疏松结缔组织，含有成群分布的睾丸间质细胞（图11-9、图11-11）。光镜下细胞呈圆形或多边形，胞质嗜酸性强。从青春期开始，睾丸间质细胞分泌雄激素，促进精子发生和男性生殖器官发育，维持男性第二性征和性功能。

> **考点提示**
> 睾丸间质细胞的生理功能是产生雄激素。

（三）直精小管和睾丸网

在近睾丸纵隔处，生精小管变为短而细的直行管道，称直精小管。直精小管管壁为单层立方或矮柱状上皮，无生精细胞。直精小管进入睾丸纵隔内分支吻合成网状的管道，称睾丸网。精子经直精小管和睾丸网出睾丸进入附睾管。

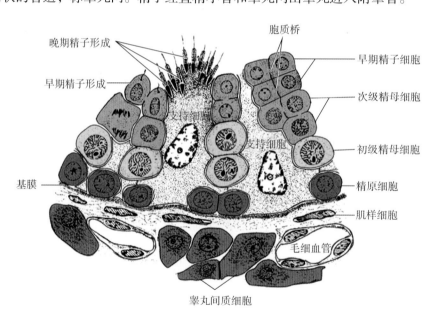

图11-11 支持细胞与生精细胞关系模式图

二、附睾的微细结构

附睾位于睾丸的后上方，分头、体和尾。头部主要由输出小管组成，输出小管是与睾丸网连接的8～12条弯曲的小管。输出小管管壁上皮由高柱状纤毛细胞和低柱状细胞相间排列构成，管腔不规则；高柱状细胞游离面的纤毛摆动可促进精子向附睾管移动。体部和尾部由附睾管组成，附睾管由输出小管汇合成一条高度盘曲的管道，长4～6m。附睾尾向上移行为输精管。附睾管管壁由假复层柱状上皮构成，管腔规整，上皮游离面有静纤毛（图11-12）。附睾管的细胞有分泌功能，其分泌物促进精子的结构与功能进一步成熟，故附睾的功能异常会影响精子的成熟，导致不育。

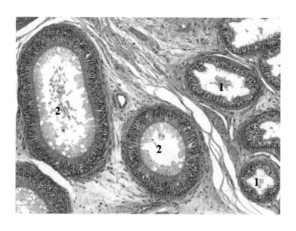

图 11-12 附睾光镜图
1. 输出小管；2. 附睾管

睾丸炎是男性常见疾病，通常由细菌和病毒引起。细菌性睾丸炎大多数是由于邻近的附睾发炎引起，所以又称为附睾-睾丸炎。

考点提示

附睾炎一般会有硬结，结节大多发生在附睾头部和尾部，尾部居多。

本章小结

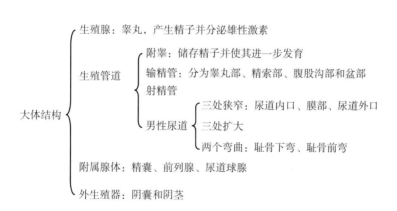

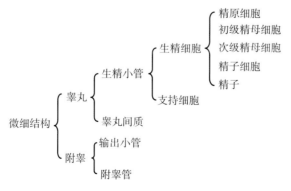

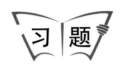

习题

扫码"练一练"

一、选择题

1.男性的生殖腺是

A.睾丸   B.附睾   C.输精管

D.射精管   E.前列腺

2.产生精子的部位是

A.精直小管   B.附睾   C.睾丸输出小管

D.生精小管   E.前列腺

3.男性，54岁。自觉会阴部钝痛、不适，伴尿频、尿急、膀胱区胀感。直肠指检示前列腺有硬结及触痛，前列腺液内发现较多脓细胞，诊断为前列腺炎，需定期按摩前列腺以促进脓性分泌物的引流。请问前列腺排泄管开口于

A.尿道嵴   B.尿道膜部   C.前列腺小囊

D.尿道球部   E.精阜附近的黏膜上

4.男性尿道最狭窄处为

A.前列腺部   B.膜部   C.尿道内口

D.尿道外口   E.尿道球部

5.前列腺的位置与毗邻

A.位于膀胱和尿生殖膈之间

B.前面距耻骨联合后面约2cm，二者间有阴部静脉丛

C.后面与直肠毗邻，故活体通过直肠指诊可触及

D.底与精囊腺、输精管壶腹相接触

E.上述均正确

6.关于射精管，正确的是

A.由前列腺排泄管和精囊腺排泄管汇合而成

B.位于膀胱上面

C.开口于尿道膜部

D.开口于前列腺小囊的两侧

E.开口于尿道球部

7.输精管结扎术的较适宜部位是

A.睾丸部   B.皮下精索部   C.腹股沟部

D.盆部靠近腹环一段   E.壶腹部

8.能储存精子并促进精子进一步成熟的器官是

A.睾丸   B.附睾   C.输精管

D.射精管   E.前列腺

9.输精管的分部除外

A.睾丸部   B.精索部   C.腹股沟部

D.盆部   E.输精管壶腹

10.进行第二次减数分裂的生精细胞是

    A.精子细胞   B.精子   C.次级精母细胞

    D.精原细胞   E.初级精母细胞

11.分泌雄激素的细胞是

    A.精原细胞   B.睾丸间质细胞   C.支持细胞

    D.精子细胞   E.初级精母细胞

12.不属于生精上皮的细胞是

    A.支持细胞   B.间质细胞   C.精原细胞

    D.初级精母细胞   E.精子细胞

13.在睾丸切片的生精小管上皮中不易看到的细胞是

    A.精子   B.精子细胞

    C.次级精母细胞   D.初级精母细胞

    E.精原细胞

14.最幼稚的生精细胞是

    A.精子细胞   B.初级精母细胞

    C.次级精母细胞   D.精原细胞

    E.间充质细胞

15.参与血睾屏障的主要结构是

    A.毛细血管内皮   B.内皮基膜

    C.生精小管的基膜   D.支持细胞的紧密连接

    E.结缔组织

16.下列关于睾丸支持细胞的描述,哪一项是错误的

    A.呈长锥形,单层排列

    B.侧面镶嵌着许多生精细胞

    C.细胞核不规则,染色浅,核仁明显

    D.能合成和分泌雄激素

    E.能合成雄激素结合蛋白

二、思考题

1.男性内生殖器包括哪些器官?

2.男性尿道分哪些几个部分,有什么特征?

3.试述精子的产生部位及其排泄途径和精液的组成。

4.试述各级生精细胞的结构特点。

5.简述支持细胞的结构特点。

6.简述睾丸间质细胞的结构特点。

(郭芙莲 程 云)

第十二章 女性生殖系统

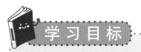 **学习目标**

　　1.掌握 女性生殖器的组成及功能；卵巢的位置、形态和结构；子宫的形态、位置、子宫壁的微细结构；各级卵泡的结构特点；排卵过程；黄体的生成、结构与功能；子宫内膜的周期性变化。

　　2.熟悉 女性乳房的结构；卵巢的一般结构；子宫壁的结构。

　　3.了解 女性外生殖器；闭锁卵泡与间质腺的特点；子宫颈的结构特点。

 案例讨论

　　[案例] 患者，女性，28岁。主诉：阴道接触性出血半年。

　　现病史：患者平时月经正常，半年前同房后阴道少量出血，未到医院诊治。近期同房后阴道出血较前增多，白带中夹有血丝，但无腹痛，无尿频、尿急、尿痛，无便秘、下肢水肿。

　　妇科检查：外阴已婚未产式；阴道：通畅，穹隆存在；宫颈：呈不规则菜花状，直径约4cm，触及时出血明显，宫旁无增厚；宫体：正常大小、无压痛、活动好；附件：未触及包块。

　　宫颈病理活检：浸润性非角化型鳞状细胞癌。

　　初步诊断：宫颈鳞癌。

　　[讨论]

　　1.宫颈癌的主要临床表现有哪些？

　　2.宫颈癌好发部位在哪里？为什么？

　　女性生殖腺是卵巢，是产生女性生殖细胞（卵子）和分泌雌性激素的器官；生殖管道包括输卵管、子宫和阴道；附属腺是前庭大腺（图12-1）。女性外生殖器即女阴。青春期开始，卵巢内卵泡开始生长发育，卵泡成熟并排卵，卵子进入输卵管，在输卵管内受精后移至子宫，在子宫内膜着床发育成胎儿。成熟的胎儿在分娩时出子宫口经阴道娩出。因乳房和会阴与女性生殖系统关系密切，故在此一并叙述。

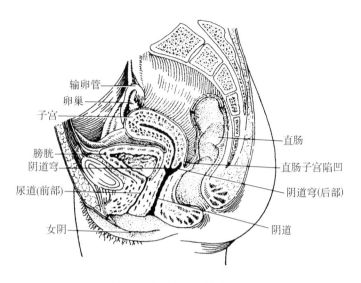

图 12-1　女性盆腔正中矢状切面

第一节　女性生殖器

一、卵巢

（一）卵巢的位置

卵巢左、右各一，位于盆腔内，在子宫的两侧，紧贴小骨盆侧壁的卵巢窝（相当于髂内动脉和髂外动脉的夹角处）（图12-2）。

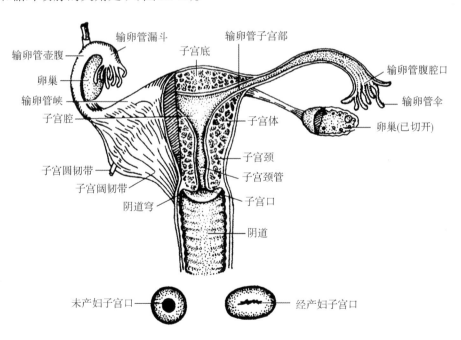

图 12-2　女性内生殖器

（二）卵巢的形态

卵巢呈扁卵圆形，略呈灰红色，被子宫阔韧带后层所包绕。可分为内、外侧两面，前、后两缘和上、下两端。外侧面与卵巢窝相依；内侧面朝向盆腔，与小肠相邻。后缘游离，称独立缘；前缘借卵巢系膜连于子宫阔韧带，称卵巢系膜缘，其中部有血管、神经等出入，称卵巢门；上端与输卵管伞相接触，并有卵巢悬韧带固定于盆壁；下端借卵巢固有韧带连于子宫。

卵巢的大小和形状随年龄的变化而有差异：幼女的卵巢较小，表面光滑；性成熟期卵巢最大，以后由于多次排卵，卵巢表面出现瘢痕，显得凹凸不平；35～40岁卵巢开始缩小；50岁左右随月经停止而逐渐萎缩。

二、输卵管

输卵管是一对输送卵子的肌性管道，长10～14cm。

（一）输卵管的位置

输卵管连于子宫底的两侧，包裹在子宫阔韧带的上缘内。输卵管内侧端以输卵管子宫口与子宫腔相通；外侧端以输卵管腹腔口开口于腹膜腔。故女性腹膜腔经输卵管、子宫、阴道与外界相通。

（二）输卵管的形态和分部

输卵管呈长而弯曲的喇叭形，可分为四部分（图12-2）。

1.子宫部 为输卵管穿子宫壁的部分，以输卵管子宫口通子宫腔。

2.峡部 紧接子宫底外侧，短而狭细，水平向外移行为输卵管壶腹。输卵管峡是临床输卵管结扎术（女性绝育术）的常选部位。

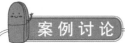
考点提示

输卵管的分部、输卵管结扎的部位及卵子受精的部位。

3.壶腹部 约占输卵管全长的2/3，管径粗而弯曲。卵细胞通常在此部受精。受精卵经输卵管子宫口入子宫，植入子宫内膜中发育成胎儿。若受精卵未能移入子宫，而在输卵管或腹膜腔内发育，即成为宫外孕。

4.漏斗部 为输卵管外侧端的膨大部分，呈漏斗状，漏斗末端的中央有输卵管腹腔口；漏斗末端的周缘有许多指状突起，称输卵管伞。临床手术时，常以输卵管伞作为识别输卵管的标志。

案例讨论

【案例】患者，女性，29岁。原月经周期30天。现已停经37天，于今晨3时许，下腹部阵发性疼痛不适，头晕，伴肛门坠感，无恶心呕吐。查：阴道有少量血液，后穹隆饱满，宫颈举痛，宫体异位，稍大。右侧附件触诊不满意，左侧附件阴性。经阴道穹后部穿刺抽出4ml不凝固血性液体，B超提示：右侧宫外孕伴破裂，后穹隆中量积液。

【讨论】

患者停经37天后突然下腹部疼痛、肛门坠感，应考虑什么疾病？常见宫外孕在什么部位？宫外孕破裂与阴道出血有什么关系？阴道穹后部穿刺的解剖学依据是什么？

三、子宫

子宫是产生月经和孕育胎儿的场所。

（一）子宫的形态

成年未孕的子宫，呈前后略扁、倒置的梨形。子宫可分为三部分：子宫底是两侧输卵管子宫口上方的圆凸部分。子宫颈是子宫下部缩细呈圆柱状的部分。子宫颈可分为两部分：子宫颈伸入阴道内的部分称子宫颈阴道部；子宫颈在阴道以上的部分称子宫颈阴道上部。子宫颈是癌肿的好发部位。子宫体是子宫底与子宫颈之间的大部分。子宫颈与子宫体相接的部位稍狭细，称子宫峡。在非妊娠期，子宫峡不明显；在妊娠期，子宫峡逐渐伸展延长，形成子宫下段，妊娠末期可长达7～11cm。产科常在此处进行剖宫取胎术，可避免进入腹膜腔而减少感染的机会（图12-3）。

子宫的内腔较为狭窄，可分为上、下两部，上部位于子宫体内，称子宫腔；下部在子宫颈内，称子宫颈管。子宫腔呈前后略扁的三角形，两侧角通输卵管，尖向下通子宫颈管。子宫颈管呈梭形，上口通子宫腔，下口通阴道，称为子宫口。未产妇的子宫口为圆形，经产妇的子宫口呈横裂状。

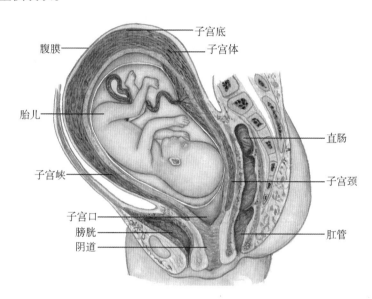

图 12-3　妊娠和分娩期的子宫

（二）子宫的位置

子宫位于骨盆腔的中央，在膀胱和直肠之间，下端伸入阴道。成年女性子宫的正常位置呈前倾前屈位。前倾是指子宫整体向前倾斜，子宫的长轴与阴道的长轴形成向前开放的钝角；前屈是指子宫颈与子宫体构成凹向前的弯曲，也呈钝角。子宫的两侧有输卵管和卵巢。临床上将输卵管和卵巢统称为子宫附件。

（三）子宫的固定装置

子宫的正常位置依赖于盆底肌的承托和韧带的牵拉与固定。维持子宫正常位置的韧带有（图12-2、图12-4、图12-5）。

1.子宫阔韧带　是双层腹膜皱襞，由子宫前、后面的腹膜自子宫两侧缘延伸至骨盆侧壁而成，子宫阔韧带可限制子宫向两侧移动。阔韧带上缘游离，包裹输卵管。子宫阔韧带根据附着部位不同，可分为上方的输卵管系膜，后方的卵巢系膜和下方的子宫系膜三部分。

2.子宫圆韧带　是由结缔组织和平滑肌构成的圆索，起于子宫外上角，在子宫阔韧带

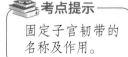
考点提示
固定子宫韧带的名称及作用。

两层之间行向前外方，达骨盆腔侧壁，继而通过腹股沟管，止于阴阜和大阴唇皮下。子宫圆韧带是维持子宫前倾位的主要结构。

3.子宫主韧带 由结缔组织和平滑肌构成，位于子宫阔韧带的下方，自子宫颈阴道上部两侧缘连于骨盆腔侧壁。子宫主韧带的主要作用是固定子宫颈，防止子宫向下脱垂。

4.子宫骶韧带 由结缔组织和平滑肌构成，起于子宫颈阴道上部的后面，向后绕过直肠的两侧，附着于骶骨前面。子宫骶韧带牵引子宫颈向后上，有维持子宫前屈位的作用。

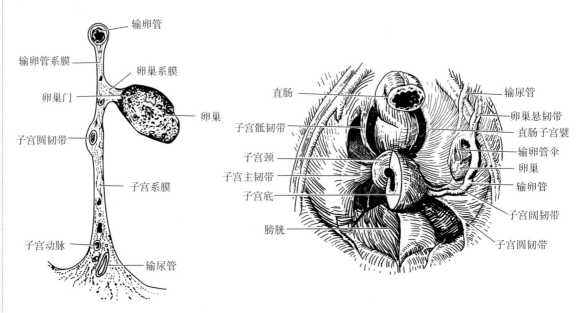

图 12-4　子宫阔韧带矢状切面　　　　图 12-5　子宫的固定装置

（四）子宫壁的结构

子宫壁分三层：外层为浆膜，为腹膜的脏层；中层为强厚的肌层，由平滑肌组成；内层为黏膜，称子宫内膜。子宫腔的内膜随着月经周期而有增生和脱落的变化。脱落的内膜由阴道流出成为月经，约28天为一个月经周期。

四、阴道

阴道为前后略扁的肌性管道，富于伸展性。是连接子宫和外生殖器的肌性管道，是性交器官，也是排出月经和娩出胎儿的通道。阴道前邻膀胱和尿道，后邻直肠。阴道前壁较短，后壁较长，前、后壁经常处于相贴状态。阴道上部环抱子宫颈阴道部，两者之间形成环状间隙，称阴道穹。阴道穹分前部、后部和两侧部，其后部较深，与直肠子宫陷凹紧邻，两者之间仅隔以阴道壁和腹膜。当直肠子宫陷凹内有积液时，可经阴道穹后部穿刺，以帮助诊断和引流。阴道的下端以阴道口开口于阴道前庭。处女的阴道口周围有处女膜。处女膜破裂后，阴道口周围留有处女膜痕。

五、前庭大腺

前庭大腺形如豌豆（图12-6），左右各一，位于阴道口后外侧的深部，其导管向内侧开口于阴道前庭。前庭大腺分泌黏液，经导管至阴道前庭，有润滑阴道口的作用。

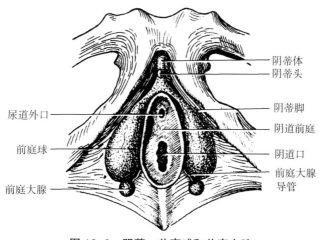

图 12-6　阴蒂、前庭球和前庭大腺

六、女阴

女阴即女性外生殖器，由阴阜、大阴唇、小阴唇、阴道前庭、阴蒂和前庭球等组成（图 12-7）。

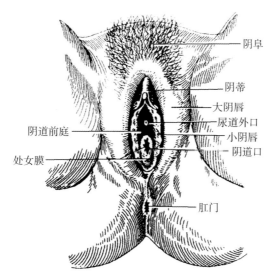

图 12-7　女性外生殖器

（一）阴阜

阴阜是位于耻骨联合前面的皮肤隆起，性成熟后，皮肤表面生有阴毛。

（二）大阴唇

大阴唇位于阴阜的后下方，是一对纵行的皮肤皱襞。大阴唇前端和后端左右相互连合，形成唇前连合和唇后连合。

（三）小阴唇

小阴唇是位于大阴唇内侧的一对较薄而光滑的皮肤皱襞。两侧小阴唇向前延伸形成阴蒂包皮和阴蒂系带，后端汇合成阴唇系带。

（四）阴道前庭

阴道前庭是位于两侧小阴唇之间的裂隙，其前部有尿道外口，后部有阴道口，小阴唇中后 1/3 交界处，有前庭大腺导管的开口。

（五）阴蒂

阴蒂位于尿道外口的前方，由两条阴蒂海绵体构成，相当于男性的阴茎海绵体。阴蒂露于表面的部分为阴蒂头，富有感觉神经末梢，感觉灵敏。

（六）前庭球

前庭球相当于男性的尿道海绵体，呈蹄铁形，位于阴道两侧的大阴唇深面。两侧前端狭窄并相连，位于尿道外口与阴蒂体之间的皮下；后端膨大与前庭大腺相邻。

【附1】乳房

乳房（图12-8）为人类和哺乳类动物特有的结构。人的乳房，男性不发达，女性乳房于青春期后开始发育生长，妊娠和哺乳期有分泌活动。

（一）乳房的位置

乳房位于胸前部，在胸大肌及胸肌筋膜的表面。乳头的位置通常在第4肋间隙或第5肋与锁骨中线相交处。

（二）乳房的形态

成年未哺乳女子的乳房呈半球形，紧张而富有弹性。乳房中央有乳头，其顶端有输乳管的开口。乳头周围的环形色素沉着区，称乳晕。乳头和乳晕的皮肤薄弱，易于损伤，哺乳期尤应注意卫生，以防感染。

（三）乳房的结构

乳房由皮肤、乳腺、致密结缔组织和脂肪组织构成。乳腺被脂肪组织和致密结缔组织分隔成15~20个乳腺叶，乳腺叶以乳头为中心呈放射状排列。每个乳腺叶有一条排出乳汁的输乳管。输乳管在近乳头处膨大为输乳管窦，其末端变细，开口于乳头。乳房手术时，应尽量采取放射状切口，以减少对乳腺叶和输乳管的损伤。

乳房表面的皮肤、胸肌筋膜和乳腺之间连有许多小的纤维束，称乳房悬韧带或Cooper韧带（图12-8），对乳房起支持和固定作用。乳腺癌患者，由于癌组织浸润，乳房悬韧带可受侵犯而缩短，牵拉皮肤向内凹陷，使皮肤表面形成许多小凹。另外，由于淋巴回流受阻导致皮肤水肿，使皮肤呈橘皮样变。

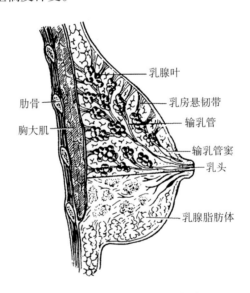

图 12-8　成年女性乳房矢状切面

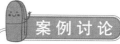

【案例】患者，女性，53 岁。8 个月前发现右侧乳腺有一肿块，因无任何不适而未引起注意，以后肿块逐渐增大。1 个月前右腋下也可扪及肿块，并因右上肢肿胀而来院就诊。检查：乳腺外上象限皮肤可见紫红斑，乳头凹陷并较左侧抬高约 1cm，挺胸检查右乳固定。外上象限可触及 4cm×3cm 肿块，局部皮肤凹凸不平如橘皮样改变，右腋下可扪及约 1cm 大小质硬肿块。

【讨论】

根据上述病史、体征，该患者的临床诊断是什么？解释上述临床表现。

【附 2】会阴

会阴有广义和狭义会阴之分。

广义会阴是指封闭小骨盆下口的全部软组织，其境界呈菱形，与骨盆下口一致：前方为耻骨联合下缘，后方为尾骨尖，两侧为耻骨弓、坐骨结节和骶结节韧带。以两侧坐骨结节的连线为界，可将会阴分为前、后两个三角区（图12-9）。前方称尿生殖区（尿生殖三角），男性有尿道通过，女性则有尿道和阴道通过；后方称肛门区（肛门三角），有肛管通过。

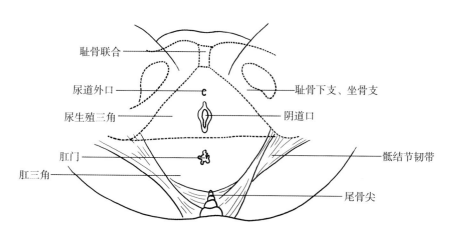

图 12-9　会阴的境界及分区

狭义会阴即产科会阴，是指肛门与外生殖器之间的软组织。产科会阴在产妇分娩时伸展扩张较大，结构变薄，应注意保护，以免造成会阴撕裂。

会阴的结构，除了男、女性外生殖器以外，主要是肌肉和筋膜。

产科会阴

产科会阴为一狭窄区域，皮肤和前筋膜较薄，深层为会阴中心腱。会阴中心腱有诸多会阴肌附着，有加固盆底的作用。此腱具有韧性和弹性，在分娩时有重要意义。分娩时由于此区承受的压力较大，已发生撕裂（会阴撕裂），助产时要注意保护。如会阴撕裂，应予以缝合，以免畸形愈合。

第二节 卵巢与子宫的微细结构

案例讨论

[**案例**] 患者，女性，28 岁。主诉：阴道接触性出血半年。

现病史：患者平时月经正常，半年前同房后阴道少量出血，未到医院诊治。近期同房后阴道出血较前增多，白带中夹有血丝，但无腹痛，无尿频、尿急、尿痛，无便秘、下肢水肿。

妇科检查：外阴已婚未产式；阴道：通畅，穹隆存在；宫颈：呈不规则菜花状，直径约 4cm，触及时出血明显，宫旁无增厚；宫体：如正常大小、无压痛、活动好；附件：未触及包块。

宫颈病理活检：浸润性非角化型鳞状细胞癌。

初步诊断：宫颈鳞癌。

[**讨论**]

1. 宫颈癌的主要临床表现有哪些？
2. 宫颈癌好发部位在哪里？为什么？

一、卵巢

卵巢表面被覆单层扁平或立方上皮，称表面上皮；上皮深面为薄层致密结缔组织，称白膜。卵巢实质分为外周的皮质和中央的髓质。皮质厚，含不同发育阶段的卵泡、黄体和白体。髓质为疏松结缔组织，与皮质之间无明显界限，含较多血管和淋巴管（图12-10）。

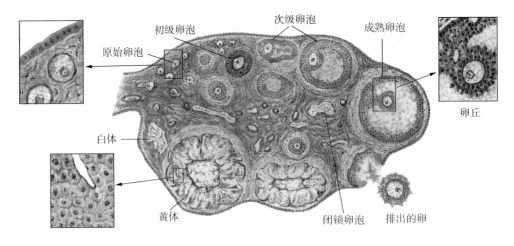

图 12-10 卵巢的微细结构

（一）卵泡的发育与成熟

卵泡由中央一个卵母细胞和其周围的单层或多层卵泡细胞组成。卵泡发育从胚胎时期的第5个月开始，双侧卵巢有近700万个原始卵泡，新生儿有70万～200万个，青春期约有4万个。从青春期（13～14岁）至更年期（45～55岁）的生育期内，在垂体分泌的促性腺激素作用下，卵泡开始分批进入发育与成熟。卵泡的发育是一个连续的变化过程，其结构也发生一系列变化，可分为原始卵泡、初级卵泡、次级卵泡和成熟卵泡四个阶段。初级卵泡和次级卵泡合称生长卵泡（图12-11）。

1.原始卵泡　是处于静止状态的卵泡，位于卵泡皮质浅层，体积小，数量多。中央有一个初级卵母细胞，周围包绕一层扁平的卵泡细胞。初级卵母细胞圆形，体积大，胞质嗜酸性；核大而圆，染色浅，核仁大而明显。卵泡细胞呈扁平形，体积小，核扁圆，染色深。卵泡细胞具有支持和营养卵母细胞的作用。

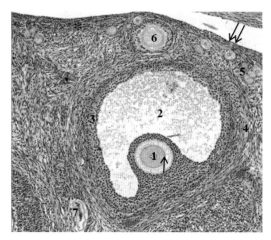

2.初级卵泡　由原始卵泡发育而来，其主要结构变化：①初级卵母细胞体积逐渐增大，胞质中出现丰富的细胞器；②卵泡细胞增生，由单层扁平变为单层立方或柱状，进而增殖为

图 12-11　卵巢皮质光镜图
1.初级卵母细胞；2.卵泡腔；3.颗粒层；4.卵泡膜；5.原始卵泡群；
6.初级卵泡；7.闭锁卵泡；↑透明带；↑↑表面上皮

多层（5～6层），紧贴卵母细胞的一层柱状卵泡细胞呈放射状排列，称放射冠；③初级卵母细胞与卵泡细胞之间出现一层均质嗜酸性膜状结构，称透明带；④随初级卵母细胞逐渐增大，其周围的结缔组织逐渐分化形成卵泡膜。

3.次级卵泡　由初级卵泡继续发育形成，其主要结构变化：①卵泡细胞间出现一些大小不等的液腔，继而汇合成一个大的卵泡腔，腔内充满卵泡液。卵泡液对卵泡的发育成熟有重要作用。随着卵泡液的增多，初级卵母细胞、透明带及周围的卵泡细胞被推向卵泡腔一侧，形成突入卵泡腔内的隆起，称卵丘。卵泡腔周围的卵泡细胞构成卵泡壁，称颗粒层，卵泡细胞改称为颗粒细胞。②初级卵母细胞达到体积最大，直径为125～150μm，其周围包裹一层约5μm厚的透明带。③卵泡膜分化为内、外两层。内层富含毛细血管，基质细胞分化为多边形或梭形的膜细胞；外层血管和细胞少，主要为胶原细胞和少量平滑肌。膜细胞合成雄激素，雄激素透过基膜，在颗粒细胞内转化为雌激素，故雌激素由两种细胞联合产生。雌激素少量进入卵泡液，大部分进入血液循环，作用于子宫等靶器官。

> **考点提示**
> 卵泡发育成熟，功能才会健全，若卵泡发育不良就会影响正常的受孕生育。

4.成熟卵泡　是次级卵泡发育的最后阶段。由于卵泡液的急剧增多，卵泡腔变大，卵泡体积显著增大，直径可达2cm，并突向卵泡表面，由于颗粒细胞不再增值，因此卵泡壁进一步变薄，在排卵前36～48小时，初级卵母细胞恢复并完成第一次减数分裂，形成一个大的次级卵母细胞和一个小的第一极体。次级卵母细胞直接进入第二次减数分裂，停滞于分裂中期。如果卵泡发育不良，就会影响正常的受孕生育。

（二）排卵

成熟卵泡破裂，次级卵母细胞连同周围的透明带、放射冠与卵泡液一起从卵巢表面排出的过程，称排卵。通常生育期妇女28天左右排一次卵，排卵发生在第14天。一般每次排卵一个，双侧卵巢交替排卵。女性一生排出约400个卵。卵排后，若在24小时内未受精，次级卵母细胞即退化消失。

（三）黄体

排卵后，颗粒层和卵泡膜向卵泡腔内塌陷，在黄体生成素的作用下，逐渐发育成一个体积大而富含血管的内分泌细胞团，新鲜时呈黄色，称黄体。黄体主要由颗粒细胞分化来的颗粒黄体细胞和由膜细胞分化来的膜黄体细胞构成。颗粒黄体细胞体积较大，数量较多，染色较浅，常位于黄体中央。膜黄体细胞体积较小，数量较少，染色较深，常位于黄体周边（图12-12）。颗粒黄体细胞分泌孕激素，膜黄体细胞与颗粒黄体细胞协同作用分泌雌激素。

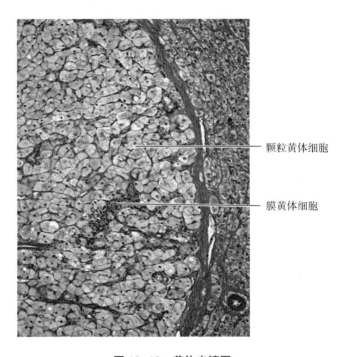

颗粒黄体细胞

膜黄体细胞

图 12-12　黄体光镜图

若未受精，黄体维持12～14天后退化，称月经黄体。若受精并妊娠，在胎盘分泌的绒毛膜促性腺激素的刺激下，黄体继续发育，直径可达4～5cm，称妊娠黄体。妊娠黄体除分泌孕激素和雌激素外，还分泌松弛素。这些激素可使子宫内膜增生，子宫平滑肌松弛，以维持妊娠。妊娠4～6个月时，由胎盘取代黄体。无论何种黄体，最终均退化，被结缔组织取代成为白体。

（四）闭锁卵泡与间质腺

妇女一生中共排出约400个卵，其余绝大部分卵泡在不同的发育阶段逐渐退化，退化的卵泡称为闭锁卵泡。卵泡的闭锁是一种细胞凋亡过程。光镜下闭锁卵泡形态特征表现为：卵母细胞核固缩，形态不规则；透明带塌陷、扭曲成不规则嗜酸性环状物；放射冠游离；颗粒细胞松散、脱落或进入卵泡腔；卵泡腔内有中性粒细胞或巨噬细胞侵入。卵泡壁塌陷，膜细胞增大，胞质中充满脂滴，形似黄体细胞，被结缔组织和血管分割成分散的细胞团，称为间质腺。兔和猫等动物的卵巢中有较多间质腺。间质腺最终退化由结缔组织取代。

二、子宫

子宫是肌性器官，壁厚腔窄，分为底、体、颈三部分。子宫壁由内向外依次为内膜、肌层和外膜（图12-13）。

（一）子宫壁的微细结构

1. 内膜　由单层柱状上皮和固有层组成。根据结构和功能不同，子宫内膜可分为浅表的功能层和深部的基底层，功能层较厚，随月经周期可发生周期性剥脱和出血，而基底层较薄且致密，不随月经周期性剥脱，但有修复内膜的功能。

（1）上皮　由大量分泌细胞和少量纤毛细胞组成。以分泌细胞为主。

（2）固有层　由结缔组织组成，含大量低分化的基质细胞和子宫腺，子宫动脉进入子宫壁后，发出短而直的小动脉，营养基底层，不受性激素影响，称基底动脉。其主干进入功能层呈螺旋状走行，称螺旋动脉。螺旋动脉可随月经周期而变化。

2. 肌层　很厚，由平滑肌构成。肌层由内向外大致可分三层，即黏膜下层、中间层和浆膜下层。在妊娠期，平滑肌纤维受卵巢激素的作用，可显著增长，肌层增厚。结缔组织中未分化的间充质细胞也可增殖分化为平滑肌纤维。分娩后，平滑肌纤维逐渐变小，部分肌纤维凋亡退化消失，子宫复原。

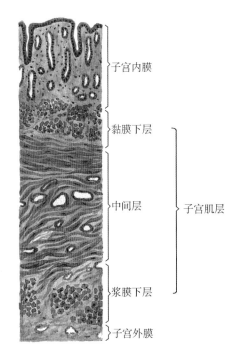

图 12-13　子宫壁的微细结构

3. 外膜　子宫底部和体部为浆膜，只有子宫颈部为纤维膜。

> **考点提示**
> 子宫肌瘤是女性生殖器官最常见的良性肿瘤。

（二）子宫内膜的周期性变化

自青春期开始，在卵巢分泌的雌激素和孕激素作用下，子宫底部和体部的内膜功能层发生周期性变化，即每隔28天左右发生一次内膜的剥脱、出血、增生和修复过程，称月经周期。每个月经周期指从月经来潮第1天起至下次月经来潮的前1天止（图12-14）。

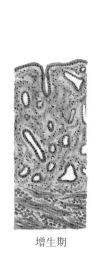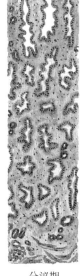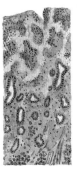

增生期　　　　分泌期　　　　月经期

图 12-14　子宫内膜周期性变化光镜图

1.增生期 月经周期的第5～14天，即从月经结束至排卵。此期卵巢内有若干卵泡开始向成熟卵泡发育，又称卵泡期。在生长卵泡分泌的雌激素作用下，残存的基底层增生修复功能层。增生期子宫内膜主要的结构变化为子宫内膜逐步增厚，子宫腺增多，螺旋动脉不断伸长、弯曲。此期第14天时，通常有一个卵泡发育成熟并排卵，子宫内膜随之转入分泌期。

2.分泌期 月经周期的第15～28天，即从排卵到下一次月经前。此期卵巢已形成黄体，又称黄体期。在黄体分泌的雌激素和孕激素作用下，子宫内膜主要的结构变化为内膜继续增厚，子宫腺进一步增多、增长并极度弯曲，腺腔膨胀，腺细胞分泌功能旺盛；螺旋动脉进一步伸长、迂曲。固有层内组织液增多呈水肿状态。基质细胞分化为前蜕膜细胞。排出的卵若未受精，则黄体退化，血中雌激素和孕激素浓度明显下降，内膜功能层剥脱，进入月经期。

3.月经期 月经周期的第1～4天，即从月经开始到出血停止。由于黄体退化，其分泌的雌激素和孕激素骤减，子宫内膜功能层的螺旋动脉持续收缩，导致子宫内膜功能层发生缺血坏死。继而螺旋动脉突然短暂扩张，使功能层血管破裂，血液涌入功能层，功能层崩解，最后血液与坏死脱落的内膜组织一起经阴道排出，称月经。此期末，基底层的子宫腺细胞开始增生，向表面铺展，修复内膜细胞，内膜转入增生期。

> **考点提示**
>
> 子宫内膜功能层随月经周期发生周期性剥脱和出血。

知识链接

子宫内膜异位症

子宫内膜异位症是指有活性的内膜细胞种植在子宫内膜以外的位置而形成的一种女性常见妇科疾病。内膜细胞本该生长在子宫腔内，但由于子宫腔通过输卵管与盆腔相通，因此使得内膜细胞可经由输卵管进入盆腔异位生长。对此病发病的机制有多种说法，其中被普遍认可的是子宫内膜种植学说。本病多发生于生育年龄的女性，青春期前不发病，绝经后异位病灶可逐渐萎缩退化。子宫内膜异位症的主要病理变化为异位内膜周期性出血及其周围组织纤维化，形成异位结节。痛经、慢性盆腔痛、月经异常和不孕是其主要症状。病变可以波及所有的盆腔组织和器官，以卵巢、子宫直肠陷凹、宫骶韧带等部位最常见，也可发生于腹腔、胸腔、四肢等处。

（三）子宫颈

子宫颈壁由外向内分为外膜、肌层和黏膜。外膜为较致密结缔组织构成的纤维膜，肌层平滑肌较少且分散，而结缔组织较多。黏膜形成大而有分支的皱襞，黏膜由上皮和固有层组成。上皮为单层柱状，可分泌黏液，其分泌活动受卵巢激素的影响。宫颈外口处单层柱状上皮移行为复层扁平上皮，此处为宫颈癌好发部位。

本章小结

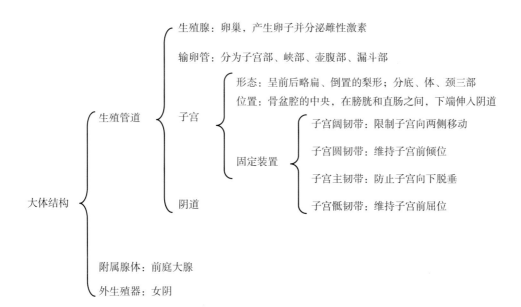

生殖腺：卵巢，产生卵子并分泌雌性激素

输卵管：分为子宫部、峡部、壶腹部、漏斗部

子宫
- 形态：呈前后略扁、倒置的梨形；分底、体、颈三部
- 位置：骨盆腔的中央，在膀胱和直肠之间，下端伸入阴道
- 固定装置
  - 子宫阔韧带：限制子宫向两侧移动
  - 子宫圆韧带：维持子宫前倾位
  - 子宫主韧带：防止子宫向下脱垂
  - 子宫骶韧带：维持子宫前屈位

阴道

大体结构
- 附属腺体：前庭大腺
- 外生殖器：女阴

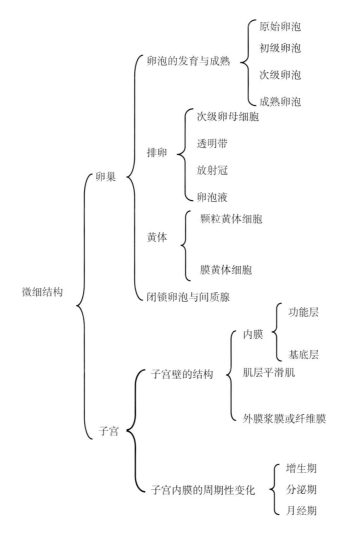

微细结构

卵巢
- 卵泡的发育与成熟
  - 原始卵泡
  - 初级卵泡
  - 次级卵泡
  - 成熟卵泡
- 排卵
  - 次级卵母细胞
  - 透明带
  - 放射冠
  - 卵泡液
- 黄体
  - 颗粒黄体细胞
  - 膜黄体细胞
- 闭锁卵泡与间质腺

子宫
- 子宫壁的结构
  - 内膜
    - 功能层
    - 基底层
  - 肌层平滑肌
  - 外膜浆膜或纤维膜
- 子宫内膜的周期性变化
  - 增生期
  - 分泌期
  - 月经期

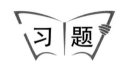

一、选择题

1.关于卵巢，正确的有

  A.前缘游离，后缘附有系膜

  B.内侧端连子宫

  C.外侧端连输卵管

  D.后缘中央有一裂隙称卵巢门

  E.性成熟期卵巢最大

2.关于子宫的说法，错误的是

  A.成年女子的正常子宫呈前倾前屈位

  B.子宫颈伸入阴道上端，两者间形成阴道穹

  C.部分淋巴管沿子宫圆韧带注入腹股浅淋巴结

  D.子宫圆韧带起于子宫颈后外侧

  E.直肠子宫陷凹是腹膜腔最低处

3.输卵管的分部除了

  A.漏斗部   B.壶腹部   C.峡部

  D.子宫部   E.输卵管伞

4.维持子宫前倾位的是

  A.子宫阔韧带   B.子宫骶韧带   C.子宫主韧带

  D.子宫圆韧带   E.以上全是

5.维持子宫前屈位的是

  A.子宫阔韧带   B.子宫骶韧带   C.子宫主韧带

  D.子宫圆韧带   E.以上全是

6.限制子宫向两侧移动的是

  A.子宫阔韧带   B.子宫骶韧带   C.子宫主韧带

  D.子宫圆韧带   E.以上全是

7.输卵管内卵子受精的部位一般在

  A.漏斗部   B.壶腹部   C.峡部

  D.子宫部   E.输卵管伞

8.输卵管最狭窄处为

  A.漏斗部   B.壶腹部   C.峡部

  D.子宫部   E.输卵管伞

9.维持子宫正常位置，防止子宫颈向下脱垂的主要韧带是

  A.子宫阔韧带   B.子宫骶韧带   C.子宫主韧带

  D.子宫圆韧带   E.以上全是

10.子宫

  A.位于小骨盆前部，膀胱与直肠之间

B.呈轻度的前倾前屈位

C.区分为底、体、峡、颈部

D.子宫颈内部的腔叫作子宫腔

E.子宫颈分阴道上部和阴道下部

11.腹膜外剖宫产手术切口常在

A.子宫底　　　　　　　B.子宫颈　　　　　　　C.子宫体

D.子宫峡　　　　　　　E.子宫颈阴道部

12.阴道

A.属于女性外生殖器

B.上端以阴道口开口于子宫

C.上部与子宫颈阴道部之间形成环形的凹陷称阴道前庭

D.阴道穹可分为互不连通的四部,以阴道穹后部最深

E.直肠子宫陷凹积液时,可经阴道穹后部进行穿刺

13.乳房脓肿切开引流时,做放射状切口主要是避免损伤

A.乳房的血管和神经　　B.乳房的淋巴管　　　　C.输乳管

D.Cooper韧带　　　　　E.乳房皮肤

14.生长卵泡是指

A.开始发育的原始卵泡　B.次级卵泡和成熟卵泡

C.初级卵泡和次级卵泡　D.初级卵泡　　　　　　E.成熟卵泡

15.原始卵泡的卵泡细胞是

A.单层扁平　　　　　　B.单层立方　　　　　　C.单层柱状

D.假复层柱状　　　　　E.单层纤毛柱状

16.关于次级卵泡的结构特点错误的是

A.卵泡腔形成　　　　　B.卵泡细胞为两层

C.卵丘　　　　　　　　D.透明带

E.放射冠

17.放射冠是

A.卵原细胞的一部分　　B.初级卵母细胞的一部分

C.卵泡细胞的一部分　　D.卵泡膜细胞的一部分

E.卵泡膜细胞的一部分

18.排卵时,卵细胞处在

A.卵原细胞时期

B.初级卵母细胞第一次减数分裂前期

C.初级卵母细胞第二次减数分裂中期

D.次级卵母细胞第二次减数分裂中期

E.成熟卵时期

19.卵泡的颗粒层是指

A.构成卵泡壁的卵泡细胞

B.构成卵丘的细胞

C.卵泡周围的结缔组织细胞

D.卵泡膜内层

E.卵泡膜外层

20.排卵时，离开卵巢的有

A.完成了第二次减数分裂的次级卵母细胞连同透明带、放射冠

B.处于第二次减数分裂中期的初级卵母细胞连同透明带、放射冠

C.处于第二次减数分裂中期的次级卵母细胞连同透明带、放射冠

D.完成了第一次减数分裂的初级卵母细胞连同透明带、放射冠

E.完成了第二次减数分裂中期的初级卵母细胞连同透明带、放射冠

21.颗粒黄体细胞与膜黄体细胞分泌

A.黄体生成素（LH）、卵泡刺激素（FSH）

B.孕激素、雌激素　　　　C.LH、孕激素

D.FSH、雌激素　　　　　E.孕激素、黄体生成素

22.月经期子宫内膜剥脱和排出的是

A.子宫内膜层　　　　　　B.子宫内膜的功能层

C.子宫内膜的基底层　　　D.子宫内膜的功能层和基底层

E.子宫内膜固有层

23.子宫内膜处于分泌期时，卵巢的结构是

A.卵泡开始发育和成熟　　B.卵泡退化　　　　　C.黄体形成和发育

D.黄体退化　　　　　　　E.形成白体

24.月经期后哪种细胞迅速增殖使内膜修复

A.残留的内膜上皮　　　　B.残留的子宫腺细胞

C.平滑肌细胞　　　　　　D.血管内皮细胞

E.基质细胞

25.卵巢的白体是

A.卵巢排卵后组织修复而成

B.卵巢排卵后颗粒层形成

C.黄体退化形成

D.卵泡闭锁后形成

E.卵巢排卵后卵泡膜形成

二、思考题

1.试述子宫的位置和形态。

2.试述子宫的固定装置。

3.试述输卵管的分部及各部的主要作用。

4.试述各级卵泡的结构特点。

5.试述黄体的组成及功能。

6.试述月经周期与卵巢内分泌的关系。

（郭芙莲　程　云）

第十三章 腹 膜

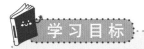

学习目标

1. **掌握** 腹膜腔的概念。
2. **熟悉** 腹膜与脏器的关系。
3. **了解** 腹膜形成的结构。

案例讨论

【案例】患者，女性，30岁。曾有反复发作的胃痛病史，现因持续性上腹部疼痛 4 小时而急诊入院。查体发现腹肌紧张，右髂区有明显的压痛和反跳痛，经 x 线腹部摄片，见膈下有少量游离气体，诊断为急性胃穿孔。

【讨论】

试分析：若胃后壁穿孔，胃内容物首先会进入何部位？为何会出现右髂区的压痛和反跳痛？该患者应取什么体位？为什么？

一、概述

腹膜为覆盖于腹、盆腔壁内和腹、盆腔脏器表面的一层薄而光滑的浆膜，由间皮和少量结缔组织构成，呈半透明状。衬于腹、盆腔壁内的腹膜称为壁腹膜，由壁腹膜返折并覆盖于腹、盆腔脏器表面的腹膜称为脏腹膜。壁腹膜和脏腹膜互相延续、移行，共同围成不规则的潜在性腔隙，称为腹膜腔（图13-1），腔内仅有少量浆液。男性腹膜腔为一封闭的腔隙；女性腹膜腔则借输卵管腹腔口，经输卵管、子宫、阴道与外界相通。脏腹膜紧贴脏器表面，从组织结构和功能方面都可视为脏器的一部分，如胃和肠壁的脏腹膜即为该器官的外膜。

> **考点提示**
> 女性腹膜腔则借输卵管腹腔口，经输卵管、子宫、阴道与外界相通。

腹膜腔和腹腔在解剖学上是两个不同而又相关的概念。腹腔是指膈以下、盆膈以上，腹前壁和腹后壁之间的腔，而腹膜腔则指脏腹膜和壁腹膜之间的潜在性腔隙，腔内仅含少量浆液。实际上，腹膜腔是套在腹腔内，腹、盆腔脏器均位于腹腔之内、腹膜腔之外。临床应用时，对腹膜腔和腹腔的区分通常并不严格，但有的手术（如肾和膀胱的手术）常在腹膜外进行，不需要通过腹膜腔，因此手术者应对两腔有明确的认识。

> **考点提示**
> 腹膜腔的概念及其与腹腔的区别。

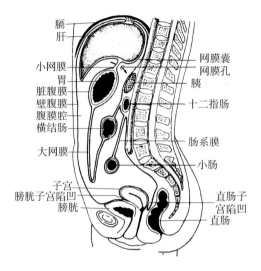

图 13-1　腹膜腔正中矢状切面模式图（女性）

知识拓展

腹腔穿刺术的解剖学要点

腹腔穿刺术是向腹膜腔内注射药物或抽取腹水的一项诊疗技术。

腹前外侧壁由浅入深分为 6 层。皮肤很薄，富有延展性，移动度较大。浅筋膜厚 1 ~ 2cm，由脂肪及疏松结缔组织构成。在脐平面以下浅筋膜可分两层，浅层由脂肪组织构成，称 Camper 筋膜；深层则由富有弹性纤维的膜状组织构成，称 Scarpa 筋膜。深筋膜较薄。腹直肌被腹直肌鞘包裹，位于中线的两侧，其内面走行的有腹壁下动脉及其伴行静脉。腹前外侧群的 3 层扁肌由浅入深依次是腹外斜肌、腹内斜肌和腹横肌。衬于腹横肌和腹直肌鞘后层内面的为腹横筋膜。填充于腹横筋膜与壁腹膜之间的疏松结缔组织为腹膜外筋膜。腹前外侧壁的最内层即为壁腹膜。腹前外侧壁的皮肤、肌及壁腹膜是由下 5 对肋间神经、肋下神经、髂腹下神经和髂腹股沟神经支配，它们呈节段性分布。

穿刺点可选择以下两处：①左下腹穿刺点：脐与左髂前上棘连线的中、外 1/3 交界处，此穿刺点可以避开腹壁下动脉。穿经的层次由浅入深依次为皮肤、浅筋膜、腹外斜肌、腹内斜肌、腹横肌、腹横筋膜、腹膜外脂肪、壁腹膜，进入腹膜腔。②下腹正中旁穿刺点：耻骨联合上缘与脐间连线的中点上方 1cm 偏右或偏左 1 ~ 2cm，此处穿刺比较安全。穿经的层次由浅入深依次为皮肤、浅筋膜、腹直肌内缘或腹白线、腹横筋膜、腹膜外脂肪、壁腹膜，进入腹膜腔。

腹膜具有分泌、吸收、保护、支持、修复等功能，具体如下。①分泌少量浆液（正常情况下维持 100 ~ 200ml），可润滑和保护脏器，减少摩擦。②支持和固定脏器。③吸收腹腔内的液体和空气等。一般认为，上腹部，尤其是膈下区的腹膜吸收能力较强，因此腹腔炎症或手术后的病人多采用半卧位，使有害液体流至下腹部，以减少腹膜对有害物质的吸收。④防御功能。腹膜腔内浆液中含许多巨噬细胞，可吞噬细菌及有害物质。⑤修复和再生。腹膜分泌的浆液中富含纤维素，其粘连作用可促进伤口愈合和炎症局限化。但如果手术操作粗暴，或腹膜暴露时间过长，也可因此功能造成肠袢纤维性粘连等后遗症。

二、腹膜与腹盆腔脏器的关系

根据脏器被腹膜覆盖的范围大小，可将腹、盆腔脏器分为三类，即腹膜内位、间位和外位器官。

（一）腹膜内位器官

表面几乎都被腹膜覆盖的器官为腹膜内位器官，有胃、十二指肠上部、空肠、回肠、盲肠、阑尾、横结肠、乙状结肠、脾、卵巢和输卵管。

（二）腹膜间位器官

表面大部分被腹膜覆盖的器官为腹膜间位器官，有肝、胆囊、升结肠、降结肠、子宫、膀胱和直肠上段。

（三）腹膜外位器官

仅一面被腹膜覆盖的器官为腹膜外位器官，有肾、肾上腺、输尿管，十二指肠降部和水平部，直肠中、下段及胰。这些器官多位于腹膜后间隙，临床上又称腹膜后位器官。

了解脏器与腹膜的关系，有重要的临床意义，如腹膜内位器官的手术必须通过腹膜腔，而肾、输尿管等腹膜外位器官可不打开腹膜腔即可进行手术，从而避免腹膜腔的感染和术后粘连。

三、腹膜形成的结构

壁腹膜与脏腹膜之间，或脏腹膜之间返折移行，形成许多结构，这些结构对器官起连接和固定作用，也是血管神经进出器官的途径。

（一）网膜

网膜包括小网膜和大网膜（图13-2）。

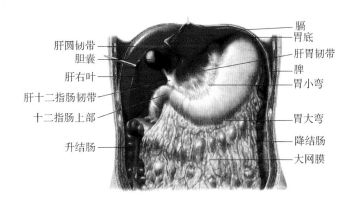

图 13-2 网膜

1.小网膜 是由肝门向下移行于胃小弯和十二指肠上部的双层腹膜结构。从肝门连于胃小弯的部分称肝胃韧带，其内含有胃左、右血管，胃上淋巴结及胃的神经等。从肝门连于十二指肠上部的部分称肝十二指肠韧带，其内有进出肝门的三个重要结构通过：胆总管位于右前方，其左前方为肝固有动脉，两者之间的后方为肝门静脉。上述结构周围伴有淋巴管、淋巴结和神经丛。小网膜右缘游离，其后方有网膜孔通网膜囊。

2.大网膜 是连于胃大弯和横结肠间的四层腹膜结构，形似围裙覆盖于空、回肠和横结肠的前方。大网膜前两层为胃和十二指肠上部的前、后两层腹膜的向下延伸，降至脐平面稍下方，前两层向后返折向上，形成大网膜的后两层，连于横结肠并叠合为横结肠系膜，连于腹后壁。大网膜前两层与后两层之间的潜在性腔隙为网膜囊的下部，随着年龄的增长，大网膜的四层结构常粘连愈着，使网膜囊的下部消失，连于胃大弯和横结肠间的大网膜前两层形成了胃结肠韧带。大网膜内有许多血管、丰富的脂肪和巨噬细胞，后者有重要的防御功能。大网膜的长度因人而异，活体上大网膜的下垂部分常可移动，当腹膜腔内有炎症时，大网膜可包裹病灶防止炎症扩散，故有"腹腔卫士"之称。小儿的大网膜较短，通常在脐平面以上，所以阑尾炎或其他下腹部炎症病灶区不易被大网膜包裹，常引起弥漫性腹膜炎。

3.**网膜囊和网膜孔** 网膜囊 是小网膜和胃后壁与腹后壁的腹膜之间的扁窄间隙，又称小腹膜腔，为腹膜腔的一部分（图13-1、图13-3）。网膜囊的前壁为小网膜、胃后壁的腹膜和胃结肠韧带；后壁为横结肠及其系膜和覆盖在胰、左肾、左肾上腺等处的腹膜；上壁为肝尾叶及膈下的腹膜；下壁为大网膜前、后层的愈着处；左侧为脾、胃脾韧带及脾肾韧带；右侧以网膜孔通腹膜腔的其余部分。网膜孔又称Winslow孔，其高度平第12胸椎至第2腰椎体，可容1~2指。上界是肝尾叶，下界是十二指肠上部，前界是肝十二指肠韧带，后界是覆盖在下腔静脉表面的腹膜。

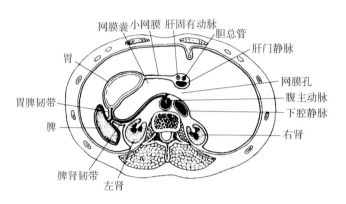

图13-3 网膜囊和网膜孔

网膜囊是一个盲囊，位置较深，周邻复杂，有关器官的病变相互影响。某些炎症或胃后壁穿孔引起网膜囊积液（脓）时，早期多局限于囊内，给诊断带来困难，晚期，或因体位变化，积液（脓）可经网膜孔流到腹膜腔的其他部位，导致炎症扩散。

知识拓展

腹腔体位引流术的解剖学要点

腹腔体位引流术是指通过采用半卧位将腹膜腔内的脓液或渗出物引流入盆腔的陷凹内，用于腹、盆腔特定疾病的治疗或对于并发症的预防。腹膜腔借助横结肠及其系膜可分为结肠上区和结肠下区。结肠上区位于横结肠及其系膜与膈之间，内有肝、胆囊、脾、胃和十二指肠上部等器官。结肠上区又以肝为界分为肝上、肝下间隙。结肠下区位于盆底与横结肠及其系膜之间，内有空、回肠、盲肠、阑尾、结肠及盆腔器官。以升、降结肠及肠系膜根为界又分为左、右结肠旁沟和左、右肠系膜窦。升、降结肠外侧为结肠旁沟。左结肠旁沟由于膈结肠韧带的存在，向上不能直接通结肠上区，向下与盆腔相通。右结肠旁沟向上可直通肝肾隐窝，向下经右髂窝直通盆腔。位于升、降结肠与肠系膜根之间的区域为肠系膜窦。左肠系膜窦为降结肠与肠系膜根之间的间隙，向下通盆腔，如有积液可流入盆腔。右肠系膜窦为升结肠与肠系膜根之间的间隙，下方隔以回肠末端，故其内的渗出物大多积存于局部。

腹、盆腔术后及腹膜炎症，应采取半卧位，这样渗出物便可沿左、右结肠旁沟及左肠系膜窦下口引流至直肠子宫陷凹或直肠膀胱陷凹内。此处的腹膜吸收缓慢，并且邻近阴道、直肠，便于穿刺或切开引流。

（二）系膜

由脏、壁腹膜相互延续移行，形成将器官系连固定于腹、盆壁的双层腹膜结构称系膜，其内有出入该器官的血管、神经及淋巴管和淋巴结等。主要的系膜有肠系膜、阑尾系膜、横结肠系膜和乙状结肠系膜等（图13-4）。

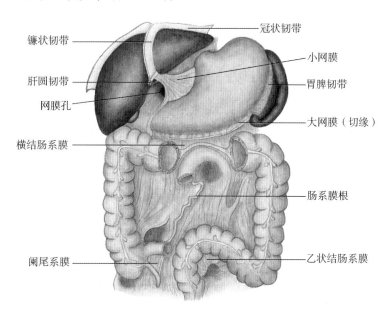

图 13-4　腹膜形成的结构

1.**肠系膜**　是将空肠和回肠系连于腹后壁的双层腹膜结构，呈扇形，面积较大，其附着于腹后壁的部分称肠系膜根，长约15cm，起自第2腰椎左侧，斜向右下跨过脊柱及其前方结构，止于右骶髂关节前方。肠系膜的肠缘系连空、回肠，长达5～7m，由于肠系膜根和肠缘的长度相差很大，故有利于空、回肠的活动，对消化和吸收有促进作用，但活动异常时也易发生肠扭转、肠套叠等急腹症。肠系膜的两层间有肠系膜上血管及其分支、淋巴管、淋巴结、神经丛和脂肪等。

2.**阑尾系膜**　为三角形的双层腹膜结构，将阑尾系连于肠系膜下方。阑尾动静脉走行于系膜的游离缘，故切除阑尾时，应先从系膜游离缘结扎血管。

3.**横结肠系膜**　是将横结肠系连于腹后壁的双层腹膜结构，其根部起自结肠右曲，向左跨过右肾中部、十二指肠降部、胰等器官的前方，沿胰前缘至左肾前方，直达结肠左曲。横结肠系膜内含有中结肠血管及其分支、淋巴管、淋巴结和神经丛等。

4.**乙状结肠系膜**　将乙状结肠系连于左下腹的双层腹膜结构，根部附着于左髂窝和骨盆左后壁。该系膜较长，因此乙状结肠活动度较大，易发生肠扭转。系膜内含有乙状结肠血管、直肠上血管、淋巴管、淋巴结和神经丛等。

（三）韧带

腹膜形成的韧带指连接脏器与腹、盆壁间或连接相邻脏器之间的腹膜结构，多为双层，少数为单层，有固定脏器的作用。

1.**肝的韧带**　肝下方有肝胃韧带和肝十二指肠韧带（如前所述）；上方有镰状韧带、冠状韧带，左、右三角韧带；前下方有肝圆韧带。

镰状韧带呈矢状位，为腹前壁上部和膈下面连于肝膈面的双层腹膜结构，位于前正中线右侧，其下缘游离增厚，内有肝圆韧带，后者为胚胎时脐静脉闭锁的遗迹。由于镰状韧带在中线右侧，脐以上腹壁正中切口需向下延长时，应偏向中线左侧，以避免损伤肝圆韧带及与其伴行的附脐静脉。

冠状韧带呈冠状位，由膈下的壁腹膜折返至肝膈面所形成的双层腹膜结构。前层向前与镰状韧带相延续，前、后两层间无腹膜覆盖的肝表面称肝裸区。冠状韧带左、右两端，前、后两层彼此愈着增厚形成左、右三角韧带。

2.脾的韧带　包括胃脾韧带、脾肾韧带、膈脾韧带。胃脾韧带是连于胃底和胃大弯上部与脾门之间的双层腹膜结构，向下与大网膜左侧部相延续。内含胃短血管和胃网膜左血管及淋巴管、淋巴结等。脾肾韧带是脾门到左肾前面的双层腹膜结构，内含胰尾、脾血管及淋巴、神经等。膈脾韧带是脾肾韧带的上部，由脾上极连至膈下。

3.胃的韧带　包括肝胃韧带、胃脾韧带、胃结肠韧带和胃膈韧带，前三者如前所述。胃膈韧带是胃贲门左侧和食管腹段连于膈下面的腹膜结构。

（四）皱襞、隐窝和陷凹

腹膜皱襞是腹、盆壁与脏器之间或脏器与脏器之间腹膜形成的隆起，其深部常有血管走行。在皱襞之间或皱襞与腹、盆壁之间形成的腹膜凹陷称隐窝，较大的隐窝称陷凹。

考点提示

仰卧、站立或坐位时腹膜腔的最低部位。

肝肾隐窝位于肝右叶与右肾之间，其左界为网膜孔和十二指肠降部，右界为右结肠旁沟。在仰卧时，肝肾隐窝是腹膜腔的最低部位，腹膜腔内的液体易积存于此。主要的腹膜陷凹位于盆腔内，为腹膜在盆腔脏器之间移行返折形成。男性在膀胱与直肠之间有直肠膀胱陷凹，凹底距肛门约7.5cm。女性在膀胱与子宫之间有膀胱子宫陷凹，在直肠与子宫之间有直肠子宫陷凹，后者又称Douglas腔，较深，凹底距肛门约3.5cm，与阴道后穹之间仅隔以阴道后壁和腹膜。站立或坐位时，男性的直肠膀胱陷凹和女性的直肠子宫陷凹是腹膜腔的最低部位，故腹膜腔内的积液多聚积于此。临床上可进行直肠穿刺和阴道后穹穿刺以进行诊断和治疗。

本章小结

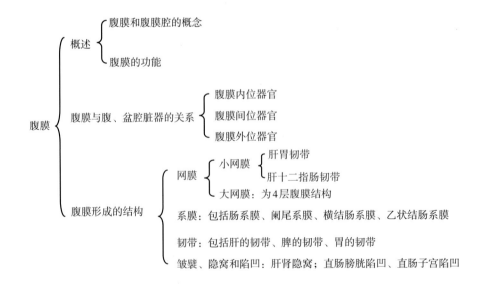

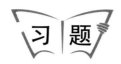

一、选择题

1.关于腹膜腔的正确说法是

    A.由浆膜围成　　　　　　　B.由黏膜围成　　　　　　　C.由腹壁围成

    D.腹膜腔即腹腔　　　　　　E.由壁层腹膜和腹壁共同围成

2.关于腹膜腔错误的说法是

    A.男性是封闭的　　　　　　B.女性可借输卵管、子宫、阴道等与外界相通

    C.腔内含有少量浆液　　　　D.腔内含有胃肠等器官

    E.腔内不含有任何器官

3.属于腹膜间位器官的是

    A.肾　　　　　　　　　　　B.胃　　　　　　　　　　　C.子宫

    D.空肠　　　　　　　　　　E.肝

4.属于腹膜内位器官的是

    A.肝　　　　　　　　　　　B.肾　　　　　　　　　　　C.阑尾

    D.胰　　　　　　　　　　　E.胆囊

5.不属于腹膜外位器官的是

    A.肾　　　　　　　　　　　B.胰　　　　　　　　　　　C.输尿管

    D.肾上腺　　　　　　　　　E.脾

6.腹膜形成的结构不包括

    A.韧带　　　　　　　　　　B.系膜　　　　　　　　　　C.大网膜

    D.小网膜　　　　　　　　　E.穹隆

7.不属于腹膜形成的结构是

    A.肝圆韧带　　　　　　　　B.小肠系膜　　　　　　　　C.镰状韧带

    D.小网膜　　　　　　　　　E.大网膜

8.关于网膜囊的正确说法是

    A.前壁是大网膜和胃的后壁

    B.后壁为覆盖在大、小肠表面腹膜

    C.不与腹膜腔相通

    D.前壁是小网膜、胃后壁和胃结肠韧带

    E.囊内有胰、左肾和左肾上腺等

9.参与构成网膜囊后壁的结构是

    A.膈下面的腹膜　　　　　　B.横结肠系膜　　　　　　　C.大网膜的第2、3层

    D.胃后壁腹膜　　　　　　　E.肝尾状叶

10.女性腹膜腔的最低部位是

    A.直肠子宫陷凹　　　　　　B.膀胱子宫陷凹　　　　　　C.直肠膀胱陷凹

扫码"练一练"

D.坐骨直肠窝　　　　　　E.以上都不是

11.仰卧位时腹膜腔最低的陷窝是

A.直肠子宫陷凹　　　　　B.膀胱子宫陷凹　　　　　C.肝肾隐窝

D.坐骨直肠窝　　　　　　E.直肠膀胱陷凹

12.与直肠子宫陷凹相邻的是

A.左侧穹　　　　　　　　B.右侧穹　　　　　　　　C.结肠

D.阴道后穹　　　　　　　E.阴道前穹

13.属于腹膜形成的结构是

A.子宫阔韧带　　　　　　B.子宫圆韧带　　　　　　C.子宫骶韧带

D.肝圆韧带　　　　　　　E.胆囊窝

14.下列不属于肝的韧带是

A.镰状韧带　　　　　　　B.冠状韧带　　　　　　　C.小网膜

D.三角韧带　　　　　　　E.横结肠韧带

15.下列关于大网膜的叙述正确的是

A.是网膜囊的前壁　　　　B.是胃到小肠之间的两层腹膜

C.是小网膜的直接延续　　D.是胃大弯与横结肠之间的4层腹膜

E.以上都不是

16.关于系膜的错误描述是

A.小肠系膜将肠管悬吊于腹后壁

B.阑尾血管走行于阑尾系膜的游离缘内

C.阑尾系膜呈三角形

D.乙状结肠系膜较短不易发生肠扭转

E.小肠系膜较长，易发生肠扭转

17.关于小网膜正确的描述是

A.在胃大弯与横结肠之间

B.由两层壁腹膜构成

C.包括十二指肠空肠曲

D.内含腹腔干

E.由肝胃韧带和肝十二指肠韧带组成

二、思考题

1.为什么腹膜炎症或腹部手术后的患者多采取半卧位？

2.试述腹膜与腹、盆腔脏器的关系。

3.腹膜腔积液时在患者仰卧位和坐位时各自最易停留何处？

（郭芙莲）

第四篇　脉管系统

　　脉管系统是由一系列密闭而连续的管道构成，分布于全身各部，包括心血管系统和淋巴系统。心血管系统内流动着血液；淋巴管道内流动着淋巴，淋巴最终将注入心血管系统。

　　血液和淋巴在脉管系统的流动，主要功能是运输物质。通过血液和淋巴液的循环流动，不断地把营养物质、氧、激素等运送到身体各器官、组织和细胞；同时又将组织细胞的代谢产物如二氧化碳、尿素等运送至肺、肾、皮肤等排泄器官排出体外，使人体生理活动正常进行。此外，脉管系统还有内分泌功能。

第十四章　心血管系统

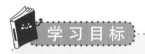
学习目标

　　1. 掌握　体循环和肺循环的概念；心的位置、外形及心腔的结构；主动脉干的分支及其分布；常用动脉摸脉部位及常用止血点；面静脉走行和特点；上、下肢浅静脉的名称和注入深静脉的部位；肝门静脉的组成、主要属支、侧支循环途径及意义；心、动脉和毛细血管的结构特点；毛细血管的分类。

　　2. 熟悉　腹腔干、肠系膜上、下动脉的分支与分布；心的传导系统；心包前下窦的位置及临床意义；心的体表投影；锁骨下动脉、腋动脉主要分支；盆腔动脉的分支及分布；静脉的一般结构。

　　3. 了解　血管吻合；动脉分布规律；胸主动脉分支、分布概况；静脉系统的组成、结构特点；心的静脉回流途径；椎静脉丛的位置、交通；心传导系统的组成和特殊心肌细胞。

第一节　概　述

一、心血管系统的组成

　　心血管系统由心和血管组成，血管包括动脉、毛细血管和静脉。

　　心有左、右心房和左、右心室四个腔，左、右心房和左、右心室分别有房间隔和室间隔隔开，同侧的心房和心室之间有房室口相通。左心房和左心室内流动的是含氧较多的鲜红色的动脉血，右心房和右心室内流动的是含二氧化碳较多的暗红色的静脉血。心是血液循环的动力器官，通过节律性的搏动推动血液循环，心脏收缩时，将心室内血液射出到动脉；心脏舒张时，将静脉内的血液吸入到心房。

动脉是运送血液到全身各器官的血管。从心室发出，在行径中不断分支，管径越分越小，最终移行为毛细血管。

毛细血管是连于微动、静脉之间的细小血管，吻合呈网状，分布广泛，管壁极薄，是血液与组织之间进行物质交换的部位。

静脉是起自毛细血管引导血液回流到心房的血管。在行径中逐渐汇合，管径越来越粗。

二、血液循环途径

血液由心室射出，依次经动脉、毛细血管和静脉又回到心房，周而复始，不断流动的现象称血液循环。根据血液循环的路径可分体循环和肺循环（图14-1）。

扫码"看一看"

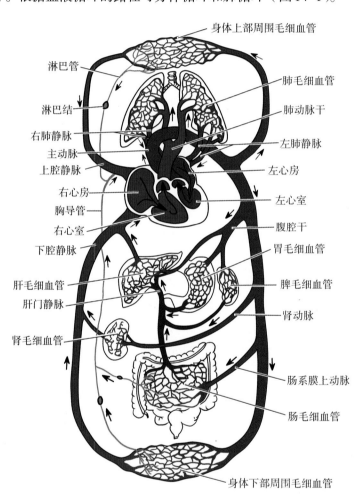

图 14-1　血液循环示意图

1.体循环　又称大循环，当心室收缩时，将含氧和营养物质的动脉血由左心室射入主动脉，再沿动脉的各级分支到达毛细血管，血液中的氧和营养物质经毛细血管的管壁进入组织，同时组织中二氧化碳和其他代谢产物，也经毛细血管的管壁进入血液，动脉血便转化为静脉血，再经静脉回流到右心房（图14-2）。右心房的血液经右房室口流进右心室。

2.肺循环　又称小循环，心室收缩时，右心室的静脉血，经肺动脉干及其分支到达肺的毛细血管，在此血液中的二氧化碳与肺泡内的氧气经血气屏障进行气体交换，静脉血又转化为动脉血，动脉血再经肺静脉回流到左心房（图14-3）。左心房的血液经左房室口流进左心室。

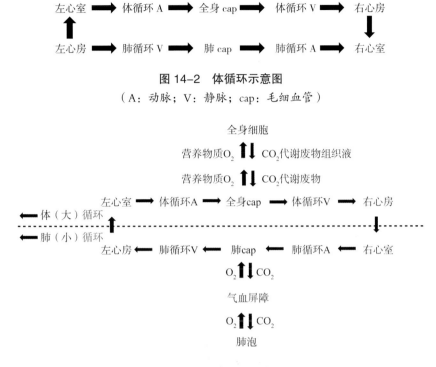

图 14-2　体循环示意图

（A：动脉；V：静脉；cap：毛细血管）

图 14-3　肺循环示意图

（A：动脉；V：静脉；cap：毛细血管）

三、血管的吻合及其功能意义

人体的血管之间存在着广泛的吻合以适应各部的功能。按吻合形式分动脉间吻合、静脉间吻合和动、静脉间的吻合（图14-4）。

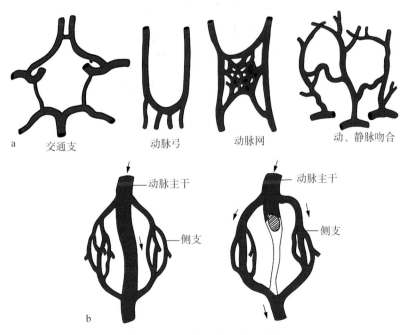

图 14-4　血管吻合与侧支循环

a. 血管吻合形式；b. 侧支吻合和侧支循环

1.动脉间吻合　动脉间吻合可形成动脉网和动脉弓，如关节周围的动脉网，手的掌浅弓。此外，有些较大的动脉在行程中发出与主干平行的侧副管，与主干远侧发出的返支连接，形成侧支吻合。当动脉主干发生阻塞时，侧副管逐渐增粗，血液经增粗的侧支吻合到达阻塞以下的主干及其分布区域，使其血液循环获得一定的代偿和恢复。这种通过侧支而建立的血液循环称侧支循环。

2.静脉间的吻合　静脉间吻合比动脉间吻合更多，常见的形式有静脉丛或静脉网。

3.动、静脉间吻合　动、静脉间吻合一般起到调节局部血流和温度的作用。

第二节　心

一、心的位置、外形和毗邻

心位于胸腔的中纵隔内，约2/3在身体中线左侧，1/3在中线右侧。心的前面大部分被肺和胸膜遮盖，只有前下部一小部分区域（心包裸区），借心包直接邻接胸骨体下半部和左侧第4~5肋软骨。临床上，当心脏骤停做心内注射时，为避免损伤肺和胸膜，常在左侧第4肋间隙靠胸骨左缘处进针，将药物注射到右心室。心的后面有食管、胸主动脉等结构，上方与出入心的大血管相连，下方有膈（图14-5）。

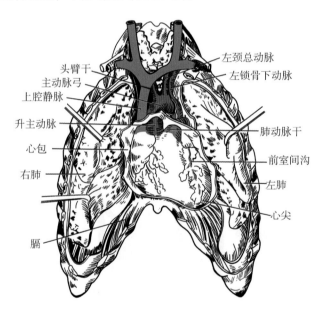

图 14-5　心的位置

心的外形（图14-6、图14-7）呈倒置的圆锥形。具有一尖、一底、二面、三缘，表面有三条沟。

心尖圆钝、游离，朝向左前下方，由左心室构成，其体表投影在左侧第5肋间隙、左锁骨中线内侧1~2cm处。活体在此可触及心尖的搏动。

心底朝向右后上方，与出入心的大血管相连。

心的前面朝向胸骨体和肋软骨，称胸肋面；下面平坦，与膈相贴，称膈面。

心的表面有一条几乎呈环形的浅沟，称冠状沟，是心房和心室在心表面的分界。心的胸肋面和膈面，各有一条自冠状沟向下延至心尖右侧的浅沟，分别称前室间沟和后室间沟，是左、右心室在心表面分界的标志。这三条沟内均有心的血管经过和脂肪组织填充。此外，在心底部，右心房与右肺上下静脉之间有一浅沟，称房间沟，是左右心房在心底的分界标志。

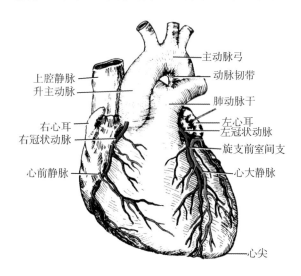

图 14-6　心的外形与血管（前面）

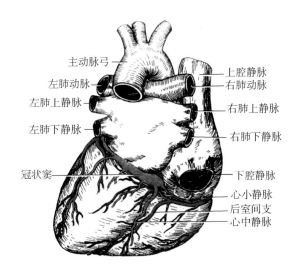

图 14-7　心的外形与血管（后面）

二、心腔

（一）右心房

构成心的右上部。有三个入口：上壁的上腔静脉口、下壁的下腔静脉口及下腔静脉口前内侧的冠状窦口，分别引导人体上半身、下半身和心本身的静脉血回流入右心房。右心房的出口是右房室口，通右心室。右心房后内侧壁称房间隔，是分隔左、右心房的结构，其下部有一浅凹，称卵圆窝，是胎儿时期卵圆孔闭合后的遗迹。房间隔缺损多发生在此处（图14-8）。

（二）右心室

右心室位于右心房左前下方（图14-9）。

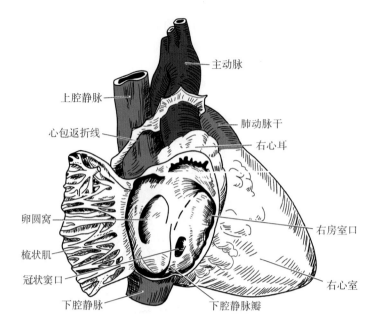

图 14-8　右心房

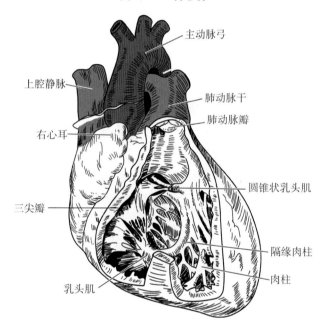

图 14-9　右心室

　　右心室的入口即右房室口，口的周围有纤维环，其上附着有三个三角形的瓣膜，称三尖瓣（右房室瓣），三尖瓣的游离缘借腱索连于乳头肌上。乳头肌是从心室壁突入心腔的锥状的肌性隆起。当心室收缩时，由于右心室血压的作用，三尖瓣覆盖右房室口，但因乳头肌收缩和腱索的牵拉，使瓣膜不致翻转进入右心房，从而使房室口处于封闭状态。因此，纤维环、瓣膜、腱索和乳头肌在功能上是一个整体，称三尖瓣复合体。它们任何一结构损伤，均可影响房室口的关闭。

　　出口为肺动脉口，通向肺动脉干。肺动脉口周围有纤维环，在纤维环上附着有前、左和右三个半月形瓣膜，称肺动脉瓣。

（三）左心房

　　左心房位于心脏后上部，构成心底的大部分。有四个入口，即四条肺静脉在左心房的开口肺静脉口。一个出口，是左房室口，通向左心室（图14-10）。

（四）左心室

左心室位于右心室左后下方（图14-10）。

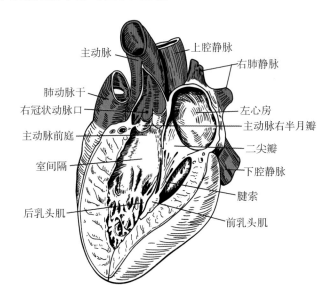

图 14-10　左心房和左心室

左心室的入口即左房室口，口的周围有纤维环，其上附着有二个较大的三角形瓣膜，称二尖瓣（左房室瓣），二尖瓣的游离缘同样借腱索连于乳头肌上。纤维环、瓣膜、腱索和乳头肌在结构和功能上如同右心室的三尖瓣复合体，称二尖瓣复合体。

出口为主动脉口，通向主动脉。主动脉口周围有纤维环，在此纤维环的周围有左、右、后三个半月形瓣膜附着，称主动脉瓣。这三片瓣膜与主动脉壁形成左窦、右窦和后窦，左、右窦分别有左、右冠状动脉的开口。

分隔左、右心室的结构称室间隔，其大部分由心肌构成，称肌部；上部靠主动脉口下方，有一卵圆形较薄的部分，缺乏肌质，称膜部，是室间隔缺损的好发部位。

心恰如一"泵"，瓣膜类似泵的闸门，保证了心腔内血液的定向流动。两侧心房与心室分别同步收缩和舒张。当心室收缩时，三尖瓣和二尖瓣关闭，肺动脉瓣和主动脉瓣打开，血液射入到肺动脉和主动脉；当心室舒张时，三尖瓣和二尖瓣开放，肺动脉瓣和主动脉瓣关闭，血液由心房流入心室。

三、心的构造

（一）心纤维性支架

在心房肌和心室肌之间，房室口、肺动脉口及主动脉口的周围，由致密结缔组织构成坚实的纤维性支架，称心纤维支架。包括左、右2个纤维三角和肺动脉瓣环、主动脉瓣环、二尖瓣环、三尖瓣环4个瓣环及圆锥韧带、室间隔膜部和瓣膜间隔等。心纤维性支架坚韧并富有弹性，起支撑作用，是心肌纤维和心瓣膜的附着处。心纤维支架随年龄的增长可发生不同程度的钙化，甚至骨化（图14-11）。

（二）心壁

心壁由内至外为心内膜、心肌膜和心外膜三层构成。心肌膜是心壁的主体，包括心房肌和心室肌，两者彼此不直接相连，分别附着在心纤维支架上，因为心纤维支架的分隔，心房肌和心室肌收缩分别进行（图14-12）。

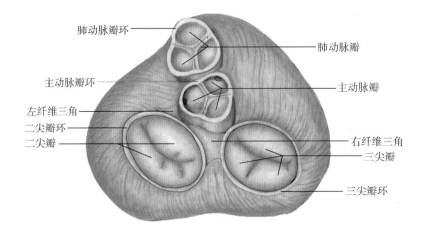

图 14-11　心的瓣膜和心纤维性支架

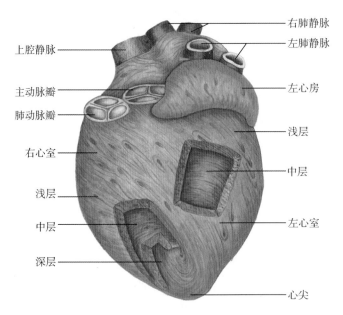

图 14-12　心肌膜

（三）心间隔

心间隔把心分隔成容纳动脉血的左半心和容纳静脉血的右半心。

1.房间隔　位于左、右心房之间，由2层心内膜和少量的心房肌纤维构成。

2.室间隔　位于左、右心室之间，由室间隔的肌部和膜部构成。膜部为胚胎时期室间孔闭合后的遗迹，是室间隔缺损的好发部位。（图14-13）

四、心的传导系统

心的传导系统由特殊分化的心肌细胞构成；能产生兴奋，传导冲动，维持心脏的节律性搏动。由窦房结、结间束、房室结和室内传导系统（包括房室束、左、右束支和浦肯野纤维网）构成（图14-14）。

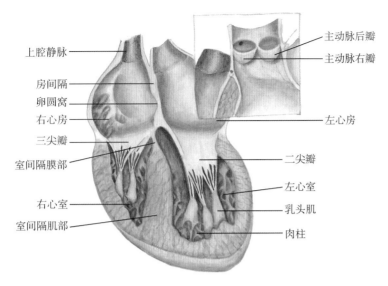

图 14-13 房间隔和室间隔

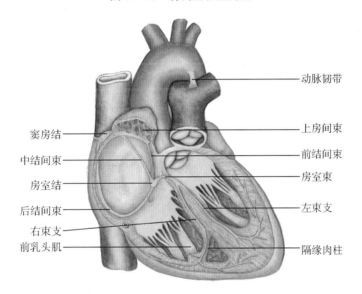

图 14-14 心的传导系统

（一）窦房结

窦房结位于上腔静脉和右心房交界处，心外膜的深面，呈长梭形。正常情况下，能发出自动节律性冲动，引起左、右心房肌的收缩，并传给房室结，再由房室结及室内传导系统传给心室肌，引起左、右心室肌的收缩。因而窦房结被称为正常起搏点。

（二）结间束

Jame等通过连续切片的光镜和电镜观察提出心房内存在房间束。解剖学上尚未找到。

（三）房室结

房室结位于冠状窦口与右房室口之间的心内膜深面，呈椭圆形。其作用是将窦房结传来的冲动传向室内传导系统。

（四）心室内传导系统

心室内传导系统起自房室结，能将房室结传来的冲动按先后顺序分别经房室束，左、右束支和浦肯野（Purkinje）纤维网传给心室肌，引起左、右心室的收缩。

五、心的血管

（一）心脏的动脉

营养心脏的动脉是左、右冠状动脉（图14-6、图14-7）。

1.左冠状动脉的分支与分布　左冠状动脉起自主动脉左窦，经肺动脉干根部左侧，分成前室间支和旋支。前室间支沿前室间沟下行，分布于左心室前壁、右心室前壁小部分、室间隔前2/3等部；旋支沿冠状沟左行，绕心左缘至心膈面，沿途分支分布于左心房和左心室壁等部位。

2.右冠状动脉的分支与分布　右冠状动脉起自主动脉右窦，经肺动脉根部右侧穿出，沿冠状沟向右到达膈面，主干沿后室间沟下行，此处称为后室间支。沿途分支分布于右心房、右心室、室间隔后1/3、左心室膈面的一部分、窦房结和房室结。

（二）心脏的静脉

心脏的静脉主要有心大静脉、心中静脉、心小静脉，这些静脉的血液均汇入冠状窦，再经冠状窦口回流入右心房。此外，在右室前壁有1～4条心前静脉直接注入右心房；位于心壁内还有心最小静脉直接开口于心房或心室腔。

六、心包

心包是包裹心和出入心的大血管根部的囊状结构，可分为纤维心包和浆膜心包（图14-15）。

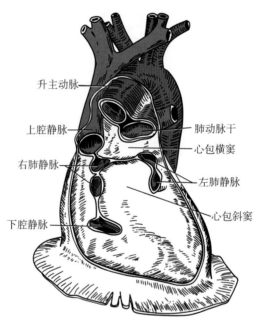

图 14-15　心包

（一）纤维心包

纤维心包是坚韧的结缔组织囊，上方与出入心的大血管外膜相续，下方与膈的中心腱紧密相连。

（二）浆膜心包

浆膜心包分脏、壁两层。脏层覆于心肌外面，即心外膜；壁层紧贴于纤维心包的内面。脏、壁两层在出入心的大血管根部相互移行，两层之间的腔隙称为心包腔，腔内含有少量浆液，起润滑作用。

心包对心具有屏障保护、润滑作用，且能限制心脏的过度扩张并固定心脏。

浆膜心包脏、壁两层之间返折处的间隙，称为心包窦，包括心包横窦、心包斜窦、心包前下窦。心包横窦位于升主动脉和肺动脉干的后方、上腔静脉和左心房的前方；心包斜窦位于左心房后壁与心包后壁之间；心包前下窦位于心包腔前下部。当人体直立时，心包前下窦位置最低，临床上，经左剑肋角进行心包穿刺时，可较安全地进入心包前下窦。

七、心的体表投影

心在胸前壁的体表投影，一般用下列四点及其略向外周凸出的弧形连线表示（图14-16）

1.左上点 在左侧第2肋软骨下缘，距胸骨左缘1.2cm处。

2.右上点 在右侧第3肋软骨上缘，距胸骨右缘1.0cm处。

3.右下点 位于右侧第6胸肋关节处。

4.左下点 位于左侧第5肋间隙距前正中线7～9cm处（或左侧第5肋间隙、左锁骨中线内侧1～2cm处）。

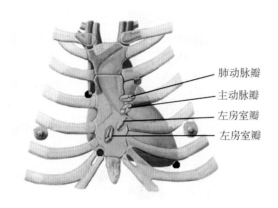

肺动脉瓣
主动脉瓣
左房室瓣
左房室瓣

图 14-16 心的体表投影

第三节 动 脉

动脉是引导血液离开心脏的血管。动脉的行程和配布有一定的规律：①对称性和节段性分布，如头、颈、躯干、四肢的血管；②一般与其他血管和神经伴行；③安全隐蔽性和短距离分布，多位于身体屈侧、深部、隐蔽部位；④与器官的形态和功能相适应，如胃肠等处的血管弓和关节周围的动脉网。

一、肺循环的动脉

肺循环的血管包括肺动脉和肺静脉，是肺的功能性血管，其主要功能是完成气体交换。

肺循环动脉的主干是肺动脉干，其间流动着富含二氧化碳的静脉血。粗而短，起自右心室，向左上方斜行，至主动脉弓下方分为左、右肺动脉，分别经肺门进入左、右两肺，分支最终形成肺泡周围毛细血管网。

在肺动脉的分叉处有一条结缔组织索与主动脉弓相连，称动脉韧带，是胚胎时期的动脉导管闭锁后形成的遗迹。此韧带如未闭合，称为动脉导管未闭，属先天性心脏病之一（图14-15）。

二、体循环的动脉

体循环的动脉主干是主动脉（图14-17），呈拐杖形。起于左心室主动脉口，先行向右上方，再弓形向左后方形成主动脉弓，再沿脊柱左前方下行，穿过膈的主动脉裂孔入腹腔，到第4腰椎下缘平面分为左、右髂总动脉。主动脉按其行程可分为升主动脉、主动脉弓、降主动脉。降主动脉以膈为界又分胸主动脉和腹主动脉。

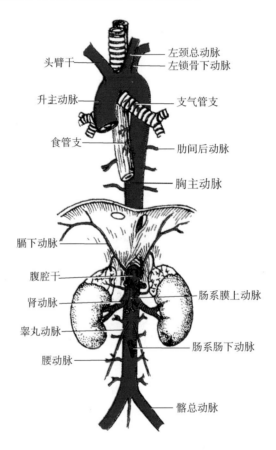

图 14-17　主动脉分部及其分支

升主动脉有左、右冠状动脉发出，营养心。

主动脉弓的凸侧有三大分支，从右向左依次为头臂干、左颈总动脉和左锁骨下动脉。头臂干为一粗短动脉干，行向右上方，至右胸锁关节后面，分为右颈总动脉和右锁骨下动脉。在主动脉弓壁内有压力感受器，具有调节血压的作用；在主动脉弓的下方有2～3个粟粒状小体，称主动脉小球，为化学感受器，参与呼吸的调节。

（一）头颈部的动脉

头颈部的动脉干是左、右颈总动脉，右侧起自头臂干，左侧起自主动脉弓，两者均沿气管和喉的外侧上行，至甲状软骨上缘平面，分为颈内动脉和颈外动脉（图14-18）。

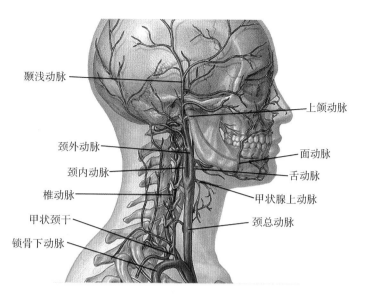

图 14-18　头颈部动脉（侧面观）

在颈总动脉末端和颈内动脉起始处稍膨大，称颈动脉窦，窦壁内有特殊的压力感受器，能感受血压的变化，也具有调节血压的作用。在颈内、外动脉分叉处的后方，有颈动脉小球，属化学感受器，能感受血液中二氧化碳浓度的变化，可反射性地调节呼吸运动。

1.颈内动脉　沿咽的外侧上行，经颈动脉管进入颅腔，分布于脑和眼等处。

2.颈外动脉　在胸锁乳突肌的深面上行，进入腮腺，分颞浅动脉和上颌动脉两个终支。颈外动脉的主要分支如下。

（1）甲状腺上动脉　自颈外动脉根部发出，向前下方，分布到甲状腺上部和喉。

（2）舌动脉　分支分布于舌和舌下腺和腭扁桃体。

（3）面动脉　发出后向前，经下颌下腺深面，在咬肌前缘处绕过下颌骨下缘至面部，经口角和鼻翼外侧，上行至眼内眦，此处称内眦动脉。面动脉分支分布于面部软组织，下颌下腺等处。面动脉在绕下颌骨下缘与咬肌前缘交界处，位置表浅，为该动脉摸脉点和压迫止血点。

（4）颞浅动脉　经耳屏前方上行至颞部。分支分布于腮腺和颞、顶、额部的软组织。在耳屏前方其位置表浅，为该动脉摸脉点和压迫止血点。

（5）上颌动脉　进入面的深部，分支分布于咀嚼肌、上下颌牙齿、鼻腔等处，并发出脑膜中动脉分布于硬脑膜。脑膜中动脉，经棘孔入颅，分前、后两支，前支走在翼点的内面，翼点处骨折易损伤该动脉，导致硬膜外血肿。

（二）锁骨下动脉及上肢的动脉

1.锁骨下动脉　左侧起自主动脉弓，右侧起自头臂干（图14-19）。两侧锁骨下动脉均从胸锁关节后方斜向外上达颈根部，经胸膜顶前方，弓形向外，至第1肋外缘进入腋窝，移行为腋动脉。锁骨下动脉的血液主要营养上肢，也可营养头部和胸壁。当上肢外伤大出血时，可在锁骨中点上方向下，将此动脉压迫向第一肋，进行止血。锁骨下动脉主要分支有：

（1）椎动脉　上行穿过第6～1颈椎横突孔，再经枕骨大孔入颅腔，分支分布于脑和脊髓。

（2）甲状颈干　其主要分支有甲状腺下动脉，分布于甲状腺下部。

（3）胸廓内动脉　沿胸骨外缘1.0cm处的肋软骨深面下行，穿膈肌后改名为腹壁上动脉。分布于胸前壁、乳房、心包、膈及腹前壁上部。

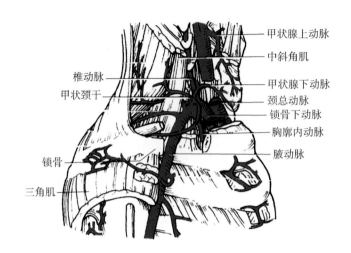

图 14-19　锁骨下动脉

2.上肢的动脉

（1）腋动脉　内上续锁骨下动脉，走在腋窝内，至臂部移行为肱动脉。腋动脉有数条分支分布于肩、背部和胸外侧壁、乳房等处（图14-20）。

（2）肱动脉　是腋动脉的延续，沿肱二头肌内侧下行，至肘窝内分为桡动脉和尺动脉。在肱二头肌腱内侧可触知其搏动，是测量血压时的听诊部位。前臂及手部外伤出血时，可在肱骨中部将肱动脉压向肱骨止血（图14-21）。

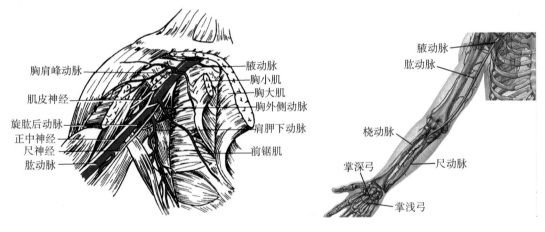

图 14-20　腋动脉　　　　　　　　　图 14-21　上肢的动脉

（3）桡动脉和尺动脉　分别向下行走在前臂的桡侧和尺侧，经腕部到手掌。它们在手掌的终支吻合成掌浅弓和掌深弓。桡动脉在腕上部，桡侧腕屈肌腱的外侧，可触及其搏动，是临床上最常用的切脉部位（图14-21）。

（4）掌浅弓和掌深弓　分别位于指屈肌腱的浅面和深面。两弓分支分布于手掌和手指（图14-22）。

（三）胸部的动脉

胸主动脉是胸部动脉的主干，上续主动脉弓，在第12胸椎高度穿过膈的主动脉裂孔，移行为腹主动脉。沿途分出壁支和脏支（图14-17）。

1.壁支 主要有肋间后动脉、肋下动脉等，分布于胸壁、腹壁上部等处。

2.脏支 主要有支气管支、食管支和心包支，分布于支气管与肺、食管和心包。

（四）腹部的动脉

腹主动脉是腹部动脉的主干，沿途发出的分支也有壁支和脏支两类（图14-22）。

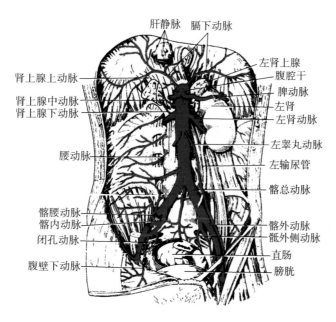

图14-22 腹主动脉及其分支

1.壁支 主要有4对腰动脉、膈下动脉等，分布于腹后壁、脊髓及其被膜、膈等处。

2.脏支 脏支粗大，分布广泛，有成对和不成对的两类。成对的脏支有：肾上腺中动脉、肾动脉、睾丸动脉（女性为卵巢动脉）。不成对的脏支有：腹腔干、肠系膜上动脉、肠系膜下动脉。

（1）肾动脉 约在第2腰椎高度发自腹主动脉，横向两侧，经肾门入肾。

（2）睾丸动脉 细长，在肾动脉起始处稍下方，发自腹主动脉，沿腹后壁斜向外下方走行，经腹股沟管入阴囊，分布于睾丸和附睾。在女性此动脉称卵巢动脉，经卵巢悬韧带入盆腔，分布于卵巢和输卵管。

（3）腹腔干 在主动脉裂孔稍下方由腹主动脉前壁发出，为一粗短动脉干，立即分为胃左动脉、肝总动脉和脾动脉三大支。主要分布到胃、肝、胆、胰、脾、十二指肠和食管腹段（图14-23、图14-24）。

①胃左动脉：先向左上方行至贲门，然后沿胃小弯向右走行，与胃右动脉吻合，沿途分支分布于食管、贲门和胃小弯侧胃壁。

②肝总动脉：由腹腔干分出后，向右行，到十二指肠上部的上方分为肝固有动脉和胃十二指肠动脉。肝固有动脉，在肝十二指肠韧带内上行，到肝门处分为左、右两支入肝的左、右叶。右支在进入肝门前发出胆囊动脉，分布于胆囊。肝固有动脉在起始处还发出胃右动脉，沿胃小弯左行，与胃左动脉吻合，分支分布于胃和十二指肠上部。胃十二指肠动脉，沿十二指肠上部的后方下行，在幽门下缘处分为胃网膜右动脉和胰十二指肠上动脉。胃网膜右动脉沿胃大弯向左行，分布于胃大弯和大网膜，并与胃网膜左动脉吻合。胰十二

指肠上动脉在胰头与十二指肠降部之间下行，分布于胰头和十二指肠，并与胰十二指肠下动脉吻合。

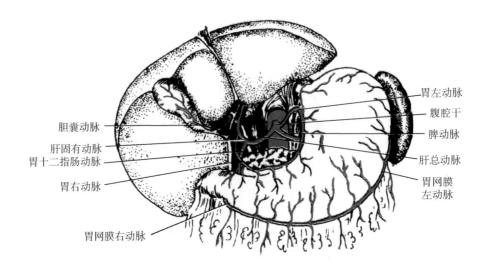

图 14-23　腹腔干及其分支（胃前面）

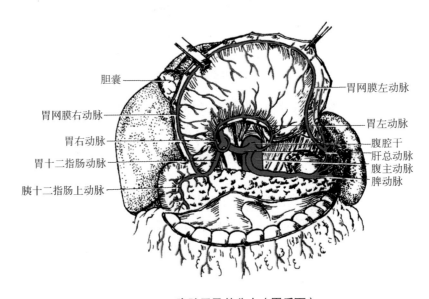

图 14-24　腹腔干及其分支（胃后面）

　　③脾动脉：沿胰上缘左行入脾门，大部分血液流入脾。沿途发出许多胰支分布于胰体和胰尾。脾动脉末端还发出胃网膜左动脉和胃短动脉。胃网膜左动脉沿胃大弯向右行，与胃网膜右动脉吻合，沿途分支分布于胃和大网膜；胃短动脉有 3～4 支，分布于胃底。

　　（4）肠系膜上动脉　在腹腔干稍下方起自腹主动脉，向下入小肠系膜根部，斜向右下至右髂窝。主要分支有：胰十二指肠下动脉、空肠动脉、回肠动脉、回结肠动脉、右结肠动脉、中结肠动脉，分布于胰、十二指肠与结肠左曲之间的肠管（图 14-25）。其中，回结肠动脉有分支分布于阑尾，称阑尾动脉。

　　（5）肠系膜下动脉　约平第 3 腰椎处起自腹主动脉前壁，主要分支有：左结肠动脉、乙状结肠动脉和直肠上动脉，分布于降结肠、乙状结肠和直肠上部（图 14-26）。

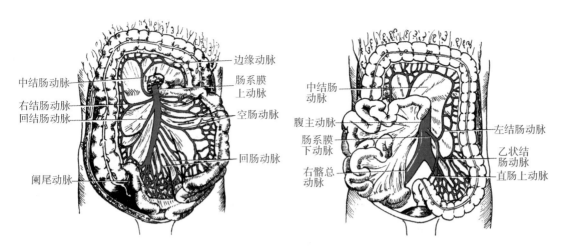

图 14-25 肠系膜上动脉及其分支　　　图 14-26 肠系膜下动脉及其分支

（五）盆部的动脉

腹主动脉在第4腰椎处分为左、右髂总动脉，沿腰大肌斜向外下，至骶髂关节处分为髂内动脉和髂外动脉。

1.髂内动脉　为一短干，沿骨盆侧壁进入骨盆腔，发出脏支与壁支（图14-27）。

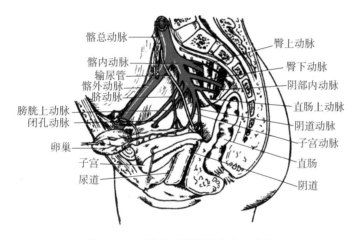

图 14-27　髂内动脉及其分支（女）

（1）壁支　有以下分支。

①闭孔动脉：穿闭孔出盆腔，分布于大腿内侧群肌和髋关节。

②臀上动脉和臀下动脉：分别穿梨状肌上、下孔出盆腔，分布于臀部诸肌。

（2）脏支　有以下分支。

①直肠下动脉：分布于直肠下部，并与直肠上动脉和肛动脉的分支在直肠和肛管周围形成吻合。

②子宫动脉：在女性，沿盆腔侧壁向内下进入子宫阔韧带，在距子宫颈外侧约2cm处，越输尿管前方，沿子宫的侧缘上达子宫底，分布于子宫、卵巢、阴道和输卵管。在行子宫切除术结扎子宫动脉时，应尽量靠近子宫壁，以避免损伤输尿管。

③阴部内动脉：从梨状肌下孔出盆腔，进入会阴深部，分支分布于肛区及外生殖器。分布于肛区的分支叫肛动脉。

2.髂外动脉　沿腰大肌继续下行，经腹股沟韧带中点稍内侧的后方，进入大腿前部，移行为股动脉。髂外动脉在腹股沟韧带上方发出腹壁下动脉，分布于腹直肌，并与腹壁上动脉吻合。

（六）下肢的动脉

1.股动脉 上续髂外动脉，下行经股三角，再转向后下至腘窝，移行为腘动脉。在腹股沟韧带中点稍内侧下方，可触及其搏动，当下肢大出血时，可压迫该动脉进行止血。股动脉的主要分支为股深动脉，分布于大腿肌和髋关节（图14-28）。

2.腘动脉 在腘窝深部下行，分支分布于膝关节和周围诸肌。腘动脉在腘窝下角处，分为胫前动脉和胫后动脉（图14-28）。

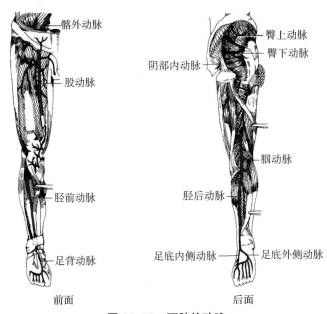

图14-28 下肢的动脉

3.胫后动脉 沿小腿后群肌浅、深层之间下行，经内踝后方入足底，分为足底内侧动脉和足底外侧动脉。胫后动脉的分支分布于小腿后群肌及外侧群肌，足底内、外侧动脉分布于足底和足趾（图14-29）。

4.胫前动脉 从腘动脉分出后，穿小腿骨间膜至小腿前面，再沿小腿前群肌之间下行至足背，移行为足背动脉。胫前动脉沿途分布于小腿前群肌（图14-29）。

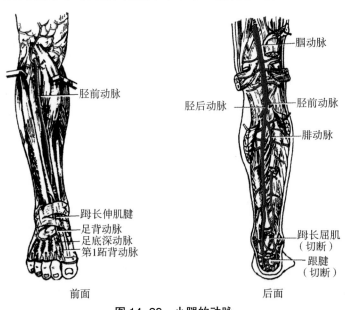

图14-29 小腿的动脉

5.足背动脉 是胫前动脉的延续，分布于足背及足底（图14-30、图14-31）。在踝关节前方，内、外踝连线的中点处易触及其搏动，足背部出血时可在该处压迫进行止血。

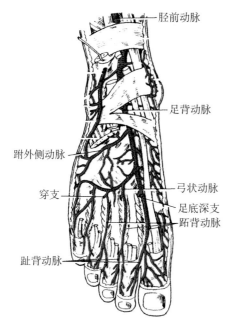

图 14-30　足背动脉及其分支

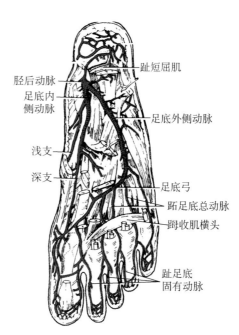

图 14-31　足底动脉及其分支

第四节　静　脉

　　静脉是导血回心的血管，它始于毛细血管，不断接纳属支，管径逐级增大，最后注入心房。静脉与动脉相比有如下特征：①壁薄、管腔大、数量多、血流慢、压力低；②静脉管壁内面有半月形向心开放的静脉瓣，尤以四肢浅静脉的静脉瓣多（图14-32），可防止血液逆流，但大静脉、肝门静脉和头颈部的静脉一般没有静脉瓣；③分浅静脉和深静脉，浅静脉位于皮下，透过皮肤可以看见，又称皮下静脉，最后注入深静脉，临床上常用来注射、输液或采血；深静脉多与同名动脉伴行，收纳血液的范围即是伴行动脉的分布范围；④静脉之间有丰富的吻合，形成静脉网或静脉丛。

一、肺循环的静脉

肺循环的静脉，起始肺泡周围毛细血管，其间流动着富含氧的动脉血。逐渐汇合成肺静脉，左、右肺各两条肺静脉，出肺门后，注入左心房。

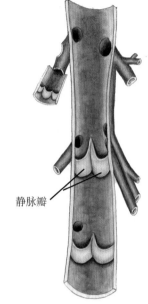

静脉瓣

二、体循环的静脉

体循环的静脉分为上腔静脉系、下腔静脉系和心静脉系。心静脉系已在心的血管中叙述。

（一）上腔静脉系

上腔静脉收集头颈、上肢和胸部（心脏除外）和脐以上的腹前外侧壁的静脉血。上腔静脉由左、右头臂静脉汇合而成，沿升主动脉右侧下降，注入右心房（图14-33）。

1.头颈部的静脉 头颈部静脉主要是颈内静脉和颈外静脉（图14-34）。

图14-32　静脉瓣

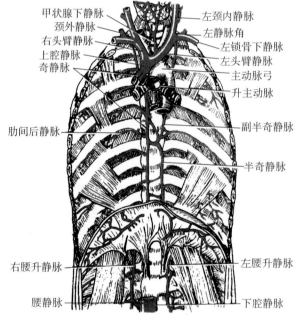

图14-33　上腔静脉及其属支

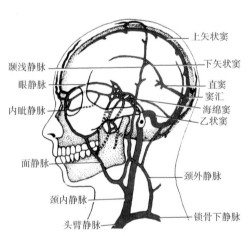

图14-34　头颈部的静脉

（1）颈内静脉　上端在颈静脉孔处续于乙状窦，沿颈内动脉和颈总动脉外侧下行，至胸锁关节后方，与锁骨下静脉汇合成头臂静脉。汇合处的夹角称静脉角。

颈内静脉的属支有颅内支和颅外支。颅内支通过硬脑膜窦收集脑、视器等处的静脉血。颅外支收集头面、颈部的静脉血，重要的属支有面静脉。

面静脉　起于内眦静脉，与面动脉伴行，下行注入颈内静脉。面静脉收集面前部软组织的静脉血。面静脉借内眦静脉、眼静脉与颅内海绵窦相通，面静脉在口角上方一般无静脉瓣，故血液可逆流。面部尤其是鼻根至两侧口角之间的三角区，称危险三角，如发生化脓性感染，切忌挤压，挤压则可使细菌进入血管，细菌进入血管后可逆行经内眦静脉、眼静脉进入海绵窦，导致颅内感染。

（2）颈外静脉　颈部最大的浅静脉，收集颅外和面部的静脉血。主干在下颌角平面起始于腮腺的下方，沿胸锁乳突肌表面，斜向后下，在锁骨中点上方大约2cm处注入锁骨下静脉。颈外静脉位置表浅且恒定，故临床儿科常在此做静脉穿刺。

2.锁骨下静脉　外侧与腋静脉相连，内侧在胸锁关节后方与颈内静脉汇合成头臂静脉。

3.上肢的静脉　分深、浅静脉两类。深静脉与同名动脉伴行，最后合成腋静脉。浅静脉有3条较为恒定，即头静脉、贵要静脉和肘正中静脉（图14-35）。

（1）头静脉　起于手背静脉网的桡侧，沿前臂桡侧和臂的外侧面上行，至三角肌与胸大肌之间注入腋静脉。

（2）贵要静脉　起于手背静脉网的尺侧，沿前臂尺侧和臂的内侧面上行，到臂中部，注入肱静脉。

（3）肘正中静脉　位于肘窝前方皮下，连接头静脉和贵要静脉，此静脉变异较多，临床上常用此静脉抽血、输液、注射。

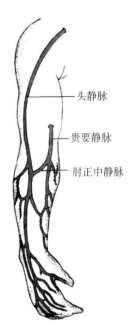

头静脉
贵要静脉
肘正中静脉

图14-34　上肢的浅静脉

4.胸部的静脉（图14-33）

（1）奇静脉　起自右腰升静脉，沿脊柱右侧上行，至第4胸椎高度弯向前，越右肺根上方注入上腔静脉。主要收集右肋间后静脉、半奇静脉、食管静脉和右支气管静脉的血液。

（2）半奇静脉　起自左腰升静脉，沿脊柱左侧上行入胸腔，至第9胸椎高度，向右横过脊柱前面、注入奇静脉。它收集左侧下部肋间后静脉和副半奇静脉的血液。

（3）副半奇静脉　收纳左侧中、上部肋间后静脉血液及左支气管静脉血，形成一条纵干沿胸椎体左侧下行，注入半奇静脉。

（4）椎静脉丛　位于椎管内和脊柱的周围，纵贯脊柱全长，并且向上与颅内硬脑膜窦相交通。收集脊髓、脊膜、椎骨和邻近肌的血液，分别注入椎静脉、肋间后静脉、腰静脉和盆腔静脉丛。因此，椎静脉丛是沟通上、下腔静脉系的重要通路。

（二）下腔静脉系

下腔静脉收集下肢、盆部和腹部的静脉血。由左、右髂总静脉汇合而成，在腹主动脉右侧沿脊柱上升，经肝的后方，穿膈的腔静脉孔后注入右心房（图14-36）。

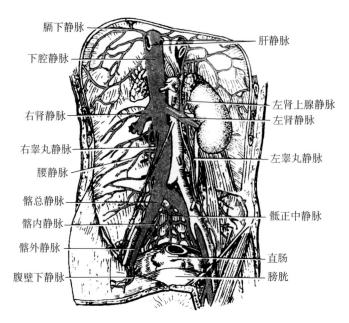

图 14-36　下腔静脉及其属支

1.盆部的静脉　盆部的静脉主干为髂总静脉，在骶髂关节前方，由髂内静脉和髂外静脉合成。

（1）髂内静脉　沿小骨盆侧壁内面伴同名动脉上行。其属支都与同名动脉的脏支与壁支相伴行，收集盆部和会阴等处的静脉血。

（2）髂外静脉　在腹股沟韧带深面续于股静脉，伴同名动脉上行，主要收集下肢及腹前外侧壁下部的静脉血。

2.下肢的静脉　也分深、浅静脉两类。深静脉与同名动脉伴行，向上延续为股静脉。浅静脉包括大隐静脉和小隐静脉（图14-37）。

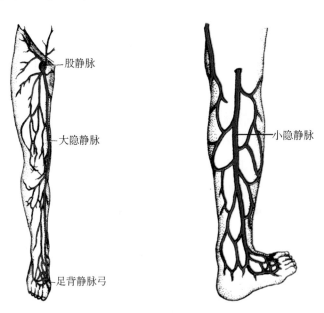

图 14-37　下肢静脉

（1）大隐静脉　起自足背静脉网内侧部，经内踝前方沿小腿及股内侧面上行。在腹股沟韧带的下方，注入股静脉。临床上常在内踝前上方进行大隐静脉穿刺或静脉切开术。

（2）小隐静脉 起自足背静脉网外侧部，经外踝后方上行，注入腘静脉。

3.腹部的静脉 其主干为下腔静脉，下腔静脉的属支分壁支和脏支两类。壁支与同名的动脉伴行。脏支有肾静脉、睾丸静脉（女性为卵巢静脉）、肝静脉。此外腹部较重要的静脉还有肝门静脉。

（1）肾静脉 与同名动脉伴行，注入下腔静脉。

（2）睾丸静脉 起自睾丸和附睾，在精索内形成蔓状静脉丛，此丛向上逐渐汇合成一条。右侧注入下腔静脉，左侧则以直角注入左肾静脉。睾丸静脉管径细、行程长，血液回流不畅，易发生静脉曲张，以左侧尤为多见。在女性，该静脉称卵巢静脉，其汇入部位与男性相同。

（3）肝静脉 一般有肝左、中、右静脉3条，包埋于肝实质内，收纳肝脏的血液，直接注入下腔静脉。

案例讨论

[**案例**]患者，男性，46岁。因呕血紧急入院。有乙型肝炎病史。入院检查，面色黝黑，腹部膨隆，腹壁静脉怒张，便常规检查有血细胞，腹腔穿刺有腹水。

[**讨论**]
是何原因导致该患者出现以上症状和体征?

（4）肝门静脉 是一条粗短的静脉干（图14-38），血液经肝门注入肝脏。收集腹腔内除肝以外所有不成对器官[如食管下段、胃、小肠、大肠（直肠下段除外）、胰、脾及胆囊]的静脉血。肝门静脉始端与末端均为毛细血管，且一般无静脉瓣，当肝门静脉压力升高时，其内血液可以发生逆流。

扫码"看一看"

扫码"看一看"

扫码"看一看"

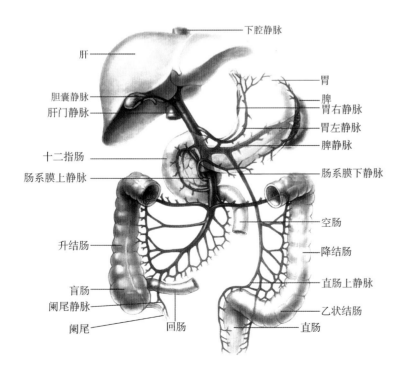

图 14-38 肝门静脉及其属支

肝门静脉的属支主要有：①肠系膜上静脉，伴同名动脉的右侧上行，收集同名动脉分布区和胃十二指肠动脉分布区的静脉血；②脾静脉，起于脾门，与同名动脉伴行，收集同名动脉分布区和肠系膜下静脉分布区的静脉血；③肠系膜下静脉，与同名动脉伴行，收集同名动脉分布区的静脉血后注入脾静脉；④胃左静脉，与同名动脉伴行，在贲门处接受食管静脉丛下部的分支注入肝门静脉；⑤胃右静脉，与同名动脉伴行，在幽门附近注入肝门静脉；⑥附脐静脉，起自脐周静脉网，沿肝圆韧带上行，注入肝门静脉；⑦胆囊静脉，收集胆囊静脉血，注入肝门静脉。

肝门静脉与上、下腔静脉之间主要有三处吻合（图14-39）：即经食管静脉丛与上腔静脉系的吻合；经直肠静脉丛与下腔静脉系的吻合；通过脐周静脉网分别与上、下腔静脉系的吻合。

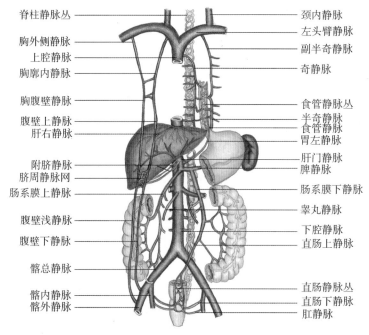

图14-39　肝门静脉系与上、下腔静脉之间的吻合途径示意图

正常情况下，上述吻合处的静脉细小，血流量少，静脉血分别流向所属静脉系。当肝门静脉回流受阻时（如肝硬化等），血流不能畅流入肝，血液则通过上述静脉丛形成侧支循环，流入上、下腔静脉。随着血流量的增多，吻合部位的小静脉变得粗大弯曲，于是在食管下端及胃底，直肠黏膜和脐周出现静脉曲张，甚至破裂，引起呕血和便血等。亦可导致脾和胃肠壁的静脉淤血，出现脾大和腹水等。

第五节　心血管的微细结构

一、概述

（一）血管壁

循环系统的器官属于空腔器官，其管壁的结构一般从内向外由三层构成，即内膜、中膜和外膜。

1.内膜　是管壁的最内层，由内皮和内皮下层组成，在管壁三层结构中最薄。

（1）内皮　为衬贴于血管腔面的单层扁平上皮，光滑，便于血液流动。

（2）内皮下层　是位于内皮外面的薄层结缔组织。有的动脉内皮下层深面还有一层由弹性蛋白组成的内弹性膜，在血管横切面上，内弹性膜常呈波浪状。

2.中膜　位于内膜和外膜之间，其厚度及组成成分因血管种类而异。大动脉以弹性膜为主，其间有少许平滑肌和少量胶原纤维；中动脉主要由平滑肌组成。

3.外膜　由疏松结缔组织组成。有的动脉中膜和外膜交界处，有密集的弹性纤维组成的外弹性膜。

由于各部管道的功能不同，其管壁的微细结构也有所不同。

（二）心壁

心脏是循环系统的动力器官，具有自动性、节律性收缩能力，是心血管系统一个高度特化的部分。

心壁从内向外依次由心内膜、心肌膜和心外膜三层组成（图14-40）。

1.心内膜　由内皮、内皮下层、心内膜下层组成。内皮位于心腔内表面，与出入心的大血管内皮相连；内皮下层由薄层结缔组织构成；心内膜下层由疏松结缔组织构成，内含小血管、神经及心传导系统的分支。

2.心肌膜　为心壁的主体，主要由心肌纤维构成，该纤维属于普通的心肌纤维。心房的心肌膜最薄，左心室的心肌膜最厚。心肌纤维大致可分为内纵、中环和外斜三层。心房肌附着于纤维环的上面，心室肌附着于纤维环的下面，两者不直接相连（图14-41）。

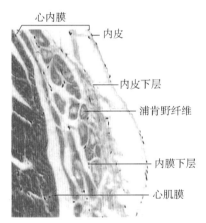
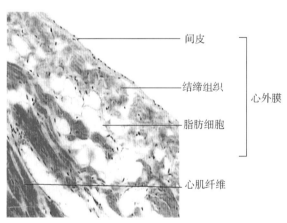

图14-40　心壁的结构

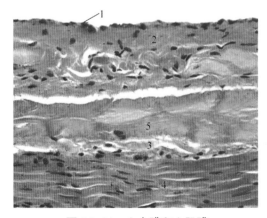

图14-41　心内膜和心肌膜

1.内皮；2.内皮下层；3.心内膜下层；

4.心肌细胞；5.浦肯野细胞

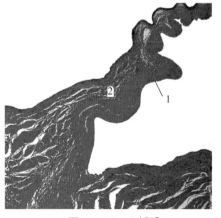

图14-42　心瓣膜

1.内皮；2.内皮下层

3.心外膜 即浆膜性心包的脏层，其结构为浆膜，表面被覆一层间皮，间皮深面为薄层结缔组织。

（三）心瓣膜

心脏的房室口和动脉口处具有由心内膜折叠而成的瓣膜称心瓣膜。瓣膜内有薄层致密结缔组织与纤维环相连（图14-42）。

（四）心脏传导系统

心脏壁内有特化的心肌纤维组成的传导系统，其功能是发生冲动并传导到心脏各部，使心房肌和心室肌按一定的节律收缩。这个系统包括：窦房结、房室结、房室束、左右束支和浦肯野纤维。窦房结位于右心房心外膜深部，其余部分均分布在心内膜下层，心脏传导系统主要由以下三型细胞组成，均属于特殊的心肌纤维。

1.起搏细胞 简称P细胞，分布于窦房结和房室结，细胞较小呈梭形或多边形，包埋在一团较致密的结缔组织中。这些细胞是心肌兴奋的起搏点。

2.移行细胞 主要存在于窦房结和房室结的周边及房室束，起传导冲动的作用，但传导速度慢。移行细胞的结构介于起搏细胞和心肌纤维之间，细胞呈细长形，比心肌纤维细而短。

3.浦肯野纤维 或称束细胞，组成房室束及其分支。这种细胞比心肌纤维短而宽，细胞中央有1～2个核，细胞彼此间有较发达的闰盘相连。此种细胞能快速传导冲动。

二、血管的微细结构

（一）动脉

动脉主要输送从心脏射出的血液，包括大动脉、中动脉、小动脉和微动脉四种。

1.大动脉 大动脉管径大于10 mm，其管壁中有多层弹性膜和大量弹性纤维，平滑肌则较少，故又称弹性动脉。大动脉管壁结构特点如下（图14-43）。

（1）内膜 有较厚的内皮下层，内皮下层外为多层弹性膜组成的内弹性膜，该膜与中膜的弹性膜延续，故内膜与中膜的分界不清楚。

（2）中膜 成人大动脉有40～70层弹性膜，各层弹性膜由弹性纤维相连。

（3）外膜 较薄，由结缔组织构成，没有明显的外弹性膜。

2.中动脉 中动脉管径为1～10 mm，其管壁的平滑肌丰富，故又名肌性动脉。特点如下（图14-44）。

（1）内膜 内皮下层较薄，内弹性膜明显，常呈波浪状。

（2）中膜 较厚，由10～40层环形排列的平滑肌组成。

（3）外膜 厚度与中膜相等，多数中动脉的中膜和外膜交界处有明显的外弹性膜。

3.小动脉 小动脉管径0.3～0.9mm，有完整而发达的平滑肌，也属肌性动脉。小动脉管壁平滑肌收缩可改变血管管径，影响组织、器官的血流量。小动脉管壁平滑肌受交感神经和激素的调节，产生收缩或舒张而调节血压，故又称为外周阻力血管（图14-45）。

4.微动脉 管径在0.3mm以下的动脉。内膜无内弹性膜，中膜由1～2层平滑肌组成，外膜较薄（图14-46）。微动脉也属外周阻力血管。

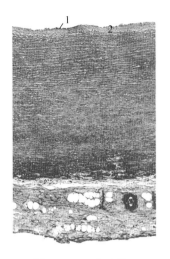

图 14-43 大动脉

1. 内皮；2. 内皮下层

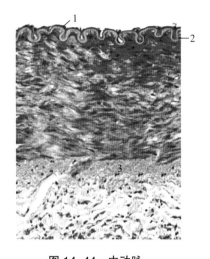

图 14-44 中动脉

1. 内皮；2. 内弹性膜；3. 外弹性膜

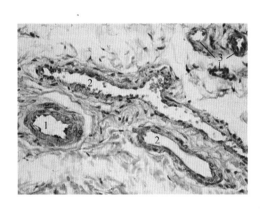

图 14-45 小血管

1. 小动脉；2. 小静脉；3. 微动脉

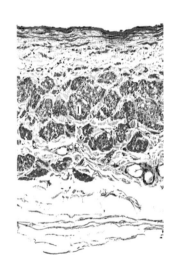

图 14-46 大静脉

（二）毛细血管

毛细血管是管径最细、分布最广的血管，分支并互相吻合成网，是血液与周围组织进行物质交换的主要部位。各器官和组织内毛细血管网的疏密程度差别很大，代谢旺盛的组织和器官如骨骼肌、心肌、肺、肾和许多腺体，毛细血管网很密，代谢较低的组织如骨、肌膜和韧带等则较稀疏。

1.毛细血管的结构 毛细血管管径一般为 6 ~ 8μm，血窦较大，直径可达40μm。毛细血管管壁主要由一层内皮细胞和基膜组成。细的毛细血管横切面由一个内皮细胞围成，较粗的毛细血管由 2 ~ 3 个内皮细胞围成。内皮细胞基膜外有少许结缔组织。在内皮细胞与基膜之间散在分布一种扁而突起的细胞，细胞突起紧贴在内皮细胞基底面，称为周细胞。

2.毛细血管的分类 光镜下观察，各种组织和器官中的毛细血管结构相似。但在电镜下，可将毛细血管分为三种（图14-47）。

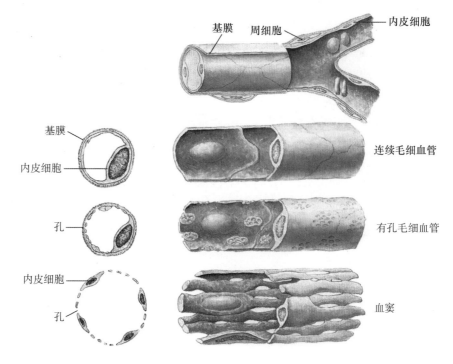

图 14-47　毛细血管结构模式图

（1）连续毛细血管　特点为内皮细胞间有紧密连接结构，基膜完整，细胞质中有许多吞饮小泡。连续毛细血管分布于结缔组织、肌组织、肺和中枢神经系统等处。

（2）有孔毛细血管　特点是内皮细胞不含核的部分很薄，有许多贯穿细胞的孔，孔的直径一般为60 ～ 80 nm。许多器官的毛细血管的孔有隔膜封闭，隔膜厚4 ～ 6nm。内皮细胞基底面有连续的基膜。此型血管主要存在于胃肠黏膜、某些内分泌腺和肾血管球等处。

（3）血窦　又称窦状毛细血管，管腔较大，形状不规则，血窦内皮细胞之间常有较大的间隙，基膜不连续或不存在。主要分布于肝、脾、骨髓和一些内分泌腺中。

（三）静脉

由于静脉管壁薄而柔软、弹性小，故切片标本中的静脉管壁常呈塌陷状，管腔变扁或呈不规则形。静脉也根据管径的大小分大静脉、中静脉、小静脉和微静脉。静脉管壁大致也可分内膜、中膜和外膜三层，但三层膜常无明显的界限。静脉壁的平滑肌和弹性组织不及动脉丰富，主要由结缔组织组成。

1.微静脉　微静脉管腔不规则，管径0.05 ～ 0.2mm，内皮外平滑肌或有或无，外膜薄。紧接毛细血管的微静脉称毛细血管后微静脉，其管壁结构与毛细血管相似。淋巴组织和淋巴器官内的毛细血管后微静脉还具有特殊的结构和功能。

2.小静脉　小静脉管径为0.2 ～ 2mm，内皮外有一层较完整的平滑肌，较大小静脉的中膜有一至数层平滑肌，外膜也渐变厚。

3.中静脉　中静脉管径2 ～ 10mm，内膜薄，内弹性膜不发达或不明显。中膜比其相伴行的中动脉薄得多，环形平滑肌分布稀疏。外膜一般比中膜厚，没有外弹性膜，主要由结缔组织组成，有的中静脉外膜可有纵行平滑肌束。

4.大静脉　大静脉管径在 10 mm 以上。管壁内膜较薄，中膜不发达，为几层排列疏松的环形平滑肌，外膜则较厚，结缔组织内常有较多纵行的平滑肌束（图 14-46）。

三、微循环

微循环是指微动脉至微静脉之间的血液循环。它是血液循环的基本功能单位。人体各部和器官中微循环血管的组成各有特点，但一般都由微动脉、中间微动脉、真毛细血管、直捷通路、动静脉吻合及微静脉等组成（图 14-48）。

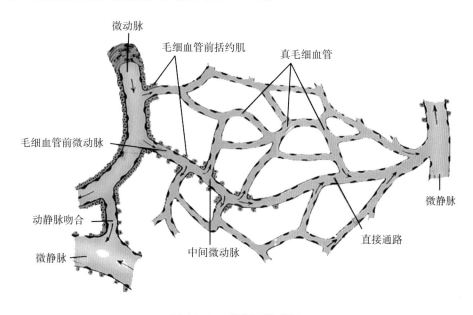

图 14-48　微循环模式图

1.微动脉　微动脉的中膜有平滑肌，平滑肌的舒缩对微循环血流有调节作用，是微循环的"总闸门"。

2.中间微动脉　是微动脉的分支。

3.真毛细血管　中间微动脉分支形成相互吻合的毛细血管网，称真毛细血管，其血流量较小，是进行物质交换的主要部位。在真毛细血管的起点，有少许环形平滑肌组成的毛细血管前括约肌，是调节微循环的"分闸门"。

4.直捷通路　是中间微动脉与微静脉直接相通、距离最短的毛细血管，微循环的血流大部分经直捷通路快速流入微静脉，不进行物质交换。

5. 动静脉吻合　由微动脉发出的直接与微静脉相通的血管，称动静脉吻合。它也是调节局部组织血流量的重要结构。

6.微静脉　内皮较薄，较大的微静脉管壁内有平滑肌，属毛细血管的后阻力血管，是微循环血流的"后闸门"。

本章小结

体循环的主要动脉

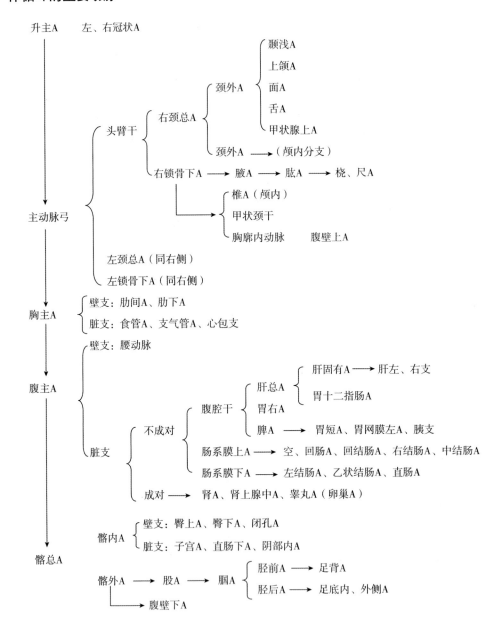

体循环的主要静脉

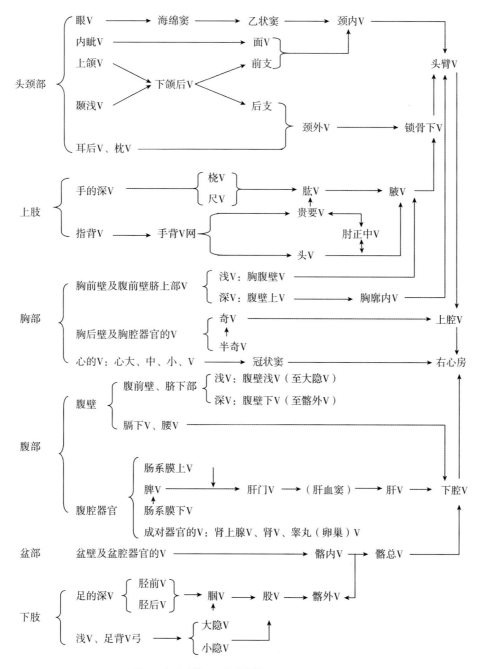

注：A表示动脉，V表示静脉

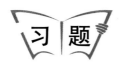

一、选择题

1.右心室

　A.房室口有二尖瓣　　　　B.右心室壁比左心室壁厚　　C.壁内面光滑平整

　D.出口是肺动脉口　　　　E.壁后内侧面有卵圆窝

扫码"练一练"

2.心的正常起搏点在

A.窦房结　　　　　　　　B.房室结　　　　　　　　C.房室束

D.左.右束支　　　　　　E.Purkinje 纤维网

3.切脉的部位多选用

A.肱动脉　　　　　　　　B.桡动脉　　　　　　　　C.尺动脉

D.颈总动脉　　　　　　　E.锁骨下动脉

4.心房和心室的表面分界是

A.房间沟　　　　　　　　B.心尖切迹　　　　　　　C.前室间沟

D.后室间沟　　　　　　　E.冠状沟

5.关于动脉的描述中，错误的是

A.由心室发出　　　　　　B.随心跳而搏动　　　　　C.其中流动的均是动脉血

D.管壁较厚　　　　　　　E.起始部在主动脉口和肺动脉口

6.关于静脉的描述中，错误的是

A.与心房相连

B.其管壁弹性较差

C.其中流动的可能有动脉血

D.管壁较薄

E.全身静脉分上、下腔静脉系两部分

7.有关静脉的说法，错误的是

A.静脉血压低　　　　　　B.管腔比动脉大　　　　　C.腔内一般有静脉瓣

D.静脉数量比动脉多　　　E.体循环的静脉分上、下腔静脉系两部分

8.心内注射在

A.胸骨右缘第4肋间隙　　B.胸骨右缘第3肋间隙

C.胸骨左缘第4肋间隙　　D.胸骨左缘第3肋间隙

E.锁骨中线第4肋间隙

9.卵圆窝位于

A.左心房　　　　　　　　B.左心室　　　　　　　　C.右心房

D.右心室　　　　　　　　E.上腔静脉

10.三尖瓣复合体中，不包括

A.三尖瓣纤维环　　　　　B.三尖瓣　　　　　　　　C.腱索

D.乳头肌　　　　　　　　E.隔缘肉柱

11.防止主动脉的血液倒流至左心室的结构是

A.二尖瓣　　　　　　　　B.三尖瓣　　　　　　　　C.主动脉瓣

D.肺动脉瓣　　　　　　　E.左房室瓣

12.面部出血，可在下颌底咬肌止点的前缘压迫哪一动脉

A.面动脉　　　　　　　　B.上颌动脉　　　　　　　C.舌动脉

D.颞浅动脉　　　　　　　E.颈外动脉

13.头前外侧部出血，可在外耳门前压迫哪一动脉

A.面动脉　　　　　　　　B.上颌动脉　　　　　　　C.舌动脉

D.颞浅动脉　　　　　　　E.颈外动脉

14.测量动脉血压的听诊血管是

    A.尺动脉   B.桡动脉   C.肱动脉

    D.腋动脉   E.肘正中静脉

15.做股静脉穿刺时，要清楚股静脉在股动脉的

    A.前面   B.后面   C.内侧

    D.外侧   E.上面

16.无瓣膜的静脉是

    A.面静脉和肝门静脉   B.面静脉和大隐静脉

    C.肝门静脉和股静脉   D.面静脉和小隐静脉

    E.肝门静脉和大隐静脉

17.哪项不是肝门静脉的属支

    A.肾静脉   B.肠系膜上静脉   C.肠系膜下静脉

    D.胆囊静脉   E.脾静脉

18.关于毛细血管的描述，错误的是

    A.管径6~9μm   B.全身各处都有其分布

    C.壁薄   D.有选择的通透性

    E.是物质交换的场所

19.以下称为弹性动脉的是

    A.大动脉   B.中动脉   C.小动脉

    D.微动脉   E中间微动脉

20.中动脉中膜的主要成分是

    A.胶原纤维   B.平滑肌纤维   C.弹性膜

    D.弹性纤维   E.结缔组织

二、思考题

1.口服呋喃旦丁治疗膀胱炎，该药物经口最后到达膀胱要经过哪些部位或结构？

2.肝硬化导致肝门静脉高压，肝门静脉经肝回流受阻，肝门静脉的血液会经侧支吻合回流至上、下腔静脉。肝门静脉与上、下腔静脉有哪些侧支吻合？其途径是怎样的？这些侧支循环的建立会导致哪些并发症？

（胡华麟）

第十五章　淋巴系统

学习目标

　　1. 掌握　淋巴系统的组成，胸导管和右淋巴导管的起始、行程、收集范围和注入部位；胸腺、脾和淋巴结的主要结构和功能。

　　2. 熟悉　淋巴器官的组成、位置及形态；弥散淋巴组织和淋巴小结的结构。

　　3. 了解　淋巴管道的组成，脾的位置及形态；淋巴管道的组成及毛细淋巴管的结构特点。

案例讨论

　　[案例] 患儿，男性，4岁。因发热及颌下局部皮肤肿胀3天入院，患儿呼吸局促，哭闹不止。

　　体格检查：体温39℃，扪及颌下淋巴结肿大，有压痛，活动度差，局部皮肤发红，变硬，皮温高。

　　辅助检查：血象白细胞明显增高，有核左移现象。予以抗炎补液，局部中药外敷等综合治疗，达到临床痊愈。

　　[讨论]

　　1. 淋巴结的组织结构特点有哪些？

　　2. 你了解哪些常见病可引起局部淋巴结肿大？你知道全身浅表淋巴结分布吗？

第一节　淋巴系统的组成和结构特征

　　淋巴系统由淋巴管道、淋巴组织和淋巴器官组成。

　　在淋巴管道内流动的无色透明液体，称淋巴液。当血液流经毛细血管时，部分血浆成分经毛细血管壁渗出，进入组织间隙，形成组织液。组织液与细胞进行物质交换后，大部分在毛细血管的静脉端被吸收入静脉，少部分进入毛细淋巴管成为淋巴。淋巴在淋巴管道内向心流动，经过位于淋巴管行程中的淋巴结时，被过滤并获得淋巴细胞，最后注入静脉（图15-1）。因此，可将淋巴系统看作是静脉回收组织液的补充部分。淋巴组织、淋巴器官具有滤过淋巴，产生淋巴细胞，参与机体免疫应答等功能，是人体重要的防御装置。

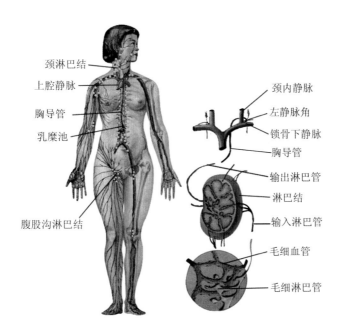

图 15-1 淋巴系统示意图

一、淋巴管道

淋巴管道包括毛细淋巴管、淋巴管、淋巴干和淋巴导管。

（一）毛细淋巴管

毛细淋巴管以膨大的盲端起于组织间隙，彼此吻合成网，在体内分布甚广，除脑、脊髓、上皮、角膜、晶状体、牙釉质、软骨等处外，毛细淋巴管几乎遍布全身。毛细淋巴管多伴毛细血管分布，其管壁极薄，仅由一层内皮细胞组成。内皮细胞间有较宽的间隙，基膜极薄或不存在，故通透性比毛细血管大。组织中一些不易透过毛细血管的大分子物质，如蛋白质、细菌、异物、癌细胞等，则较易进入毛细淋巴管。

（二）淋巴管

淋巴管由毛细淋巴管汇合而成，结构与静脉相似，但管壁更薄，瓣膜更多，外观呈串珠状。淋巴管的配布以深筋膜为界，分为浅、深两种，浅淋巴管位于皮下，多与浅静脉伴行；深淋巴管多与深部血管神经束伴行。浅、深淋巴管之间有丰富的吻合。在淋巴管的行程中，通常都要经过一个或多个淋巴结。

（三）淋巴干

全身各部的浅、深淋巴管经过一系列浅、深淋巴结群后，最后汇集成9条淋巴干。即左、右颈干，左、右锁骨下干，左、右支气管纵隔干，左、右腰干和1条肠干（图15-2）。

（四）淋巴导管

由9条淋巴干最终汇集成两条淋巴导管，即胸导管和右淋巴导管。它们分别注入左、右静脉角（图15-2）。

1.胸导管 是人体最粗大的淋巴管道，长30～40cm，通常在第一腰椎体前面由左、右腰干和肠干合成，起始处常膨大，称乳糜池。胸导管向上穿主动脉裂孔入胸腔，在食管后方沿脊柱前方上行至左颈根部，接纳左颈干、左锁骨下干和左支气管纵隔干后，汇入左静

扫码"看一看"

脉角。胸导管收集人体下半身和左侧上半身的淋巴液回流。

2.右淋巴导管 长约1.5cm，由右颈干、右锁骨下干和右支气管纵隔干合成，汇入右静脉角。右淋巴导管收集人体右侧上半身的淋巴液回流。

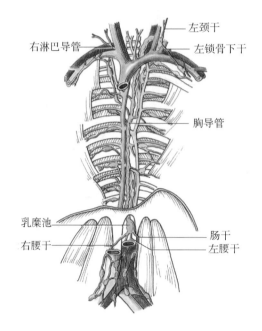

图15-2　淋巴干和淋巴导管

二、淋巴组织

除淋巴器官外，消化、呼吸、泌尿和生殖管道以及皮肤等处含有丰富的淋巴组织，起着防御屏障的作用。淋巴组织分为弥散淋巴组织和淋巴小结两类。弥散淋巴组织主要位于消化道和呼吸道的黏膜固有层。弥散淋巴组织以T细胞为主，是T细胞分裂、分化的部位；也含有少量B细胞和浆细胞；淋巴小结包括小肠黏膜固有层内的孤立淋巴滤泡和集合淋巴滤泡以及阑尾壁内的淋巴小结等。淋巴小结是由B细胞密集而成的淋巴组织。

三、淋巴器官

淋巴器官主要由淋巴组织构成，包括淋巴结、扁桃体、脾和胸腺。

淋巴器官分为中枢淋巴器官和周围淋巴器官两类。中枢淋巴器官包括胸腺和骨髓，它们是培育各类不同淋巴细胞的场所，淋巴细胞进入其内，在特殊的微环境影响下，在多种因子的作用下，经历不同的分化发育途径，最后在胸腺形成成熟的淋巴细胞，称胸腺依赖淋巴细胞（T细胞），在骨髓形成骨髓依赖淋巴细胞（B细胞）。人在出生前数周，由中枢淋巴器官产生的成熟T和B细胞即源源不断地向周围淋巴器官和淋巴组织输送，在那里受抗原激活后，能产生免疫应答。

周围淋巴器官包括淋巴结、脾、扁桃体等，其发生较中枢淋巴器官晚，在出生数月后才逐渐发育完善。周围淋巴器官是成熟淋巴细胞定居的部位，也是这些细胞对外来抗原产生免疫应答的主要场所，无抗原刺激时其体积相对较小，受抗原刺激后则迅速增大，结构成分也发生变化，免疫过后又逐渐复原。

（一）淋巴结

淋巴结为大小不等的圆形或椭圆形小体，质软，色灰红。其一侧隆凸，有数条输入淋巴管穿入；一侧凹陷为淋巴结门，有输出淋巴管、神经、血管出入。

1.淋巴结的微结构 淋巴结为主要的周围淋巴器官，表面有薄层致密结缔组织构成的被膜，数条输入淋巴管穿越被膜与被膜下淋巴窦相通连。淋巴结的一侧凹陷，为门部，有血管和输出淋巴管出入。被膜和门部的结缔组织伸入淋巴结实质形成相互连接的小梁，构成淋巴结的粗支架。淋巴结实质分为周边的皮质和中央的髓质两部分，二者无截然界限（图15-3）。

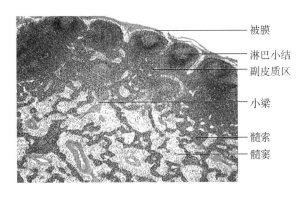

被膜
淋巴小结
副皮质区
小梁
髓索
髓窦

图 15-3 淋巴结局部光镜图（低倍）

（1）皮质 位于被膜下方，由浅层皮质、副皮质区及皮质淋巴窦构成。

①浅层皮质：为皮质的B细胞区，由薄层的弥散淋巴组织及淋巴小结组成。

②副皮质区：位于皮质深层，为较大片的弥散淋巴组织，主要由T细胞密集而成。给新生动物切除胸腺后，此区即不发育，故又称胸腺依赖区。副皮质区内有交错突细胞、巨噬细胞和少量的B细胞等。还有毛细血管后微静脉，因其内皮细胞为柱状，又称高内皮微静脉，它是血液内淋巴细胞进入淋巴组织的重要通道（图15-4）。

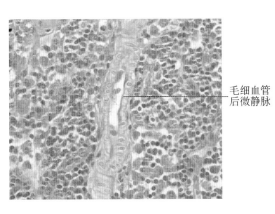

毛细血管
后微静脉

图 15-4 淋巴结副皮质区光镜图（高倍）

③皮质淋巴窦：包括被膜下窦和小梁周窦（图15-5）。窦壁有薄的扁平内皮衬里，窦内有星状的内皮细胞支撑窦腔，巨噬细胞附着于内皮细胞表面。淋巴在窦内缓慢流动，有利于巨噬细胞清除异物。

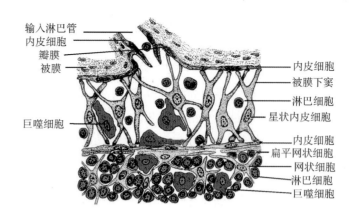

图 15-5　淋巴结被膜下窦模式图

（2）髓质　由髓索及其间的髓窦组成。髓索由索状淋巴组织相互连接而成，索内含B细胞、浆细胞、巨噬细胞等。髓窦与皮质淋巴窦的结构相同，但较宽大，腔内的巨噬细胞较多，故有较强的过滤作用（图15-6）。

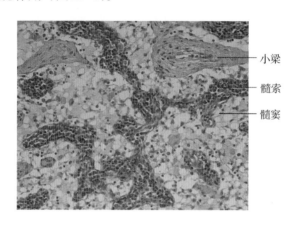

图 15-6　淋巴结髓质光镜图（高倍）

（3）淋巴结内的淋巴通路　淋巴从输入淋巴管进入被膜下窦和小梁周窦，部分淋巴渗入皮质淋巴组织，随后渗入髓窦，也有部分经小梁周窦进入髓窦，继而汇入输出淋巴管离开淋巴结。淋巴经滤过后，其中的细菌等异物即被清除，而输出的淋巴中则含有较多的淋巴细胞和抗体。

2.淋巴结的功能

（1）滤过淋巴液　病原体侵入皮下或黏膜后，很容易进入毛细淋巴管回流入淋巴结。当淋巴缓慢地流经淋巴窦时，巨噬细胞可清除其中的异物，如对细菌的清除率可达99%，但对病毒及癌细胞的清除率常很低。

（2）参与免疫应答　病菌等抗原进入淋巴结后，巨噬细胞和交错突细胞可捕获和处理抗原，并呈递给具有相应抗原受体的初始T细胞或记忆性T细胞，导致效应T细胞输出增多，引发细胞免疫。B细胞在接触抗原后，髓索中浆细胞增多，输出淋巴管内抗体含量明显上升。淋巴结内细胞免疫应答和体液免疫应答常同时发生。

> **考点提示**
>
> 局部浅表淋巴结肿大相关疾病包括：非特异性淋巴结炎、淋巴结结核、恶性肿瘤淋巴结转移、恶性淋巴瘤。

（二）脾

1.脾的形态和位置 脾为人体最大的周围淋巴器官，扁椭圆形，色暗红，质软而脆，受暴力打击易破裂。脾的外面稍隆凸，贴膈。内面中部有一纵裂，即脾门，是脾血管、神经等出入之处。上缘较锐，有 2 ～ 3 个凹陷，称脾切迹。脾大时，可作为触诊脾的重要标志。脾位于左季肋区，与第 9~11 肋相对，其长轴与第 10 肋一致，正常时在左肋弓下不能触及（图 15-7）。

> **考点提示**
> 脾破裂临床表现以内出血及血液对腹膜引起的刺激为主，病情与出血量和出血速度密切相关。

2.脾的微细结构 脾实质主要由淋巴组织构成。脾内淋巴组织形成的各种微细结构沿血管有规律地分布。脾无皮质、髓质之分，而分为白髓和红髓两部分。脾内无淋巴窦，但有大量的血窦（图 15-8）。

（1）被膜与小梁 脾的被膜较厚，表面覆间皮，被膜与脾门的结缔组织伸入脾内形成小梁，相互连接构成脾的粗支架。被膜和小梁内含有许多散在的平滑肌细胞，其收缩可调节脾内的血量，小梁之间的网状组织构成脾淋巴组织的微细支架。

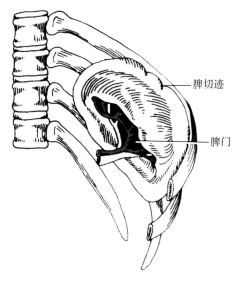

图 15-7 脾

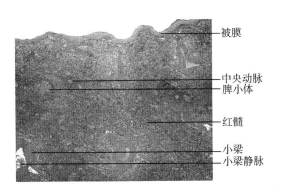

图 15-8 脾光镜图（低倍）

（2）白髓　主要由密集的淋巴组织构成，在新鲜的脾切面上呈散在分布的灰白色点状区域，故称白髓。由动脉周围淋巴鞘、淋巴小结和边缘区构成（图15-9）。

①动脉周围淋巴鞘：围绕在中央动脉周围的厚层弥散淋巴组织，由大量T细胞和少量巨噬细胞与交错突细胞等构成，相当于淋巴结的副皮质区，是胸腺依赖区，但无毛细血管后微静脉。

②淋巴小结：又称脾小体，主要由大量B细胞构成，结构与淋巴结内的淋巴小结相同，位于动脉周围淋巴鞘和边缘区之间。健康人脾内淋巴小结较少，当抗原侵入，淋巴小结数量剧增。

③边缘区：位于白髓与红髓交界的狭窄区域。中央动脉的分支末端在此区膨大，形成小的血窦，称边缘窦，是血液内抗原及淋巴细胞进入白髓的重要通道。

（3）红髓　分布于被膜下、小梁周围及白髓边缘区外侧，因含大量血细胞，在新鲜脾切面上呈现深红色，故称红髓，由脾索和脾血窦组成（图15-10）。

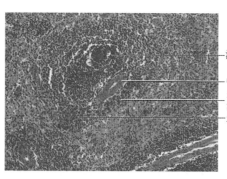

图 15-9　脾白髓光镜图　　　　　　图 15-10　脾红髓光镜图

①脾索：富含血细胞的淋巴组织，呈不规则的索条状，并互连成网，网孔即为脾血窦。脾索含较多B细胞、浆细胞、巨噬细胞和树突状细胞，是滤过血液的主要场所。

②脾血窦：位于脾索之间，互连成网，窦腔大，形态不规则。窦壁由一层纵向排列的长杆状内皮细胞围成，内皮细胞间有间隙，形成栅栏状的缝隙结构。内皮外有不完整的基膜及环行网状纤维，横切面上，内皮细胞沿血窦壁排列，核突入管腔。脾索内的血细胞变形后，可穿越内皮细胞间隙进入血窦。血窦外侧有较多巨噬细胞，其突起可通过内皮间隙伸向窦腔。

考点提示

脾功能亢进病因：感染性疾病、免疫性疾病、淤血性疾病、血液系统疾病及脾自身疾病等。

3.脾的功能

（1）滤血　脾的巨噬细胞能吞噬进入血中的细菌和异物，以及衰老的红细胞和血小板。当脾功能亢进时，因其吞噬过度而引起红细胞和血小板减少。

（2）造血　在胚胎时期，脾能制造各种血细胞。出生后，通常只能产生淋巴细胞。

（3）贮血　红髓血窦是储存红细胞和血小板的部位，当机体需要时，被膜内平滑肌收缩，可将血细胞释放入循环血液。

（4）参与免疫应答 侵入血液内的病原体，可引起脾内T
细胞、B细胞发生免疫应答。

考点提示

胸腺瘤是常见前
纵隔肿瘤。

（三）胸腺

1.胸腺的位置和年龄变化 胸腺位于胸骨柄后方，前纵隔的
上部。新生儿及幼儿时期胸腺较大，随着年龄的增大，胸腺继续发育，至青春期以后，
则逐渐萎缩退化。胸腺实质主要由T淋巴细胞和上皮性网状细胞构成。

2.胸腺的微细结构 胸腺分左右两叶，表面被覆由薄层结缔组织构成的被膜，被膜连
同血管、神经等构成小叶间隔，伸入实质将其分割成胸腺小叶。小叶周边为皮质，深部为
髓质，相邻小叶的髓质彼此相连（图15-11）。

（1）皮质 以胸腺上皮细胞为支架，间隙内含有大量胸腺细胞和少量巨噬细胞等。

①胸腺上皮细胞：又称上皮性网状细胞。分布于被膜下和胸腺细胞之间，多呈星形，
有突起，能分泌胸腺素和胸腺生成素，为胸腺细胞发育所必需。

②胸腺细胞：即胸腺内分化发育中的T细胞。密集于皮质内，占胸腺皮质细胞总数的
85%～90%。来自于骨髓的淋巴干细胞从被膜到皮质浅层、深层纵形迁移逐渐分化为初始
T细胞。

（2）髓质 内含大量的胸腺上皮细胞、少量初始T细胞和巨噬细胞等。胸腺上皮呈多
边形，胞体较大，可分泌胸腺激素，部分胸腺上皮细胞呈同心圆状排列成胸腺小体。其功
能尚不明确，但缺乏胸腺小体的胸腺不能培育出胸腺细胞（图15-12）。

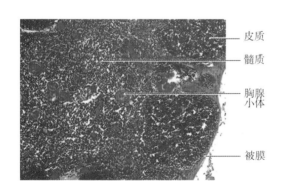

图 15-11 胸腺光镜图

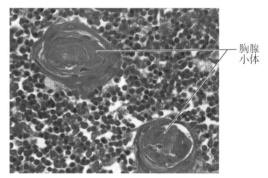

图 15-12 胸腺髓质光镜图

（3）血-胸腺屏障 胸腺皮质的毛细血管及其周围结构能阻挡血液内的大分子物质如
抗体、细胞色素C等进入皮质，称血-胸腺屏障（图15-13）。其结构：①连续毛细血管及
内皮细胞间完整的紧密连接。②内皮周围连续的基膜。③血管周隙，
内含巨噬细胞。④上皮基膜。⑤一层连续的胸腺上皮细胞。

考点提示

胸腺是T细胞分
化成熟的场所。

3.胸腺的功能 ①分泌激素：胸腺上皮细胞能产生多种激素，
如胸腺素、胸腺细胞生成素及胸腺体液因子等。这些激素对T细胞增
殖和发育成熟起重要作用。②培育T细胞：胸腺是T细胞培育成熟的主要部位。

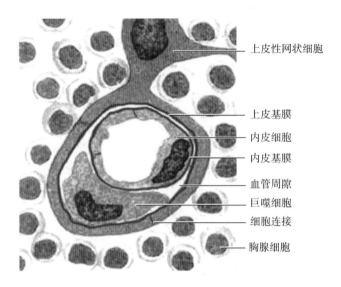

图 15-13　血 - 胸腺屏障结构模式图

第二节　人体各部的淋巴管道和淋巴结

淋巴结常聚集成群，大多沿血管配布，位于身体较隐蔽的部位，收纳一定器官或区域的淋巴液（图 15-1）。因此，局部感染可引起相应淋巴结群肿大或疼痛，癌细胞也常沿淋巴管转移，并停留在淋巴结内分裂增生，致使淋巴结逐渐肿大。故了解局部淋巴结的位置及其引流范围，有重要的临床意义。

一、头颈部的淋巴结群

头颈部的淋巴结较多，大部分分布于头颈交界处和颈内、外静脉的周围。主要包括下颌下淋巴结、颈外浅淋巴结和颈外深淋巴结。头颈部各淋巴结的输出管都直接或间接地汇入颈外侧深淋巴结。其输出管合成颈干。颈外侧深淋巴结上端位于鼻咽后方的为咽后淋巴结，鼻咽癌患者，癌细胞首先转移至此。下端位于锁骨上窝内沿锁骨下动脉和臂丛排列的为锁骨上淋巴结。胃癌或食管癌患者，癌细胞常经胸导管由颈干逆行或通过侧支转移到左锁骨上淋巴结，引起该淋巴结肿大。

二、上肢的淋巴结群

上肢浅、深淋巴管均直接或间接地汇入腋淋巴结。腋淋巴结位于腋窝内，收纳上肢、脐以上腹壁浅层以及乳房上部和外侧部等处的淋巴液，其输出管合成锁骨下干。

三、胸部的淋巴结群

胸部的淋巴结群位于胸骨旁、气管和主支气管旁、肺门附近以及纵隔等处，主要收纳脐以上胸腹壁深层、乳房内侧和胸腔脏器的淋巴液，它们的输出管合成支气管纵隔干。

四、腹部的淋巴结群

腹部的淋巴结群数目较多，主要分布于腹腔脏器周围和大血管根部。

（一）腰淋巴结

腰淋巴结沿腹主动脉和下腔静脉排列，收纳腹后壁、腹腔内成对器官的淋巴液以及髂总淋巴结的输出管。腰淋巴结的输出管构成左、右腰干，注入乳糜池。

（二）腹腔淋巴结和肠系膜上、下淋巴结

腹腔淋巴结和肠系膜上、下淋巴结均位于同名动脉起始处的周围，引流相应动脉分布区内的淋巴，互相汇合成单一的肠干，注入乳糜池。

五、盆部的淋巴结群

盆部的淋巴结群位于髂总动脉及髂内、外动脉周围，分别称为髂总淋巴结、髂内淋巴结、髂外淋巴结，收纳盆壁、盆腔脏器和下肢的淋巴管。最后经髂总淋巴结的输出管注入腰淋巴结。

六、腹股沟淋巴结群

腹股沟淋巴结分浅、深两组，分别位于腹股沟韧带稍下方和股静脉根部周围，收纳腹前壁下部、臀部、会阴、外生殖器和下肢的淋巴，其输出管汇入髂外淋巴结，最后注入腰淋巴结。

本章小结

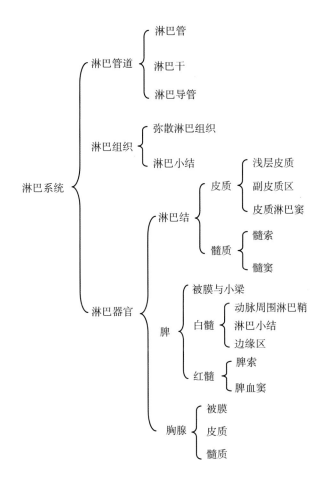

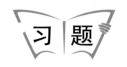

一、选择题

1.下列有关毛细淋巴管的描述错误的是

　　A.是淋巴管道的起始部

　　B.盲端膨大始于组织间隙

　　C.管壁仅由一层内皮及完整的基膜构成

　　D.内皮间隙大，通透性大

　　E.管壁仅由一层内皮及不完整的基膜构成

2.组成弥散淋巴组织的主要细胞是

　　A. B 细胞　　　　　　　　　B. T 细胞　　　　　　　　　C.浆细胞

　　D.巨噬细胞　　　　　　　　E.肥大细胞

3.弥散淋巴组织结构成分中不包括

　　A.毛细淋巴管　　　　　　　B.高内皮微静脉　　　　　　C.生发中心

　　D.毛细血管　　　　　　　　E.毛细血管后微静脉

4.下列不属于淋巴小结的结构是

　　A.小结帽　　　　　　　　　B.暗区　　　　　　　　　　C.毛细血管后微静脉

　　D.明区　　　　　　　　　　E.生发中心

5.构成淋巴小结的主要细胞是

　　A. T 细胞　　　　　　　　　B.浆细胞　　　　　　　　　C. B 细胞

　　D.巨噬细胞　　　　　　　　E. T 细胞

6.胸腺的特征结构是

　　A.胸腺小体　　　　　　　　B.胸腺上皮细胞　　　　　　C.胸腺细胞

　　D.巨噬细胞　　　　　　　　E.血－胸腺屏障

7.关于血－胸腺屏障的特征，错误的是

　　A.能阻止血液内大分子物质进入胸腺

　　B.为连续毛细血管，有紧密连接，基膜不完整

　　C.血管周隙中有巨噬细胞

　　D.外周是一层连续的胸腺上皮细胞

　　E.上皮基膜

8.分泌胸腺激素的细胞是

　　A.髓质上皮细胞和胸腺小体上皮细胞

　　B.巨噬细胞和胸腺上皮细胞

　　C.胸腺上皮细胞和髓质上皮细胞

　　D.巨噬细胞

　　E.胸腺上皮细胞和胸腺小体上皮细胞

9.淋巴结中 T 细胞主要分布在

　　A.浅层皮质　　　　　　　　B.副皮质区　　　　　　　　C.淋巴窦

D.髓质　　　　　　　　　E.皮质

10.关于淋巴结副皮质区的描述，错误的是

　　A.为胸腺依赖区　　　　B.以T细胞为主　　　　C.有高内皮微静脉

　　D.位于皮质浅层　　　　E.位于皮质深层

11.淋巴结的滤过淋巴功能与哪种细胞有关

　　A.巨噬细胞　　　　　　B.B细胞　　　　　　　C.T细胞

　　D.NK细胞　　　　　　 E.浆细胞

12.淋巴结的毛细血管后微静脉位于

　　A.淋巴小结　　　　　　B.小梁　　　　　　　　C.髓索

　　D.副皮质区　　　　　　E.浅层皮质

13.属于脾胸腺依赖区的是

　　A.淋巴小结　　　　　　B.动脉周围淋巴鞘　　　C.白髓

　　D.脾索　　　　　　　　E.脾血窦

14.脾的功能不包括下列哪项

　　A.滤血　　　　　　　　B.造血　　　　　　　　C.培育淋巴细胞

　　D.参与免疫应答　　　　E.储血

15.下列哪个器官无皮质和髓质结构之区分

　　A.淋巴结　　　　　　　B.脾　　　　　　　　　C.胸腺

　　D.卵巢　　　　　　　　E.肾上腺

二、思考题

1.什么是血-胸腺屏障？简要概括其组成。

2.简述脾的结构及功能。

（程　云　单　政）

第五篇　感觉器

感觉器是感受器及其附属结构的总称。感受器广泛分布于人体各组织、器官内，是机体感受内、外环境刺激的结构，并能将所感受到的刺激转化为神经冲动，经感觉神经传入神经中枢，产生相应感觉。它们的结构和功能各不相同，有的结构简单，仅由游离末梢形成，如痛觉感受器；有的结构较复杂，由神经末梢和被囊形成，如触觉小体；有的结构极为复杂，由感受器及辅助结构共同形成，如视器、前庭蜗器。

感受器根据其所在部位和接收刺激的来源分为以下三类。

1.外感受器　感受来自外界环境的各种刺激，如痛、温、触、压觉、光和声的刺激，分布于皮肤、黏膜、视器和听器等处。

2.内感受器　感受机体内部的物理和化学刺激，如温度、压力、渗透压、离子浓度等刺激，分布于内脏和心血管等处。

3.本体感受器　感受机体运动和平衡变化时的刺激，分布于肌、肌腱、关节、内耳的位觉感受器等处。

第十六章　视　　器

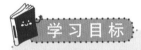

学习目标

　　1.**掌握**　眼球壁的组成及各部分的结构特点，眼球内容物的构成及各部分的特点，眼的折光装置，房水的产生及循环途径。

　　2.**熟悉**　眼副器的结构。

　　3.**了解**　视器的血管。

　　4.能运用所学知识分析眼部疾病的临床表现。

案例讨论

　　[**案例**]患者，男性，7岁。燃放烟花爆竹时不慎将左眼损伤，眶周皮肤出血，从瞳孔流出胶样物质，立即送往医院急诊检查，左眼已无光感，裂隙灯检查视网膜有出血点，需行左眼球摘除手术，诊断为左眼穿透伤。

[讨论]

1.眼球穿透伤可能损伤哪些结构?

2.眼球的内容物有哪些?

3.眼球摘除时需要结扎的动脉有哪些?

视器俗称眼,由眼球和眼副器两部分组成。眼球的功能是接受可见光波的刺激并转化为神经冲动,经视觉传导通路传入大脑皮质视觉中枢,产生视觉。眼附器位于眼球周围,包括眼睑、结膜、泪器、眼球外肌等,对眼球起支持、保护和运动作用。

第一节 眼 球

眼球是视器的主要部分,位于眶内,近似球形,前部稍凸,后部略扁,后端借视神经相连于间脑的视交叉,由眼球壁和眼球内容物组成(图16-1)。眼球前面的正中点称前级,后面的正中点称后级,前、后两级之间的连线称眼轴。通过瞳孔的中央到视网膜中央凹的连线称视轴。

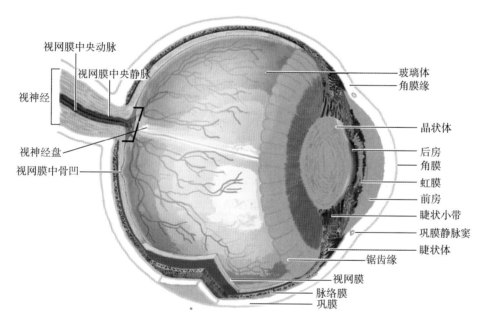

图 16-1 眼球

一、眼球壁

眼球壁分为3层,由外向内依次为纤维膜、血管膜和视网膜。

(一)纤维膜

纤维膜厚而坚韧,由致密结缔组织构成,有保护和支持作用,分为角膜和巩膜两部分。

1.角膜 占纤维膜的前1/6,无色透明,前面微凸,富有弹性,有折光作用。角膜无血管,有丰富的感觉神经末梢,因而感觉灵敏,发生疾病时疼痛剧烈。其营养由角膜周缘血管和房水以渗透的方式供应。

角膜从前向后分为5层（图16-2）。①角膜上皮：是未角化的复层扁平上皮，由5~6层排列整齐的细胞构成，最表面的1~2层细胞为扁平细胞，因此角膜表面比较平整光滑，中间7层细胞为多边形细胞，基底层为矮柱状细胞，细胞有较强的再生能力，损伤后恢复很快，不留瘢痕，表面上皮平均7天即可更新一次。②前界膜：为不含细胞的薄层结构，主要成分是基质和胶原原纤维。③角膜基质：约占角膜厚度的90%，主要为多层胶原板层，与角膜表面平行，胶原板层由胶原原纤维平行排列而成，胶原板层之间散在分布着成纤维细胞，能产生基质和纤维，参与角膜损伤的修复。基质内纤维排列规则，富含水分，不含血管，是角膜无色透明的重要因素。④后界膜：结构与前界膜相似，但更薄，是内皮细胞分泌的一层坚硬透明的均质膜，抵抗能力强。⑤角膜内皮：属于单层扁平上皮，参与后界层的形成，不能再生。

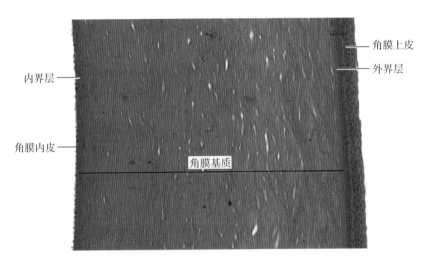

图 16-2　角膜

2.巩膜　占纤维膜后5/6，质地坚韧，由大量粗大的胶原纤维交织而成，呈乳白色，不透明，前接角膜，后续视神经鞘，巩膜与角膜移行处称角膜缘，角膜缘的内侧部有一环形血管，称巩膜静脉窦，是房水回归静脉的通道。巩膜前部的外表面有球结膜覆盖。

（二）血管膜

血管膜由疏松结缔组织组成，含丰富的色素细胞、血管丛及神经，呈棕褐色，有营养眼球内组织及遮光作用。由前向后依次为虹膜、睫状体和脉络膜三部分。

1.虹膜　为血管膜的最前部，位于角膜与晶状体之间，呈冠状位的圆盘状，其颜色有种族和个体差异。其周边与睫状体相连，中央有一圆孔称瞳孔，为光线进入眼球的通路。虹膜将眼房分为眼前房和眼后房，前、后眼房借瞳孔相通。虹膜内，有两种不同方向排列的平滑肌：环绕瞳孔周缘的称瞳孔括约肌，可缩小瞳孔；自瞳孔向周围呈放射状排列的称瞳孔开大肌，可开大瞳孔（图16-3、图16-4）。

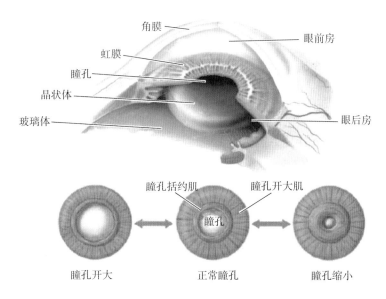

图 16-3　虹膜

2.睫状体　是血管膜中部环形增厚部分，位于巩膜与角膜移行处的内面。它的前缘与虹膜根部相连，后缘与脉络膜相接。睫状体后部平坦，睫状体的前内侧发出约70个呈放射状排列的突起，称睫状突。睫状突上有睫状小带与晶状体相连。睫状小带呈纤维状，由大量微原纤维借蛋白多糖黏合而成。睫状小带一端连于睫状体，一端连于晶状体，具有固定晶状体的作用（图16-4）。

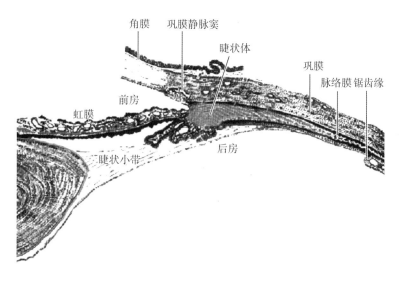

图 16-4　眼球前半部水平切面

睫状体的组织结构从外向内分为三层。①睫状肌：为平滑肌，是晶状体的主要组成成分，呈纵行、放射状和环形排列。睫状肌收缩时，睫状体向前内移位，睫状小带松弛，反之，睫状小带紧张，晶状体借自身弹性调节曲度从而调节焦距。②基质：为富含血管和色素细胞的疏松结缔组织。③上皮：由两层细胞组成，外层为立方形的色素上皮细胞，内层为矮柱状非色素上皮细胞，内层细胞可产生房水。

3.脉络膜　占血管膜后部2/3，位于巩膜内面，前端起于睫状体，后方有视神经通过。脉络膜柔软光滑并富有弹性，内富含血管和色素，有营养眼球和吸收眼内分散光线的功能。

（三）视网膜

视网膜位于血管膜的内面，位于虹膜内面的部分称为虹膜部，睫状体内面的称为睫状体部，这两部分无感光作用，称视网膜盲部。位于脉络膜内面的部分有感光作用，为视网膜视部。视网膜由前向后逐渐变厚，后部的中央稍偏鼻侧，有一白色圆盘状隆起称视神经盘（视神经乳头），无感光作用，故又称盲点，中心有中央凹陷，内有视网膜中央动、静脉通过。在视神经盘的颞侧约3.5mm稍下方有一黄色小斑，称黄斑，其中央的凹陷称中央凹，是感光和辨色最敏锐的部位。在检眼镜下视神经盘呈橘红色，边界清楚，黄斑呈暗红色，通过检眼镜可观察正常视网膜的眼底结构和病理改变（图16-5）。

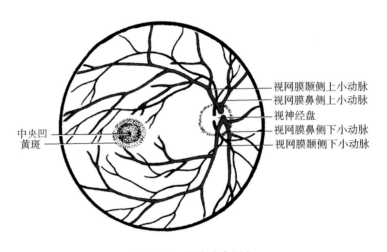

图16-5　眼底（右侧）

视网膜为高度特化的神经组织，由四层细胞构成（图16-6）。①色素上皮层：位于视网膜最外层，由色素上皮细胞构成，黑素细胞能防止强光对视神经的损害。②视细胞层：视细胞为视觉感受器，它能将光波的刺激转化为神经冲动，经双极细胞传至节细胞，节细胞的轴突在视神经盘处聚集形成视神经。根据细胞形态和感光性质不同，视细胞分为视锥细胞和视杆细胞。视锥细胞：主要分布于视网膜中部，细胞粗大，核较大，染色浅，内有感光物质——视色素，能够感受强光和分辨颜色。视锥细胞有三种功能类型，分别含有红敏色素、绿敏色素、蓝敏色素，如果缺乏其中一种或几种视锥细胞，就会引起相应的色盲。视杆细胞：主要分布于视网膜的周围部，细胞细长，核较小，染色较深，内有感光物质——视紫红质，仅能感受弱光的刺激并不能分辨颜色，其数量远远多于视锥细胞。维生素A参与视紫红质的代谢，当维生素A缺乏时，对弱光的敏感性下降，引起夜盲症。③双极细胞层：双极细胞是连在视细胞与节细胞之间的纵向中间神经元，其树突与视细胞形成突触，轴突与节细胞形成突触。④节细胞层：位于视网膜最内层，节细胞为长轴突的多级神经元，其树突与双极细胞形成突触，轴突向视神经盘处汇聚，形成视神经。

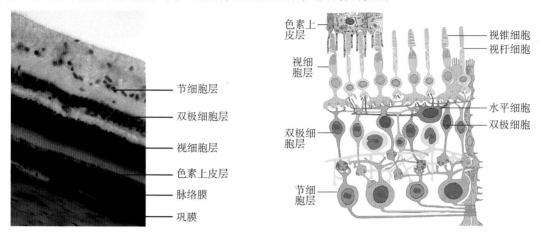

图 16-6 视网膜的分子结构

二、眼球内容物

眼球内容物包括房水、晶状体和玻璃体（图16-1、图16-3），它们与角膜一样均无色透明，具有折光作用，合称为眼的屈光系统。

（一）眼房与房水

眼房是角膜与晶状体间的间隙，以虹膜为界，分为眼前房和眼后房，二者借瞳孔相通。在前房周边，虹膜与角膜交界处的环形区域称为虹膜角膜角，又称前房角（图16-3、图16-4）。房水是充满眼房内的无色透明液体，由睫状体产生，充填于眼后房，经瞳孔到眼前房，再经虹膜角膜角入巩膜静脉窦，最后汇入眼静脉。房水的生理功能是为角膜和晶状体提供营养、维持眼内压及屈光作用。如房水循环障碍可引起眼内压升高，导致视网膜受压出现视力减退甚至失明，临床上称青光眼。

（二）晶状体

晶状体位于虹膜和玻璃体之间，无血管和神经分布，无色透明而有弹性。晶状体呈双凸透镜状，前极略平，后极较凸。晶状体周缘辐射状的睫状小带连于睫状体。其所需营养完全由房水来提供。由先天或后天因素引起的晶状体混浊称为白内障。

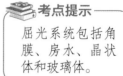

考点提示

屈光系统包括角膜、房水、晶状体和玻璃体。

晶状体是眼的屈光系统中唯一可调节的装置，其曲度可随睫状肌的舒缩而变化，当视近物时，睫状肌收缩，睫状体向前内移位，睫状小带松弛，晶状体周缘被牵拉的力量减弱，晶状体因本身弹性而变凸，屈光力加强，使光线恰好聚焦于视网膜上。当视远物时，与此相反，晶状体受拉变薄，屈光力减弱，远处的光线恰好聚焦于视网膜上。晶状体的调节能力随着年龄的增长而逐渐减弱，老年人看近物时，晶状体的屈光能力不能相应的增加，导致视近物不清，称远视，俗称花眼。

人工晶状体

人工晶状体是指人工合成材料制成的一种特殊透镜，它的成分包括硅胶、聚甲醛丙烯酸甲酯、水凝胶等。人工晶状体的形状功能类似人眼的晶状体，具有重量轻、光学性能高、无抗原性、致炎性、致癌性和能生物降解等特性。白内障手术即是将人工晶状体植入眼内替代原来病变的晶状体，使外界物体聚焦成像在视网膜上，就能看清周围的物体了。

（三）玻璃体

玻璃体为无色透明的胶状物质，填充在晶状体和视网膜之间，约占眼球内容积的4/5，表面覆盖着玻璃体膜。除有折光作用外，还有维持眼球形态、支撑视网膜的作用。若支撑作用减弱，可导致视网膜剥离。若玻璃体混浊，眼前可见晃动的黑点，临床上称飞蚊症。玻璃体的主要成分是水，占99%，其余为胶原原纤维、玻璃蛋白、透明质酸等。

第二节　眼副器

眼副器包括眼睑、结膜、泪器、眼球外肌和眶脂体等结构。眼副器对眼球起保护、运动和支持作用。

一、眼睑

眼睑俗称眼皮，位于眼球前方，是眼球的保护屏障，可避免异物、强光、烟尘对眼的损害。

眼睑分上睑和下睑。上、下睑之间的裂隙称睑裂。游离缘称睑缘，生有睫毛。睑裂的内、外端形成的夹角分别称为内眦和外眦。在内眦附近的上、下眼睑缘上各有一小隆起称泪乳头，顶部小孔，称泪点，是泪小管的开口。

眼睑由浅至深分为5层：皮肤、皮下组织、肌层、睑板和睑结膜（图16-7）。皮肤薄而柔软，睑缘处生长有2~3列睫毛，睫毛根部有小腺体，称睑缘腺。皮下组织为疏松结缔组织，可因积水或出血而肿胀。肌层为骨骼肌，主要有眼轮匝肌和上睑提肌，可缩小和开大睑裂。睑板有致密结缔组织构成，呈半月形，是眼睑的支架。睑板内有许多平行排列的睑板腺，其导管开口于睑缘，分泌物可润滑睑缘和保护角膜。若腺管阻塞可形成睑板腺囊肿——霰粒肿。睑结膜位于眼睑的最内面，是一薄层黏膜。

二、结膜

结膜是一层富含血管和神经末梢的透明薄膜，覆盖在眼睑内表面和巩膜的表面（图16-8）。根据其部位可分为睑结膜和球结膜，睑结膜贴覆于上下眼睑的内面，球结膜覆盖于巩膜的表面，在近角膜处移行为角膜上皮，睑结膜和球结膜返折处称为结膜穹，分为结膜上穹和结膜下穹。当睑裂闭合时，结膜即围成一腔隙，称结膜囊。结膜炎和砂眼是结膜常见疾病。

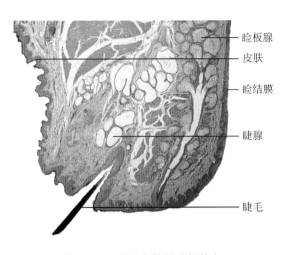

图 16-7　眼睑光镜图（低倍）

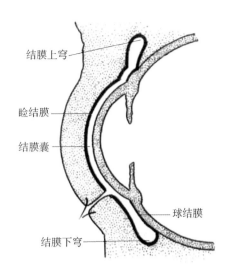

图 16-8　结膜

三、泪器

泪器由泪腺和泪道构成（图16-9）。

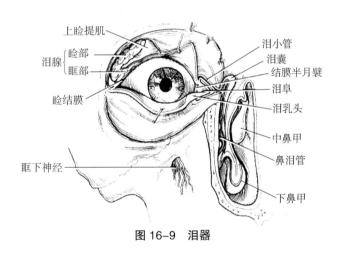

图 16-9　泪器

1.**泪腺**　位于眶上壁外侧部的泪腺窝内，有10~20条排泄小管开口于结膜上穹的外侧部。泪腺不断分泌泪液，借瞬目运动涂布于眼球的表面，能润滑和清洁角膜、冲洗结膜囊。多余的泪液经泪点入泪小管。泪液含溶菌酶，有杀菌作用。

2.**泪道**　包括泪点、泪小管、泪囊和鼻泪管。

（1）泪点　是泪乳头顶部的小孔，是泪小管的入口。

（2）泪小管　为连接泪点和泪囊的小管，分别形成上泪小管和下泪小管。起于上、下泪点，向上、下行走，然后水平向内侧汇聚后开口于泪囊上部。

（3）泪囊　位于眼眶内侧壁的泪囊窝内，上端为盲端，高于内眦；下端移行为鼻泪管。

（4）鼻泪管　为骨鼻泪管内衬黏膜形成的管道，上接泪囊，下端开口于下鼻道外侧壁的前部。

四、眼球外肌

眼球外肌共有7块。其中上睑提肌有提上睑的作用；其余6块是运动眼球的肌，它们分别称上直肌、下直肌、内直肌、外直肌、上斜肌和下斜肌（图16-10）。内直肌和外直肌分别使眼球转向内侧和外侧；上直肌使眼球转向上内；下直肌使眼球转向下内；上斜肌使眼球转向下外；下斜肌使眼球转向上外。

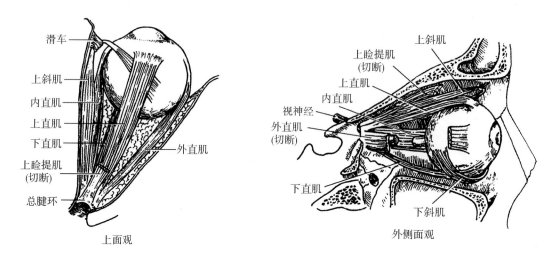

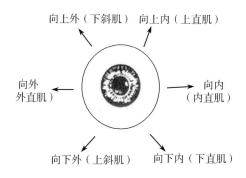

图 16-10 眼球外肌及其功能

五、眶脂体

在眼球、眼肌、视神经及泪腺之间填充着脂肪组织，它们对眼球起着支持和弹性垫的作用，这些脂肪团块称为眶脂体。

第三节 眼的血管

一、眼的动脉

眼的血液供应主要来自眼动脉（图16-11）。眼动脉起自颅内的颈内动脉，与视神经一起经视神经管入眶，沿途发出分支供应眼球，眼球外肌、泪器等。其最重要的分支为视网膜中央动脉，在眼球后方穿入视神经沿视神经中轴，出视神经盘，分四支：即视网膜鼻侧上、下和视网膜颞侧上、下小动脉，营养视网膜内层，但黄斑的中央凹无血管分布。临床常用检眼镜观察此动脉，以帮助诊断某些疾病。

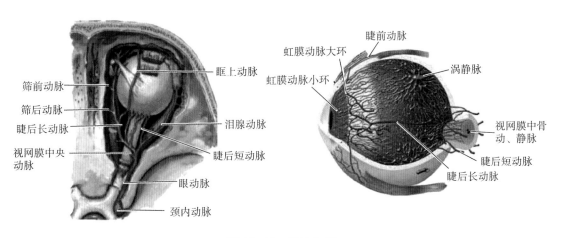

图 16-11　眼的血管

二、眼的静脉

眼上、下静脉收集眼的静脉血，向后经眶上裂汇入海绵窦，向前与内眦静脉吻合，由于眼部静脉无静脉瓣，面部感染时可经这些静脉蔓延至颅内感染。

本章小结

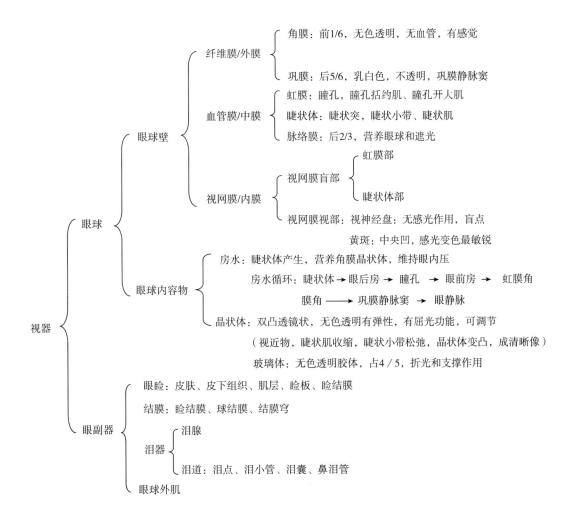

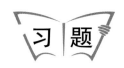

一、选择题

1.眼球纤维膜

    A.是眼球壁的最内层　　　　　B.富有血管和色素细胞　　　　C.全层均透明

    D.前 1/6 为角膜　　　　　　　E.后 5/6 为睫状体

2.对巩膜的描述，错误的是

    A.致密坚韧

    B.占纤维膜的后 5/6

    C.与角膜交界处的深部有巩膜静脉窦

    D.有保护眼球内部结构的功能

    E.是脉络膜的一部分

3.关于虹膜的说法，错误的是

    A.为血管膜的最前部，位于角膜的后方

    B.虹膜内有两种排列方向不同的骨骼肌

    C.中央有一圆形的瞳孔

    D.瞳孔括约肌受副交感神经支配

    E.呈圆盘形

4.看近物时，使晶状体变厚的主要原因是

    A.睫状小带紧张　　　　　　　B.睫状肌收缩　　　　　　　　C.晶状体具有弹性

    D.瞳孔括约肌收缩　　　　　　E.以上都不正确

5.睫状体

    A.又称睫状肌　　　　　　　　B.后部有睫状突　　　　　　　C.能产生房水

    D.能调节玻璃体　　　　　　　E.前部平坦

6.关于房水的描述，错误的是

    A.由睫状体产生

    B.由眼前房经瞳孔到眼后房

    C.经虹膜角膜角渗入巩膜静脉窦

    D.可营养眼球和维持眼压

    E.具有折光作用

7.视网膜

    A.最内层为色素细胞层

    B.在视网膜视部偏鼻侧处有视神经盘

    C.含有丰富的血管及色素上皮

    D.全层都有感光能力

    E.由视细胞、双极细胞和锥细胞构成

8.视觉最敏锐的部位是

    A.视网膜　　　　　　　　　　B.视神经盘　　　　　　　　　C.黄斑

　　　　D.中央凹　　　　　　　　　E.角膜

9.不属于眼的屈光系统的是

　　A.房水　　　　　　　　　B.虹膜　　　　　　　　　C.晶状体

　　D.玻璃体　　　　　　　　E.角膜

10.晶状体混浊称

　　A.白内障　　　　　　　　B.青光眼　　　　　　　　C.红眼病

　　D.老花眼　　　　　　　　E.近视眼

11.泪器不包括

　　A.泪点　　　　　　　　　B.泪小管　　　　　　　　C.泪囊

　　D.咽鼓管　　　　　　　　E.泪腺

二、思考题

1.简述房水的产生、循环途径及其功能。

2.光线需经过哪些结构才能成像于视网膜上?

3.简述视近物时晶状体的调节。

4.瞳孔开大或缩小的解剖学基础是什么?

5.简述泪液的产生和排泄途径。

6.运动眼球的肌肉有哪几条?其作用如何?

（王　艳）

第十七章　前庭蜗器

前庭蜗器又称位听器，俗称耳。按部位可分为外耳、中耳和内耳三部分（图17-1）。外耳和中耳是声波的收集和传导装置，内耳是听觉感受器和位置觉感受器的所在部位，两者功能不同，但在结构上密切相关。

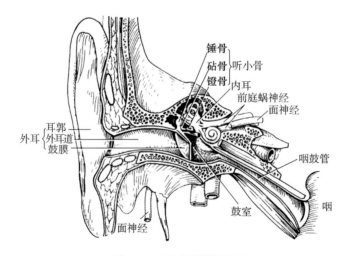

图 17-1　前庭蜗器概况

第一节 外 耳

外耳包括耳郭、外耳道和鼓膜三部分，是收集及传导声波的通道（图17-1）。

一、耳郭

耳郭（图17-1）位于头部两侧，主要由弹性软骨、结缔组织和皮肤构成。耳郭下部无软骨的部分称耳垂，有丰富的毛细血管，是临床常用的采血部位。耳郭外侧面中部有一孔，称外耳门。

二、外耳道

外耳道是从外耳门至鼓膜的弯曲管道，略呈"S"形，成人长2.0 ~ 2.5cm，其外侧1/3称软骨部，内侧2/3位于颞骨内称骨性部。由外向内，其方向是先向前上，继而稍向后，然后弯向前下，因此，检查鼓膜时，应将耳郭拉向后上方，使外耳道变直，方能看到鼓膜。婴幼儿的外耳道尚未完全发育，短而直，几乎全由软骨支持，鼓膜几乎呈水平位，观察时，须将耳郭拉向后下方。

外耳道的表面被覆薄层皮肤，内含大量顶泌汗腺称为耵聍腺，其分泌的耵聍与脱落的上皮细胞、灰尘等混合成耳垢，有保护作用，但积存过多可影响听力。外耳道的皮下组织较少，皮肤与深面的软骨膜和骨膜紧密相贴，外耳道发生疖肿时疼痛剧烈。

三、鼓膜

鼓膜是位于外耳道与鼓室之间，为椭圆形浅漏斗状有光泽的半透明薄膜，其位置倾斜，朝向外前下方，与外耳道的下壁构成45°~50°角。鼓膜的周边较厚，附于颞骨，中央部凹向鼓室，称鼓膜脐，内面有锤骨柄附着，沿锤骨柄向上，鼓膜向前后各发出一条皱襞，称前襞和后襞。前襞和后襞间上方1/4的鼓膜呈三角形，薄而松弛，称为松弛部，活体呈淡红色；两襞间下3/4的鼓膜厚而紧张，称紧张部，活体呈灰白色。观察活体鼓膜时，可见紧张部的前下方有一三角形的反光区，称光锥（图17-2）。当鼓膜异常时，光锥可改变或消失。

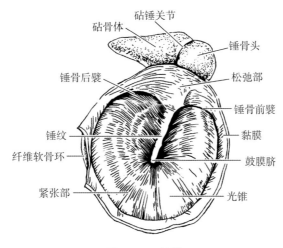

图 17-2 鼓膜

第二节 中 耳

中耳包括鼓室、咽鼓管、乳突窦和乳突小房。

一、鼓室

鼓室位于鼓膜与内耳之间，是颞骨岩部、鳞部、鼓室及鼓膜围成的不规则含气腔隙，通过咽鼓管与鼻咽部相通，室壁内面衬有黏膜，鼓室的黏膜与乳突小房和咽鼓管的黏膜相延续（图17-3）。鼓室有6个壁，内有3块听小骨、2块听小骨肌、血管和神经等。

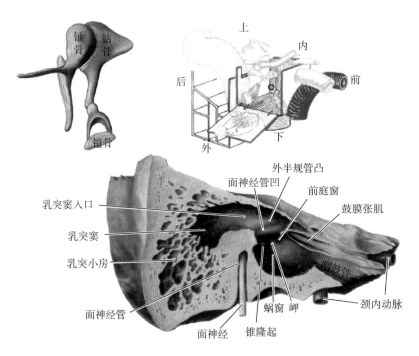

图 17-3　鼓室结构图

1.鼓室壁　鼓室由6个壁构成（图17-3）。

（1）上壁　又称盖壁，由颞骨岩部的鼓室盖构成，为一薄层骨板与颅中窝相邻，中耳炎可侵犯此薄板入颅腔。

（2）下壁　又称颈静脉壁，为薄骨板与颈内静脉相邻。

（3）前壁　又称颈动脉壁，为颈动脉管的后壁，与颈内动脉相邻，其上部有咽鼓管的鼓室口。

（4）后壁　又称乳突壁，其上部有乳突窦的开口，乳突窦向后通向乳突小房。乳突窦开口的内侧有外半规管凸，下方有锥隆起，锥隆起内有镫骨肌。外半规管凸与锥隆起之间有面神经管走行，由鼓室的内侧壁转至鼓室后壁下行。

（5）外侧壁　又称鼓膜壁，主要由鼓膜组成。

（6）内侧壁　又称迷路壁，即内耳的外侧壁。壁的中部隆凸称岬，岬的后上方有一卵圆形小孔称前庭窗（卵圆窗），通向内耳的前庭，镫骨底封闭该窗。岬的后下方有较小的圆孔称蜗窗（圆窗），通向耳蜗的基部，在活体由第二鼓膜封闭。前庭窗的后上方有一弓形隆起称面神经管凸，内有面神经通行。面神经管甚薄，因此中耳炎时可侵及面神经。

2.鼓室内结构

（1）听小骨　由外向内为锤骨、砧骨和镫骨（图17-3），每侧有三块。锤骨形如小锤，借锤骨柄附着于鼓膜脐。砧骨形如砧，与锤骨和镫骨分别形成锤砧关节和砧镫关节。镫骨形如马镫，镫骨底借韧带连于前庭窗的周边，封闭前庭窗。锤骨、砧骨和镫骨在鼓膜与前庭窗之间以关节和韧带连结组成听骨链，似一曲折的杠杆系统，当声波振动鼓膜时，经听小骨链的传递，将声波从鼓膜传到前庭窗。当炎症引起听小骨粘连、韧带硬化时听骨链的活动受到限制，可使听力减弱或消失。

（2）听小骨肌　有镫骨肌和鼓膜张肌。镫骨肌位于锥隆起内，肌腱传出隆起的尖端止于镫骨。收缩时将镫骨牵向前上方，镫骨底与前庭窗周围的韧带紧张，镫骨底前部离开前庭窗，以减低迷路内压并解除鼓膜的紧张状态；鼓膜张肌起自咽鼓管软骨部上壁，蝶骨大翼，止于锤骨柄上端，收缩时向前内侧牵拉锤骨柄，紧张鼓膜。听小骨肌的协同作用是降低声波的振动强度，保护听力。

二、咽鼓管

咽鼓管（图17-1）是连通鼻咽部与鼓室的管道，长3.5～4.0cm，管壁衬有黏膜。可分为前内侧2/3的软骨部和后外侧1/3的骨部。骨部的外侧端向后开口于鼓室前壁，称咽鼓管鼓室口，软骨部由结缔组织膜围成，形成咽鼓管向内侧开口于鼻咽部，称咽鼓管咽口。咽鼓管咽口和软骨部平时处于闭合状态，当吞咽或打呵欠或尽力张口时暂时开放。咽鼓管的作用是使鼓膜内外气压保持平衡，有利于鼓膜的振动。小儿的咽鼓管宽、短且近似水平位，故上呼吸道感染可经咽鼓管侵入鼓室，引起中耳炎。

三、乳突窦和乳突小房

乳突窦是介于乳突小房和鼓室之间的腔隙，向前开口于鼓室后壁上部，向后与乳突小房相通；乳突小房为颞骨乳突内的许多含气小腔，各腔相互连通，内衬黏膜并与乳突窦和鼓室黏膜相延续。

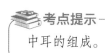
考点提示

中耳的组成。

知识链接

慢性化脓性中耳炎

慢性化脓性中耳炎为急性中耳化脓性中耳炎病程超过6～8周。发病率较高，多为青壮年发病。病变侵及中耳黏膜、骨膜或深达骨质，常合并存在慢性乳突炎，是常见的耳部致聋性疾病之一。反复耳流脓、鼓膜穿孔及听力下降为主要临床特点。

第三节　内　耳

内耳位于颞骨岩部（图17-4），鼓室内侧壁与内耳道底之间。由骨性隧道及其内部的膜性小管和小囊构成。内耳因管道弯曲盘旋，结构复杂，形同迷宫，所以又称迷路。迷路分骨迷路和膜迷路（图17-5），骨迷路为骨性隧道。内壁上衬以骨膜，骨迷路内的膜性小管和小囊称膜迷路，形态与骨迷路相似，内壁上衬以单层上皮，上皮在某些部位增厚，特化为感受器，主要有听觉感受器和位置觉感受器，听觉感受器感受声波的刺激，位置觉感受器感受头部位置变化、重力变化和运动速度的刺激。二者虽功能不同，但在结构上关系密切。膜迷路内含有内淋巴，骨迷路与膜迷路之间的腔隙内有外淋巴，内、外淋巴互不相通，主要功能是营养内耳和传递声波。

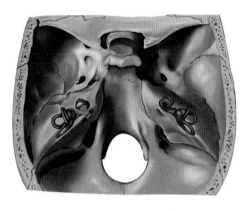

图 17-4　颞骨内部内耳位置俯视图

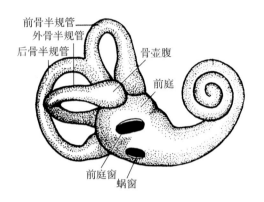

图 17-5　骨迷路与膜迷路结构模式图

一、骨迷路

骨迷路由后向前，骨迷路可分为骨半规管、前庭和耳蜗。

（一）骨半规管

骨半规管是3个互相垂直的半环形骨性小管，分别称前骨半规管、后骨半规管和外骨半规管。前骨半规管与颞骨岩部的长轴垂直；后骨半规管与颞骨岩部的长轴平行，是最长的一个；外骨半规管与水平面一致，是最短的一个。每个半规管都有两个脚开口于前庭后部，一个称单骨脚，另一个较膨大，称壶腹脚。前、后骨半规管的单骨脚合成一个骨总脚，开口于前庭，因此三个骨半规管共有五个开口与前庭相通。

（二）前庭

前庭是内耳中部略膨大的骨性小腔，前部通向耳蜗，后部与骨半规管相通。前庭的外侧壁即鼓室的内侧壁，前庭的内侧壁为内耳道底，前庭神经自膜迷路发出后经此处入颅腔。

（三）耳蜗

耳蜗外形似蜗牛壳，蜗顶朝向前外方，蜗底朝向内耳道底，由骨性的蜗螺旋管环绕蜗轴旋转两周半构成。蜗轴呈圆锥形，发出骨螺旋板突入蜗螺旋管内，但并未到达蜗螺旋管的对侧，空缺处由蜗管填补，从而将蜗螺旋管分为两部分，上方为前庭阶，下方为鼓阶（图17-7）。前庭阶与鼓阶内有外淋巴，两者间可经蜗孔相通。前庭阶起自前庭，与中耳借前庭窗相邻，鼓阶以蜗窗与鼓室相隔。

二、膜迷路

膜迷路由后向前，膜迷路可分为膜半规管、椭圆囊与球囊和蜗管。

（一）膜半规管

膜半规管是位于同名骨半规管内的膜性小管，与骨半规管的形态相似，每个膜半规管也各有一膨大称膜壶腹。每个膜壶腹的壁内面，骨膜和上皮局部增厚，形成横行的隆起称壶腹嵴。壶腹嵴能感受头部旋转变速运动的刺激。由于3个膜半规管相互垂直，所以不管头部往哪个方向旋转，都会刺激壶腹嵴内的细胞产生兴奋，经前庭神经传入中枢。

（二）椭圆囊、球囊

椭圆囊位于前庭后上方，后壁有膜半规管的5个开口，球囊位于前下方，前壁与蜗管相通。椭圆囊外侧壁和球囊前壁的骨膜与上皮局部增厚形成椭圆囊斑和球囊斑，均为位觉感受器，又称位觉斑，椭圆囊斑位于椭圆囊外侧壁，呈水平位，球囊斑位于球囊的前壁，呈垂直位，两斑相互垂直。

位觉斑的表面平坦，上皮由毛细胞和支持细胞组成。支持细胞分泌的糖蛋白在位觉斑表面形成位砂膜，内有细小的碳酸钙结晶称位砂。毛细胞位于支持细胞之间，细胞顶部有纤毛，细胞基底部与传入神经末梢形成突触（图17-6）。

位觉斑感受头部静止位置和直线变速运动的刺激。由于位砂的比重大于内淋巴，在重力或直线变速运动的刺激下，位砂膜与毛细胞发生移位，纤毛弯曲，毛细胞兴奋并将兴奋传入基底部的神经末梢。由于椭圆囊斑与球囊斑互相垂直，因此，不管身体在何种位置，毛细胞都会受到刺激。

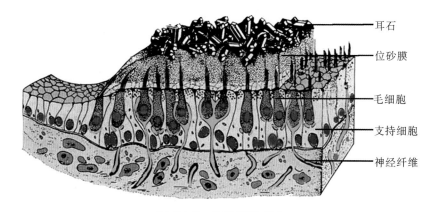

图17 6 位觉斑模式图

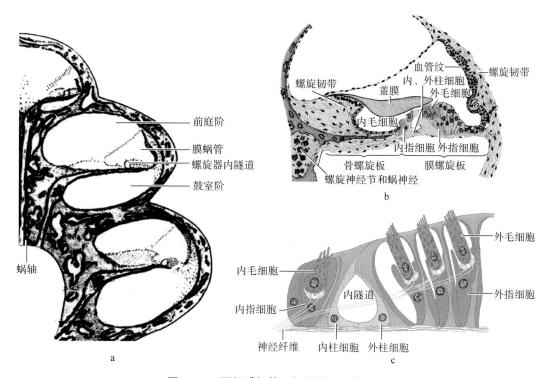

图17-7 耳蜗膜蜗管、螺旋器结构模式图

a.耳蜗；b.膜蜗管和螺旋器；c.螺旋器

（三）蜗管

蜗管是蜗螺旋管内的一条膜性小管，位于前庭阶与鼓阶之间，一端与球囊相连，一端到蜗顶。在横切面上呈三角形，上壁为前庭膜，下壁为基底膜，基底膜上有螺旋器（Corti器），为听觉感受器，由支持细胞和毛细胞组成。毛细胞是感受声音刺激的上皮细胞，毛细胞顶部有纤毛，底部与来自耳蜗神经节的神经元形成突触。

考点提示

内耳感受器的位置及功能。

基底膜内含有大量胶原细丝称听弦，从蜗顶到蜗底，基底膜由窄变宽，听弦由短变长，因此，蜗顶的基底膜与低频振动产生共振，蜗底的基底膜与高频振动产生共振。蜗顶或蜗底受损后可产生相应频率的感受障碍。

声波的传导途径：声波传入内耳感受器有两条途径，即空气传导和骨传导。正常情况下以空气传导为主（图17-8）。

1.空气传导 耳郭将收集到的声波经外耳道传到鼓膜，引起鼓膜振动，经听小骨链传至前庭窗，引起耳蜗内的外淋巴波动，经前庭壁引起蜗管内淋巴的振动，经鼓阶刺激基底膜上的螺旋器并将刺激转化为神经冲动，冲动经蜗神经传至大脑皮质听觉感受器，产生听觉。

2.骨传导 是指声波经颅骨（骨迷路）直接传入内耳的过程。声波的冲击和鼓膜的振动可经颅骨和骨迷路传入，使内耳的内淋巴波动，也可使基底膜上的螺旋器受到刺激并将刺激转化为神经冲动，冲动经蜗神经传至大脑皮质听觉感受器，产生听觉。骨传导的效能比空气传导要小得多。

临床上将鼓膜、听小骨等的损坏而导致的听力下降称传导性耳聋；因螺旋器和蜗神经损伤导致的听力下降称神经性耳聋。

扫码"看一看"

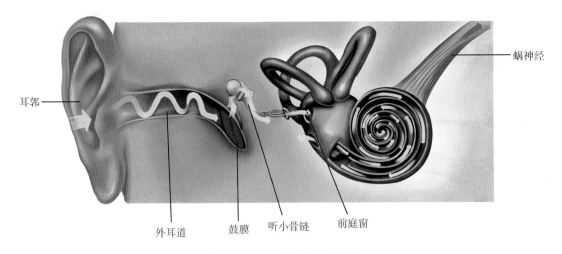

图 17-8　声音传导途径示意图

梅尼埃综合征

梅尼埃综合征（美尼尔）是一种特发性内耳疾病，该病主要的病理改变为膜迷路积水，临床表现为反复发作的旋转性眩晕、波动性听力下降、耳鸣和耳闷胀感。本病多发生于 30 ~ 50 岁的中、青年人，儿童少见。男女发病无明显差别。双耳患病者占 10% ~ 50%。

本章小结

$$
前庭蜗器
\begin{cases}
外耳
\begin{cases}
耳郭：皮肤和弹性软骨组成\\
外耳道：呈"S"形，外侧1/3软骨部，内侧2/3骨性部，有耵聍腺\\
鼓膜：半透明膜，位置倾斜，上1/4为松弛部，下3/4为紧张部，前下方有光锥
\end{cases}\\
中耳
\begin{cases}
鼓室：颞骨岩部内不规则的含气小腔，内有3块听小骨，2块听小骨肌，血管神经\\
咽鼓管：连通鼻咽部与鼓室，使鼓膜内外气压保持平衡\\
乳突窦：介于乳突小房和鼓室之间的腔隙\\
乳突小房：颞骨乳突内许多含气小腔
\end{cases}\\
内耳
\begin{cases}
骨迷路
\begin{cases}
骨半规管：前骨半规管、后骨半规管、外侧骨半规管\\
前庭：膨大的骨性小腔\\
耳蜗：似蜗牛壳，蜗螺旋管环绕而成
\end{cases}\\
膜迷路
\begin{cases}
膜半规管：壶腹嵴（感受头部旋转变速运动）\\
椭圆囊斑、球囊斑（感受头部位置和直线变速运动）\\
蜗管：螺旋器（Corti感受器），感受声波刺激
\end{cases}
\end{cases}
\end{cases}
$$

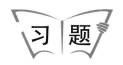

习　题

一、选择题

1.关于外耳道的描述，错误的是

　A.检查鼓膜时应将耳郭拉向后上方

　B.外耳道皮下组织少，炎性疖肿时疼痛剧烈

　C.外2/3为软骨部，内1/3为骨部

　D.是自外耳门至鼓膜的弯曲管道

　E.传导声波

2.鼓膜

　A.位于内耳和外耳之间　　　B.中心部向内凹陷为鼓膜脐

　C.松弛部在下方　　　　　　D.前上方有反射光锥

扫码"练一练"

E.紧张部呈淡红色

3.不属于膜迷路的是

    A.椭圆囊   B.膜半规管   C.蜗管

    D.前庭   E.球囊

4.听觉感受器是

    A.壶腹嵴   B.螺旋器   C.球囊斑

    D.椭圆囊斑   E.毛细胞

5.鼓室

    A.外侧壁是鼓室盖   B.内侧壁是耳蜗

    C.壁内有黏膜覆盖   D.经前庭窗通内耳

    E.借内耳门通颅腔

6.小儿咽鼓管的特点是

    A.较细长   B.较细短   C.较粗长

    D.较粗短   E.粗短且水平位

7.听小骨

    A.是骨传导的途径   B.镫骨居三块听小骨之间

    C.锤骨附着于鼓膜内面   D.砧骨处于最内侧

    E.连接蜗窗

8.位觉感受器不包括

    A.壶腹嵴   B.螺旋器   C.椭圆囊斑

    D.球囊斑   E.毛细胞

9.保持鼓膜内、外气压平衡的是

    A.蜗管   B.咽鼓管   C.蜗窗

    D.内淋巴   E.壶腹嵴

10.位于外耳道与鼓室之间的是

    A.前庭蜗器   B.耳屏   C.耳垂

    D.鼓膜   E.光锥

11.骨迷路

    A.为颞骨岩部和乳突部内的不规则腔隙

    B.位于鼓室内侧壁和内耳道之间

    C.包括蜗管、前庭和骨半规管

    D.前庭和蜗管属内耳的前部

    E.骨半规管向内通内耳道

12.膜半规管

    A.套在同名骨半规管内，靠近半环形骨管的内侧壁

    B.其管径约为骨半规管的1/2

    C.壶腹壁上有壶腹嵴，能感受直线变速运动

    D.总骨脚内有一较大的膜壶腹

    E.三个膜半规管内的壶腹嵴相互垂直

二、思考题

1.描述鼓室的位置、各壁的名称和结构。

2.说出咽鼓管的形态及小儿咽鼓管的特点。

3.简述声波的传导途径。

4.简述膜迷路的分布及主要功能。

（王　艳）

第十八章 皮 肤

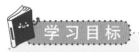 学习目标

1. **掌握** 掌握皮肤的组成，表皮的组织结构。
2. **熟悉** 真皮的结构、非角质形成细胞的特点。
3. **了解** 皮肤附属器的结构特点。

案例讨论

[案例]患者，男性，41岁。农民。主诉：反复全身起皮疹伴痒20余年，再发加重2个月。现病史：患者自述于20余年前当兵，长期工作于阴冷潮湿的环境中，四肢开始出现皮疹，后扩散至前胸后背，伴瘙痒，挠后出现破皮出血，予以口服和外用药物（具体不详）治疗，皮损好转，期间未复发。5年前患者因在农田劳动，经常受到水的浸泡而再发皮疹，双手、双足明显，痒甚，挠后有大片皮屑脱落，出血。于2个月前患者皮损加重，面积扩大，四肢可见散在红色斑片，遇冷加重。

皮肤查体：可见头部及前胸后背出现相互融合的鳞屑性丘疹斑块，有白色鳞屑脱落，双手及双足尤为严重，皮损突出于皮肤表面，界限清楚，鳞屑较薄，痒甚。初步诊断：银屑病。

[讨论]

1. 表皮的分层如何？具有活跃分裂能力的是哪种细胞？
2. 银屑病的组织学基础是什么？

皮肤是人体面积最大的器官，总面积 $1.2 \sim 2.0m^2$。由表皮和真皮组成，通过皮下组织与深层组织相连。皮肤内有毛、皮脂腺和指（趾）甲等附属器。皮肤有屏障保护、排泄、吸收、调节体温和参与免疫应答等功能。

一、表皮

表皮是皮肤的浅层，由角化的复层扁平上皮构成。组成表皮的主要细胞是角质形成细胞与非角质形成细胞。后者数量少，散在分布于角质形成细胞间。根据表皮的厚度，皮肤分为厚皮和薄皮，厚皮的结构典型，从基底到表面依次分为5层（图18-1、图18-2）。

扫码"看一看"

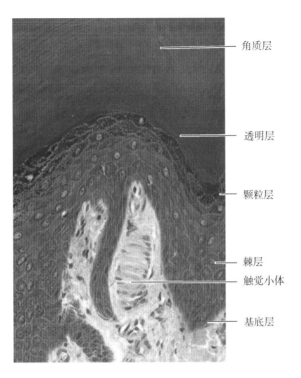

图 18-1 指皮光镜图

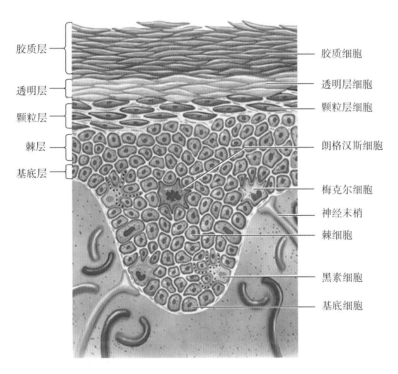

图 18-2 角质形成细胞和非角质形成细胞相互关系模式图

（一）表皮的分层和角质形成细胞

1.**基底层** 位于表皮最深层，附着于基膜，为一层矮柱状或立方形基底细胞。HE染色胞质呈强嗜碱性。胞质内含丰富的游离核糖体和角蛋白丝，角蛋白丝有很强的张力，又称张力丝。基底细胞是表皮的干细胞，有活跃的分裂能力，在皮肤创伤愈合中具有重要的再生修复作用。

2.棘层 位于基底层上方，由4～10层多边形的棘细胞组成，细胞表面伸出许多细而短的棘状突起。细胞间有大量桥粒。

3.颗粒层 位于棘层的上方，由3～5层扁梭形细胞组成，该层细胞的胞核与细胞器已退化。胞质内出现强嗜碱性的透明角质颗粒。

4.透明层 位于颗粒层的上方，由2～3层扁平细胞构成，细胞界限不清，核与细胞器均已消失。HE染色细胞呈均质透明状，强嗜酸性。

知识链接

皮肤角化症

皮肤角化症是以表皮角化过度为主要变化的一组皮肤病。表现为局部皮肤角质增生、皮肤干燥，有鳞屑、皲裂，一般无主观不适，有时可有瘙痒或疼痛，常在冬季加重。人类表皮最下层的基底层细胞先后变为多角形的棘细胞、扁平含有嗜碱性颗粒的颗粒细胞、扁平的无细胞核及细胞器的角质细胞。这一过程一般需要28～45天。表皮的分化过程受多方面因素的控制。凡能引起基底细胞分裂和分化的因素都可引起角化过度和角化不全。根据引起皮肤角化过度和异常的原因不同，可分为遗传性及获得性两类。

5.角质层 位于表皮最浅层，由多层扁平的角质细胞构成。细胞已完全角化，变为干硬的死细胞，无细胞核，无细胞器。角蛋白丝浸埋在均质状物质中，共同形成角蛋白，充满胞质。光镜下呈嗜酸性均质状，细胞轮廓不清。浅层角质细胞间的桥粒消失，细胞连接松散，脱落后形成皮屑。

（二）非角质形成细胞

> **考点提示**
>
> 寻常型银屑病是由于角化不全的角质层中有空隙进入空气，有反光作用，鳞屑呈银白色。

1.黑素细胞 胞体散在于基底细胞之间，该细胞有多个较长的突起伸入基底细胞和棘细胞间（图18-2）。胞质内含特征性的黑素体，内含酪氨酸酶，能将酪氨酸转化成黑色素，形成黑素颗粒。皮肤的颜色主要取决于黑素颗粒的大小、数量、分布和所含黑素的多少。黑色素可吸收紫外线，保护深部组织免受辐射损害。

2.朗格汉斯细胞 散在于棘细胞之间，有多个突起（图18-2），在HE染色的标本上不易辨认。朗格汉斯细胞是一种抗原呈递细胞，能识别、结合和处理侵入皮肤的抗原，该细胞迁移到淋巴结内后，将抗原呈递给T细胞，引起免疫应答。

> **考点提示**
>
> 皮肤的黑素细胞功能消失引起白癜风。

3.梅克尔细胞 常分布于基底层，在HE染色标本中不易辨认。细胞基底部胞质含许多致密核心的小泡，基底面与感觉神经末梢形成类似突触的结构（图18-2）。该细胞指尖数量较多，可能为感受触觉刺激的感觉上皮细胞。

二、真皮

真皮位于表皮深部的致密结缔组织，分为乳头层和网织层，二者间无明确界限。

1.乳头层　紧邻表皮并向基底部突起形成大量乳头状，故称真皮乳头。此种结构扩大了表皮与真皮的连接面，有利于两者牢固连接及表皮从真皮的血管获得营养。部分乳头内含有神经末梢和触觉小体（见图18-1），称神经乳头；有些乳头含丰富的毛细血管，称血管乳头。

2.网织层　位于乳头层的深部，较厚，粗大的胶原纤维密集成束，弹性纤维夹杂其间，使皮肤有很好的韧性和弹性。网织层内有较大的血管、淋巴管、神经以及汗腺、皮脂腺和毛囊，可见环层小体（图18-3）。

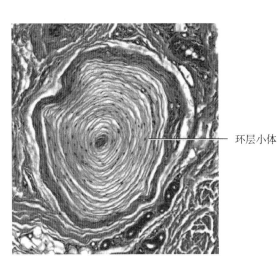

图18-3　环层小体

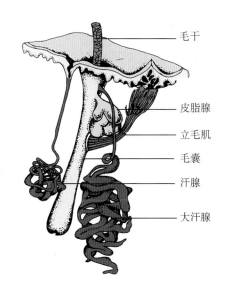

图18-4　皮肤附属器模式图

三、皮肤的附属器

皮肤内有由表皮衍生的毛、皮脂腺、汗腺和指（趾）甲等，称皮肤附属器（图17-4）

1.毛　人体皮肤除手掌和足底等处外，均有毛分布。毛由毛干、毛根和毛球组成。露在皮肤外的部分，称毛干；埋在皮肤内的部分，称毛根；包在毛根外面的上皮及结缔组织形成的鞘，称毛囊。毛根和毛囊末端膨大，称毛球，是毛的生长点。毛球基底凹陷，结缔组织随神经和毛细血管突入其内，形成毛乳头，对毛的生长起诱导和营养作用。毛和毛囊与皮肤表面呈钝角的一侧，有一束斜行平滑肌，称立毛肌，其受交感神经支配，收缩时使毛竖立，可帮助皮脂腺排出分泌物。毛有一定的生长周期，定期脱落和更新。

> 📚**考点提示**
>
> 斑秃初期时多为独立的、局限性脱发，直径约1～2cm或更大，边缘清晰。

2.皮脂腺　多位于毛囊和立毛肌间，由1个或几个腺泡与1个短导管构成。其分泌物称皮脂，有润滑皮肤、保护毛和抑菌等作用。皮脂腺的分泌受性激素的调节，青春期分泌旺盛。

知识链接

痤　疮

　　痤疮俗称青春痘，是一种毛囊皮脂腺的慢性感染性炎症，好发于青少年。多以面部粉刺、丘疹、脓疱、结节等多形性皮损为表现。痤疮的发生主要与皮脂分泌过多、毛囊皮脂腺导管堵塞、细菌感染和炎症反应等因素密切相关。进入青春期后人体内雄激素特别是睾酮的水平迅速升高，促进皮脂腺发育并产生大量皮脂。同时毛囊皮脂腺导管的角化异常造成导管堵塞，皮脂排出障碍，形成角质栓即微粉刺。毛囊中多种微生物尤其是痤疮丙酸杆菌大量繁殖，痤疮丙酸杆菌产生的脂酶分解皮脂生成游离脂肪酸，同时趋化炎症细胞和介质，最终诱导并加重炎症反应。

　　3.汗腺　分外泌汗腺和顶泌汗腺。

　　（1）外泌汗腺　又称小汗腺，分布广泛。分泌部位于真皮深部或皮下组织内，腺细胞呈立方形或锥体形，导管开口于皮肤表面的汗孔。分泌的汗液有湿润表皮、调节体温及排出部分代谢产物等作用，并参与水和电解质平衡的调节。

　　（2）顶泌汗腺　又称大汗腺，主要分布于腋窝、乳晕、肛门及会阴等处。分泌部由一层立形或矮柱状细胞围成，管腔大；导管开口于毛囊上段。分泌物为黏稠的乳状液，含蛋白质、碳水化合物和脂类。分泌物被细菌分解后产生特殊的气味，俗称狐臭。

考点提示

匙状指也称反甲，常见于缺铁性贫血。

　　4.指（趾）甲　指（趾）甲位于指（趾）端背面，露出体表的部分为甲体，由多层连接牢固的角质细胞构成，为坚硬透明的长方形角质板。甲体后部埋入皮内的为甲根。甲体深面的皮肤为甲床，由表皮的基底层、棘层和真皮组成。甲根附着处的甲床上皮，其基底层细胞分裂活跃，称甲母质，是甲的生长部位。指（趾）受损或拔除后，如甲母质仍保留，则甲仍能再生。甲体周围的皮肤为甲襞。甲襞与甲体之间的沟称甲沟。

四、皮肤的年龄变化

　　新生儿的皮肤很薄，表皮的角质层也较薄，真皮的结缔组织纤维较细，真皮内毛细血管网丰富，使相当透明的皮肤呈现红色。随着年龄的增长，表皮细胞层增多，角质层增厚，真皮的纤维成分增多，由细弱而变为粗壮，乳头发育，毛发变粗，腺体生长。

　　青年时期，在性激素的作用下，皮肤在形态和生理上都达到成熟阶段。这种状况维持一个很长的时间。到了老年，皮肤渐渐变松变薄，表皮棘层有空泡变性，真皮乳头变平，基底细胞增殖速度减慢，网状纤维消失，弹性纤维逐渐失去弹性，断裂成片断，毛细血管管壁变薄变脆，汗腺萎缩等。皮肤逐渐出现干燥、松弛、粗糙、弹性消失等老化现象。尤其表现为面部皱纹增多，特别是口周和眼外角处出现放射性皱纹等。毛发再生能力下降，黑色素合成障碍，毛发变为灰白或白色。

本章小结

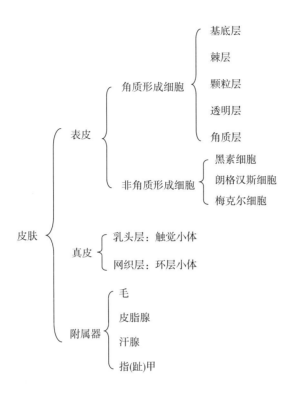

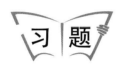

一、选择题

1.厚表皮从基底到表层依次为

　　A.基底层、棘层、颗粒层、透明层和角质层

　　B.基底层、棘层、颗粒层和角质层

　　C.基底层、棘层、透明层和角质层

　　D.基底层、棘层、透明层、颗粒层和角质层

　　E.基底层、棘层、透明层、颗粒层

2.关于表皮的组织特点，错误的是

　　A.细胞层次多，表皮细胞不断脱落

　　B.细胞间隙内无毛细血管

　　C.根据分布部位的不同分为角化和未角化两种类型

　　D.基底层由一层矮柱状细胞构成，且分裂增殖能力强

　　E.表皮由角化的复层扁平上皮构成

3.组成表皮的两类细胞是

　　A.角蛋白形成细胞和黑素细胞

　　B.角蛋白形成细胞和梅克尔细胞

　　C.角蛋白形成细胞和非角蛋白形成细胞

　　D.郎格汉斯细胞和角蛋白形成细胞

　　E.郎格汉斯细胞和梅克尔细胞

4.皮肤的角质层

　　A.细胞立方形，胞质内含嗜碱性颗粒

　　B.细胞无核无细胞器

　　C.细胞高，有一定的分裂增殖能力

　　D.细胞仅无核，但有细胞器

　　E.细胞有核，但无细胞器

5.表皮中的干细胞是

　　A.朗格汉斯细胞　　　　　B.棘细胞　　　　　　　C.基底细胞

　　D.黑素细胞　　　　　　　E.梅克尔细胞

6.角质形成细胞内的黑素颗粒来源于

　　A.朗格汉斯细胞　　　　　B.黑素细胞

　　C.载黑素细胞　　　　　　D.自身合成

　　E.基底层细胞

7.真皮的网织层内没有

　　A.触觉小体　　　　　　　B.毛囊　　　　　　　　C.皮脂腺

　　D.汗腺　　　　　　　　　E.环层小体

8.真皮乳头内不含有

　　A.毛细血管　　　　　　　B.环层小体　　　　　　C.游离神经末梢

　　D.触觉小体　　　　　　　E.致密结缔组织

9.毛发的生长点是

　　A.毛乳头　　　　　　　　B.毛球　　　　　　　　C.毛根

　　D.毛囊　　　　　　　　　E.毛干

10.包在毛根外面的上皮及结缔组织形成的鞘称

　　A.毛囊　　　　　　　　　B.毛球　　　　　　　　C.毛乳头

　　D.毛根　　　　　　　　　E.毛干

11.下述皮脂腺的描述，错误的是

　　A.位于毛囊和立毛肌之间　B.有腺泡，无导管

　　C.分泌物称皮脂　　　　　D.其分泌受性激素的调节

　　E.有腺泡，有导管

12.汗腺的描述错误的是

　　A.分大汗腺和小汗腺

　　B.分泌部由单层立方细胞组成

　　C.大汗腺导管开口于毛囊下段

　　D.小汗腺导管开口于皮肤表面的汗孔

　　E.大汗腺导管开口于毛囊上段

二、思考题

1.表皮的结构由深到浅分几层，主要由哪些细胞组成？

2.表皮的非角质形成细胞有哪些，各有什么功能？

3.痤疮为什么好发于青少年？

（程　云）

第六篇 内分泌

内分泌系统与神经系统相辅相成，共同维持机体内环境的平衡与稳定，调节机体的生长、发育和各种新陈代谢活动，并调控生殖，影响各种行为。

第十九章 内分泌系统

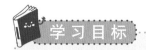

1. **掌握** 甲状腺、肾上腺的位置和毗邻关系；甲状腺和肾上腺的微细结构及内分泌细胞分泌的主要激素。
2. **熟悉** 腺垂体和神经垂体的功能；甲状旁腺的功能。
3. **了解** 内分泌系统的组成；下丘脑与垂体的关系。

内分泌系统由内分泌腺和分布于其他器官的内分泌细胞组成。内分泌腺包括垂体、甲状腺、甲状旁腺、肾上腺和松果体等。内分泌腺的结构特点：腺细胞排列成索状、团块状或围成滤泡，腺细胞间有丰富的毛细血管，无排送分泌物的导管。

内分泌细胞的分泌物，称激素，大多数激素通过血液循环作用于邻近的细胞，称旁分泌。能够接受激素刺激的器官或细胞，称该激素的靶器官或靶细胞。

第一节 垂 体

垂体位于颅骨蝶鞍垂体窝内，呈椭圆形，灰红色，重0.6~0.7g。分腺垂体和神经垂体（图19-1）。

一、腺垂体
腺垂体包括远侧部、中间部和结节部。

（一）远侧部
远侧部又称垂体前叶，此部最大，腺细胞排列成团索状，少数围成小滤泡，腺细胞间有少量结缔组织和丰富的血窦。在HE染色标本中，根据腺细胞对染料的亲和性不同，分为嗜色细胞和嫌色细胞；嗜色细胞又分嗜酸性细胞和嗜碱性细胞（图19-2）。

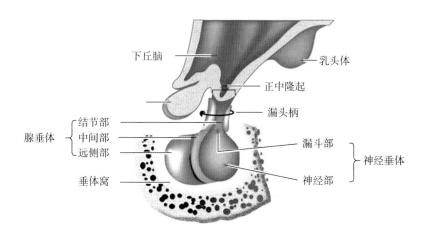

图 19-1 腺垂体结构模式图

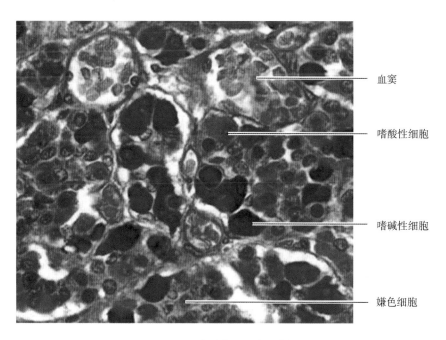

图 19-2 腺垂体远侧部光镜图

1.嗜酸性细胞 数量较多，约占远侧部细胞总数的40%。细胞呈圆形或椭圆形，胞质嗜酸性。嗜酸性细胞又分为生长激素细胞和催乳激素细胞两种。

（1）生长激素细胞 数量较多，分泌生长激素，促进机体的生长和代谢，特别是刺激骺软骨生长，促进骨骼增长。如分泌过盛，在未成年时期则引起巨人症，成人则引发肢端肥大症；未成年时期生长激素分泌不足可致垂体性侏儒。

> 📖 **考点提示**
> 幼年时期生长激素分泌不足将导致垂体性侏儒。

知识链接

肢端肥大症

肢端肥大症是腺垂体分泌生长激素（GH）过多所致的体型和内脏器官异常肥大并伴有相应生理功能异常的一种内分泌与代谢性疾病。生长激素过多主要引起骨骼、软组织和内脏过度增长，在青春期少年表现为巨人症，在成年人则表现为肢端肥大症，可出现颅骨增厚、头颅及面容宽大、颧骨高、下颌突出、牙齿稀疏和咬合不良、手脚粗大、驼背、皮肤粗糙、毛发增多、色素沉着、鼻唇和舌肥大、声带肥厚和音调低粗等表现。

（2）催乳激素细胞　分泌催乳激素，能促进乳腺发育和乳汁分泌。

2.嗜碱性细胞　约占远侧部细胞总数的10%。细胞呈椭圆形或多边形，胞质嗜碱性。嗜碱性细胞分为三种。

（1）促甲状腺激素细胞　分泌促甲状腺激素，促进甲状腺激素的合成和释放。

考点提示

功能性垂体瘤中最常见的是泌乳素瘤。

（2）促肾上腺皮质激素细胞　分泌促肾上腺皮质激素，促进肾上腺皮质束状带细胞分泌糖皮质激素。

（3）促性腺激素细胞　分泌卵泡刺激素和黄体生成素。卵泡刺激素在女性促进卵泡发育，在男性则刺激生精小管支持细胞合成雄激素结合蛋白，促进精子的发生。黄体生成素在女性可促进卵巢排卵和黄体形成，在男性则刺激睾丸间质细胞分泌雄激素。

3.嫌色细胞　数量最多，约占远侧部细胞总数的50%，体积小，胞质少，着色浅，细胞轮廓不清。电镜下嫌色细胞含有少量分泌颗粒，因此，嫌色细胞可能是脱颗粒的嗜色细胞，或处于嗜色细胞形成的初级阶段。

（二）中间部

中间部为位于远侧部与神经部之间的狭长部分，仅占垂体体积的2%，主要由滤泡及其周围的嗜碱性细胞和嫌色细胞构成。滤泡由单层立方或柱状上皮细胞围成，大小不等，内有胶质。

（三）结节部

结节部呈薄层套状包围着神经垂体的漏斗，结节部有丰富的纵行毛细血管。腺细胞主要为嫌色细胞，也含有少量嗜酸性细胞和嗜碱性细胞。

（四）腺垂体的血管及与下丘脑的关系

垂体上动脉从结节部进入神经垂体的漏斗，在该处分支并吻合成有孔毛细血管网，称第一级毛细血管网。该网下行到结节部下端汇集形成数条垂体门微静脉，进入远侧部再次形成第二级毛细血管网，垂体门微静脉及两端的毛细血管网共同构成了垂体门脉系统。远侧部的毛细血管最后汇集成垂体静脉（图19-3）。

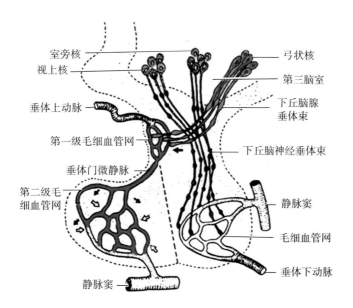

图 19-3　垂体的血管分布及其与下丘脑的关系示意图

　　下丘脑的弓状核等神经核的神经元具有内分泌功能，称神经内分泌细胞。这些细胞能产生多种激素，其中对腺细胞分泌起促进作用的激素，称释放激素；反之，称释放抑制激素。含有激素的分泌颗粒沿神经内分泌细胞的轴突运输到漏斗处，将激素释放入该处的第一级毛细血管网，再经垂体门微静脉到远侧部的第二级毛细血管网，其中各种激素分别调节相应腺细胞的分泌活动。

二、神经垂体

　　神经垂体由神经部和漏斗（包括正中隆起和漏斗柄）组成，漏斗与下丘脑相连。神经部主要由无髓神经纤维、神经胶质细胞和毛细血管组成（图 19-4）

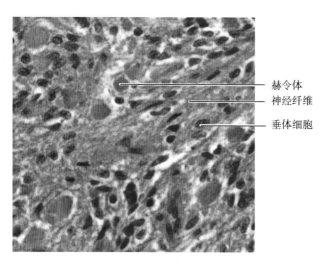

图 19-4　垂体神经部光镜图

　　神经垂体与下丘脑在结构和功能上有直接联系。下丘脑视上核和室旁核等处的大型神经内分泌细胞形成的分泌颗粒沿轴突运输至神经部。在轴突沿途或终末，分泌颗粒常聚集成团，呈串珠状膨大，形成大小不

考点提示
抗利尿激素分泌不足会引起中枢性尿崩症。

等的嗜酸性团块，称赫令体。神经部的胶质细胞又称垂体细胞，具有支持和营养神经纤维的作用。视上核的神经内分泌细胞主要合成抗利尿激素，又称加压素（VP），可促进肾远端小管和集合管对水的重吸收，使尿量减少；当超过一定含量时，可使小血管平滑肌收缩，血压升高。室旁核的神经内分泌细胞主要合成催产素（OT），可引起妊娠子宫平滑肌收缩，并促进乳腺分泌。轴突内的分泌颗粒以胞吐方式释放，激素进入神经部的窦状毛细血管，经血液循环作用于靶器官。神经垂体无分泌功能。只是贮存和释放下丘脑激素。

第二节 甲状腺

案例讨论

[**案例**]患者，女性，42 岁。主诉：心慌、消瘦，伴颈部增粗，眼球突出两个月。现病史：患者 2 个月前无明显诱因出现心慌、消瘦、怕热、多汗，食欲亢进、失眠，自己发现颈部增粗，眼球突出，脾气急躁。

体格检查（专科）：眼球突起，甲亢眼征阳性；颈软，双侧甲状腺弥漫性 II 度肿大，质软，无压痛，未触及结节，未闻及血管杂音；心率 120 次 / 分，律齐，心尖区闻及 II 级收缩期杂音。

辅助检查：

（1）实验室检查：FT_3：10.9pmol/L，FT_4：46.7 pmol/L，TRAb：66.3 u/L。

（2）心电图：窦性心动过速，心率 120 次 / 分。

（3）甲状腺 B 超：双侧甲状腺弥漫性增大，血流丰富，内部回声欠均。

（4）甲状腺摄碘率：2 小时 50.2%，6 小时 74.9%，24 小时 78.9%。

初步诊断：甲状腺功能亢进症 Graves 病。

[**讨论**]

1. 甲状腺激素增高引起的高代谢综合征有哪些？

2. 结合所学组织学知识，你认为眼球突起的原因有哪些？

甲状腺是人体内最大的内分泌腺。

一、甲状腺的位置和形态

甲状腺位于喉下部、气管上部的两侧和前面，略呈"H"形，由左、右两个侧叶和中间的甲状腺峡组成。甲状腺侧叶呈锥体形，贴于喉和气管上段的侧面，上端达甲状软骨中部，下端达第 6 气管软骨环，甲状腺峡连接两侧叶，位于 2 ~ 4 气管软骨的前面。约有 2/3 的人自甲状腺峡向上伸出一长短不等的锥状叶（图 19-5）。

成人甲状腺平均重 20 ~ 40g，柔软，血液供应丰富，呈深红色。外面有薄层结缔组织形成甲状腺被囊，囊外包有颈深筋膜（气管前层）形成的腺鞘，又称假被囊，将甲状腺固定在喉和气管壁上，吞咽时甲状腺可随喉上、下移动。甲状腺过度肿大时，可压迫喉和气管而引起呼吸和吞咽困难。

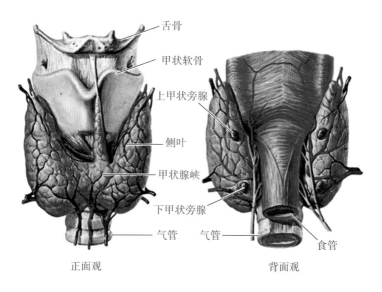

正面观　　　　　　　　背面观

图 19-5　甲状腺及甲状旁腺的位置形态

二、甲状腺的微细结构

甲状腺被囊的结缔组织伸入腺实质，将实质分隔成大小不等的小叶，腺实质由甲状腺滤泡和滤泡旁细胞组成（图19-6）。

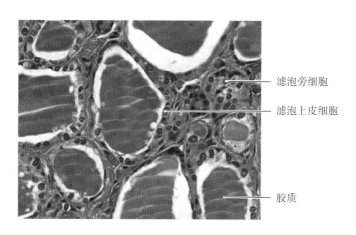

滤泡旁细胞

滤泡上皮细胞

胶质

图 19-6　甲状腺光镜图

（一）甲状腺滤泡

甲状腺滤泡由单层立方的滤泡上皮细胞围成，腔内充满透明的胶质。滤泡大小不等，呈圆形、椭圆形或不规则形。滤泡上皮细胞的形态和滤泡腔内胶质的量与其功能状态密切相关。功能活跃时，细胞增高呈低柱状，滤泡腔内胶质减少，反之，细胞变矮呈扁平状，腔内胶质增多。胶质是滤泡上皮的分泌物，即碘化的甲状腺球蛋白，在切面上呈均质状，嗜酸性。

滤泡上皮细胞合成和分泌甲状腺素，即 T_3 和 T_4，甲状腺素可促进机体新陈代谢，提高神经兴奋性，促进生长发育。小儿甲状腺功能低下导致呆小症。

考点提示

甲状腺激素的生物学作用：促进新陈代谢，提高神经兴奋性，促进生长发育。

知识链接

呆小症

呆小症是一种先天性甲状腺功能低下或发生障碍所引起的病症。患儿头大、身材矮小、四肢短、皮黄、脸肿、智力低下、牙齿发育不全等。呆小症又称克汀病、呆小病或先天性甲状腺功能减低症。主要表现为生长发育过程明显受到阻滞,特别是骨骼系统和神经系统。小儿胚胎4个月后,甲状腺已能合成甲状腺素。但如果母亲缺碘,供给胎儿的碘不足,势必使胎儿期甲状腺素合成不足,严重影响胎儿中枢神经系统,尤其是大脑的发育,此为地方性克汀病。若不及时补充碘,将造成神经系统不可逆的损害。

(二)滤泡旁细胞

滤泡旁细胞位于滤泡间和滤泡上皮细胞间(图19-5)。胞体较大,在HE染色切片中,胞质着色稍淡,银染可见其胞质内有嗜银颗粒。滤泡旁细胞分泌降钙素,使血钙降低。

第三节　甲状旁腺

一、甲状旁腺的位置和形态

甲状旁腺呈扁椭圆形,棕黄色,黄豆大小,每个重30～50mg,附于甲状腺侧叶背面的甲状腺被囊之外,一般有上、下各1对(图19-5),少数人的甲状旁腺埋在甲状腺内。

考点提示
甲状旁腺分泌甲状旁腺激素,其主要生理功能是升高血钙,降低血磷。

二、甲状旁腺的微细结构

甲状旁腺表面被覆薄层结缔组织被膜。腺细胞呈团索状,间质中有丰富的有孔毛细血管,腺细胞分为主细胞和嗜酸性细胞(图19-7)。

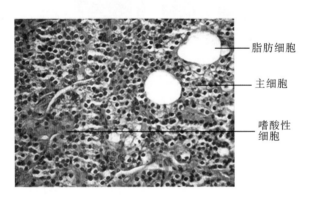

脂肪细胞
主细胞
嗜酸性细胞

图19-7　甲状旁腺光镜图

主细胞数量最多,体积小,呈多边形,核圆,居中,HE染色胞质着色浅。主细胞分泌甲状旁腺激素,使血钙升高。在甲状旁腺激素与降钙素协同作用下,维持血钙的稳定。

嗜酸性细胞单个或成群分布于主细胞之间。体积稍大于主细胞,核较小,染色深,胞质强嗜酸性,功能尚不明确。

第四节　肾 上 腺

一、肾上腺的位置和形态

肾上腺位于腹膜后间隙，脊柱两侧，肾的上方，左右各一。左侧呈半月形，右侧近似三角形，左侧比右侧略大。肾上腺和肾一起包在肾筋膜内，但它有独立的膜，故不会随肾下垂而下降（图19-8）。

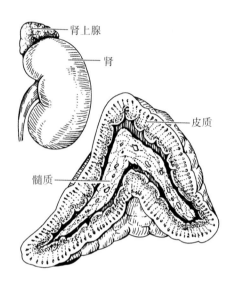

图 19-8　肾上腺的位置形态

二、肾上腺的微细结构

肾上腺表面包有结缔组织被膜，少量结缔组织伴随神经和血管伸入腺实质内。肾上腺实质由周围的皮质和中央的髓质构成（图19-9a）。

（一）皮质

皮质占肾上腺体积的80% ~ 90%，根据细胞的形态和排列特征，由外向内分为球状带、束状带和网状带（图19-9b）。

1.球状带　位于被膜下方，较薄。细胞较小，呈锥形排列成球团状。球状带细胞分泌盐皮质激素，其主要成分为醛固酮，能促进肾远端小管和集合管重吸收Na^+和排出K^+。

2.束状带　位于球状带的深层，此层最厚。束状带细胞较大，呈多边形，胞质内含大量脂滴，因脂滴在石蜡切片制作过程中被溶解，故HE染色较浅而呈泡沫状。腺细胞排列成单行或双行细胞索，由深部向浅都呈放射状排列。束状带细胞分泌糖皮质激素，主要为皮质醇和皮质酮，其主要作用是促使蛋白质及脂肪分解并转变成糖，还有抑制免疫应答和抗炎作用。

> **考点提示**
>
> 肾上腺皮质病变使醛固酮分泌增多将导致原发性醛固酮增多症。

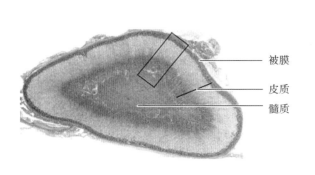
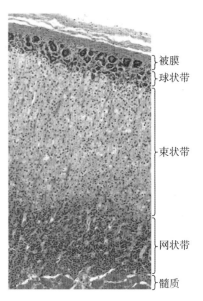

被膜
皮质
髓质

被膜
球状带
束状带
网状带
髓质

a   b

图 19-9　肾上腺光镜图

3. 网状带　位于皮质的最深层。细胞排列成索，并互相连接成网，网状带细胞主要分泌雄激素、少量雌激素和糖皮质激素。

> **知识链接**
>
> ### 库欣综合征
>
> 　　库欣综合征又称皮质醇增多症或柯兴综合征。1912 年，由 HarveyCushing 首先报道。本征是由多种病因引起的以高皮质醇血症为特征的临床综合征，此外，长期应用外源性糖皮质激素或饮用酒精饮料等也可以引起类似库欣综合征的临床表现，此种类型称为类库欣综合征或药物性库欣综合征。主要表现为满月脸、多血质外貌、向心性肥胖、痤疮、紫纹、高血压、继发性糖尿病和骨质疏松等。

（二）髓质

　　髓质位于肾上腺中央，占总体积的 10% ~ 20%，主要由排列成索状或团状的髓质细胞构成（图 19-9）。髓质细胞较大，呈多边形。如用铬盐处理标本，胞质内可见黄褐色的嗜铬颗粒，故髓质细胞又称嗜铬细胞。细胞间有丰富的血窦、少量交感神经节细胞和结缔组织，髓质中央有中央静脉。

> **考点提示**
>
> 间断释放儿茶酰胺和阵发性的高血压是嗜铬细胞瘤的特征性表现。

　　髓质细胞分为肾上腺素细胞和去甲肾上腺素细胞，前者数量多，分泌肾上腺素，后者数量较少，分泌去甲肾上腺素，肾上腺素能使心率加快，心和骨骼肌的血管扩张，去甲肾上腺素可使血压增高，心脏、脑和骨骼肌内的血流加速。

第五节 弥散神经内分泌系统

机体内除上述内分泌腺外，其他器官内还存在大量散在的内分泌细胞，这些细胞分泌多种激素，在调节机体生理活动中起重要作用。这些细胞都具有通过摄取胺前体并在细胞内脱羧后合成和分泌胺的特点，统称为摄取胺前体脱羧细胞（APUD 细胞）。

APUD 细胞不仅产生胺，还产生肽。神经系统内的许多神经元也合成和分泌与 APUD 细胞相同的胺和（或）肽类物质。因此，这些有分泌功能的神经元和 APUD 细胞统称为弥散神经内分泌系统（DNES）。DNES 细胞有 50 余种，分中枢和周围两大部。中枢部分包括下丘脑－垂体轴的细胞（如视上核、室旁核、弓状核及腺垂体远侧部和中间部的内分泌细胞）和松果体细胞。周围部分包括分布在胃、肠、胰、呼吸道、泌尿生殖管道内的内分泌细胞以及甲状旁腺的滤泡旁细胞、甲状旁腺细胞、肾上腺髓质细胞和部分心肌与平滑肌纤维等。

本章小结

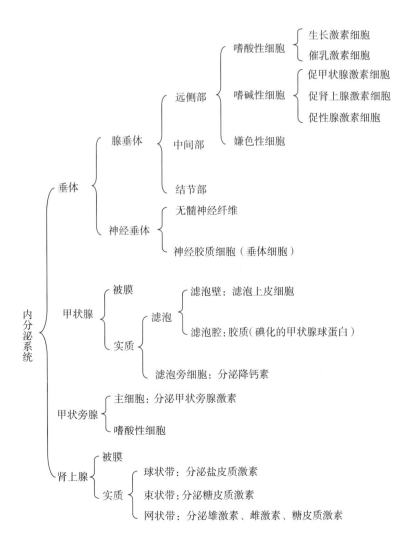

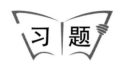

一、选择题

1.不属于内分泌的是
　　A.甲状腺　　　　　　　　B.肾上腺　　　　　　　　C.垂体
　　D.胰腺　　　　　　　　　E.甲状旁腺

2.垂体哪种细胞分泌过多可引起肢端肥大症
　　A.垂体细胞　　　　　　　B.嗜碱性细胞　　　　　　C.嗜酸性细胞
　　D.嫌色细胞　　　　　　　E.神经胶质细胞

3.下列不属于嗜碱性细胞的是
　　A.促甲状腺激素细胞　　　B.促肾上腺皮质激素细胞
　　C.催乳激素细胞　　　　　D.促性腺激素细胞　　　　E.生长激素细胞

4.垂体细胞是一种
　　A.神经胶质细胞　　　　　B.结缔组织细胞　　　　　C.神经元
　　D.上皮细胞　　　　　　　E.神经内分泌细胞

5.关于垂体神经部的结构成分，错误的是
　　A.赫令体　　　　　　　　B.垂体细胞　　　　　　　C.无髓神经纤维
　　D.有孔毛细血管　　　　　E.嫌色细胞

6.神经垂体的赫令体是
　　A.垂体细胞的分泌物
　　B.下丘脑弓状核的分泌物
　　C.由结缔组织细胞钙化形成的
　　D.下丘脑视上核和室旁核分泌颗粒的团块
　　E.神经内分泌细胞

7.甲状腺滤泡上皮分泌胶质其实质是
　　A.甲状腺素　　　　　　　B.甲状腺球蛋白的前体
　　C.甲状腺球蛋白　　　　　D.碘化的甲状腺球蛋白
　　E.降钙素

8.甲状腺滤泡上皮细胞合成和分泌的激素是
　　A.甲状腺素　　　　　　　B.甲状腺球蛋白　　　　　C.碘化的甲状腺球蛋白
　　D.降钙素　　　　　　　　E.肾上腺素

9.滤泡旁细胞分泌
　　A.甲状旁腺激素　　　　　B.甲状腺激素　　　　　　C.降钙素
　　D.碘化的甲状腺球蛋白　　E.甲状腺球蛋白

10.人体内调节血钙浓度的内分泌细胞是
　　A.甲状腺滤泡上皮细胞和甲状旁腺主细胞
　　B.甲状腺滤泡旁细胞和甲状旁腺嗜酸性细胞
　　C.甲状腺滤泡上皮细胞和甲状旁腺嗜酸性细胞

D.甲状腺滤泡旁细胞和甲状旁腺主细胞

E.甲状旁腺主细胞和甲状旁腺嗜酸性细胞

11.肾上腺盐皮质激素作用于肾脏的

A.近端小管　　　　　　B.远端小管　　　　　C.细段

D.肾小管　　　　　　　E.肾小球

12.在内分泌腺中，腺上皮排列成滤泡状的是

A.肾上腺皮质与肾上腺髓质

B.肾上腺髓质与神经垂体

C.神经垂体与甲状腺

D.甲状腺与腺垂体中间部

E.甲状旁腺与甲状腺

13.HE染色肾上腺束状带细胞的胞质呈泡沫状是由于

A.线粒体丰富　　　　　B.脂滴多　　　　　　C.高尔基复合体发达

D.粗面内质网丰富　　　E.核糖体丰富

14.关于肾上腺皮质的功能，错误的是

A.球状带分泌醛固酮　　B.束状带分泌醛固酮

C.束状带分泌皮质醇　　D.网状带分泌雄激素

E.网状带分泌少量雌激素

15.肾上腺髓质细胞分泌

A.醛固酮和糖皮质激素　　B.肾上腺素和去甲肾上腺素

C.雄激素和雌激素　　　　D.生长激素和催乳素

E.雄激素、雌激素和糖皮质激素

二、思考题

1.腺垂体远侧部结构特点及构成细胞分类有哪些？

2.简述甲状腺的结构特点及功能。

3.试述肾上腺皮质的结构特点及功能。

（程　云）

第七篇　神经系统

神经系统由脑和脊髓及其相连的周围神经系统组成。是机体内起主导作用的调节系统，通过调节人体其他系统的活动，维持人体内、外环境的平衡及生存发展。

（一）神经系统的基本组成

神经系统通常分为周围神经系统和中枢神经系统两部分。中枢神经系统包括脑和脊髓；周围神经系统根据连接部位不同分脑神经和脊神经；根据在各器官、系统中所分布的对象不同，周围神经系统分为躯体神经和内脏神经。躯体神经分布于体表、骨、关节和骨骼肌；内脏神经分布于心肌、平滑肌和腺体。

在周围神经中，感觉神经的冲动是自感受器传向中枢，故又称传入神经；运动神经的冲动是自中枢传向周围，故又称传出神经；内脏运动神经又分为交感神经和副交感神经。

（二）神经系统的活动方式

神经系统活动的方式是反射，执行反射活动的形态学基础是反射弧。反射弧包括感受器、传入（感觉）神经、中枢、传出（运动）神经和效应器。反射弧任一部分损伤，均出现反射障碍。因此，临床上常用检查反射的方法来诊断神经系统的疾病。

（三）神经系统的常用术语

在中枢和周围神经系统中，神经元胞体和突起在不同部位有不同的组合编排方式，故用不同的术语表示。

1.灰质　在中枢神经系统内，神经元胞体及其树突的集聚部位称灰质，因富含血管在新鲜标本中色泽灰暗。

2.皮质　灰质在大、小脑表面成层配布，称为皮质。

3.白质　神经纤维在中枢神经系统内集聚的部位，因髓鞘含类脂质、色泽白亮而得名，如脊髓白质。

4.髓质　位于大脑和小脑的白质因被皮质包绕而位于深部，称为髓质。

5.纤维束　在白质中，凡起止、行程和功能基本相同的神经纤维集合在一起称为纤维束。

6.神经　在周围神经系统，若干神经纤维聚集成束，数个神经束被结缔组织包裹，称神经。

7.神经核　在中枢神经系统内，除皮质以外，形态和功能相似的神经元胞体聚集成团或柱，称为神经核。

8.神经节　在周围神经系统内，神经元胞体集聚处称神经节。其中由假单极或双极神经元等感觉神经元胞体集聚而成的为感觉神经节，由传出神经元胞体集聚而成的、与支配内脏活动有关的称内脏运动神经节。

9.网状结构　若神经纤维交织成网状，网眼内含有分散的神经元或较小核团，称网状结构。

扫码"看一看"

第二十章 中枢神经系统

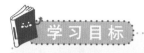

学习目标

1.**掌握** 脊髓的外形特征；脊髓灰质前、后、侧角内的主要核团及功能；脊髓白质内的上、下行纤维束和起止及功能；脑干的外形特征；脑干白质内的上、下行纤维束的起止及功能；小脑的外形、分叶及功能；间脑的位置、分部、组成及功能；端脑的外形及分叶；大脑皮质的功能定位和内囊的分部、通过的纤维及临床意义。

2.**熟悉** 脊髓节段与椎骨的对应关系；脑干内的脑神经核和非脑神经核的性质及功能；背侧丘脑核团分类和腹后核的纤维联系；基底核的构成及功能。第四脑室、第三脑室、侧脑室位置及功能。

3.**了解** 脊髓的功能；脑干网状结构的功能；下丘脑主要核团及其功能；边缘系统的组成及其功能。

中枢神经系统包括位于椎管内的脊髓和位于颅腔内的脑，两者以枕骨大孔为界。

第一节 脊 髓

一、脊髓的位置和外形

脊髓位于椎管内，上端在枕骨大孔处与延髓相续，下端在成人平第1腰椎体下缘（新生儿可达第3腰椎体下缘），全长42~45cm。因此，腰椎穿刺应在第3～4腰椎或第4～5腰椎之间进行，以免损伤脊髓。

脊髓呈前后略扁的圆柱形，全长粗细不一，有两个膨大，上端的膨大称颈膨大，连有分布于上肢的神经；近下端的膨大称腰骶膨大，连有分布于下肢的神经。腰骶膨大向下逐渐变细，称脊髓圆锥，末端延续为无神经组织的终丝，附于尾骨（图20-1）。

脊髓表面有纵贯全长的6条沟、裂。位于前面正中较深的称前正中裂，位于后面正中较浅的称后正中沟。前正中裂的两侧各有一条前外侧沟；后正中沟的两侧各有一条后外侧沟，沟内分别连有脊神经的前根和后根。前、后根在出椎间孔前汇合成脊神经，每条脊神经后根上，都有一个膨大，称脊神经节（图20-2）。脊神经共有31对，每对脊神经所连的一段脊髓，称一个脊髓节段，因此，脊髓有31

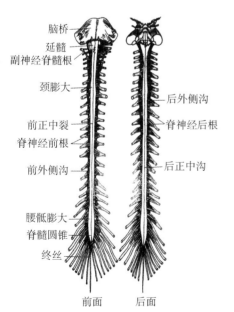

脑桥
延髓
副神经脊髓根
颈膨大
前正中裂
脊神经前根
前外侧沟
腰骶膨大
脊髓圆锥
终丝
后外侧沟
脊神经后根
后正中沟
前面　后面

图20-1 脊髓的外形

个节段，即8个颈节（C）、12个胸节（T）、5个腰节（L）、5个骶节（S）和1个尾节（Co）。

胚胎早期，脊髓和脊柱大致等长，但胚胎第4个月起，脊髓增长速度比脊柱缓慢，导致脊髓与脊柱的长度不等，脊髓节段与脊柱的椎骨不能完全对应（图20-3，表20-1）。

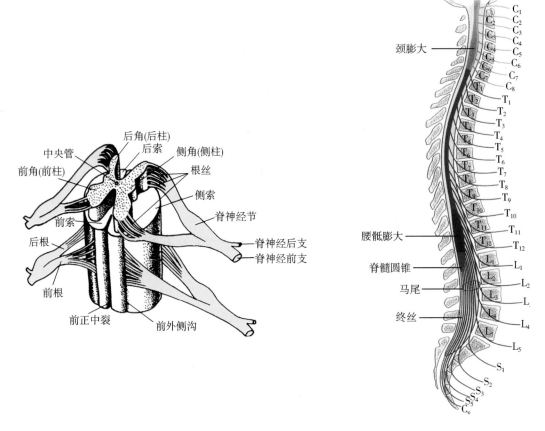

图 20-2　脊髓结构示意图　　　图 20-3　脊髓节段与椎骨的对应关系

表 20-1　脊髓节段与椎骨序数的对应关系

椎骨序数	C_{1-4}	$C_{4-7}+T_{1-3}$	T_{3-6}	T_{6-9}	T_{10-11}	$T_{12}+L_1$
脊髓节段	C_{1-4}	$C_{5-8}+T_{1-4}$	T_{5-8}	T_{9-12}	L_{1-5}	$S_{1-5}+C_{01}$
对应关系	与同序数椎骨一致	比同序数椎骨高1个椎体	比同序数椎骨高2个椎体	比同序数椎骨高3个椎体	在第10、11胸椎高度	平第12胸椎与第1腰椎

二、脊髓的内部结构

脊髓由灰质和白质两大部分构成。在脊髓的横切面（图20-4、图20-5）上，可见正中央有中央管，内含脑脊液。围绕中央管可见H形或蝶形的灰质。每一侧灰质可见分别向前后方向伸出的前角和后角，在胸髓和上部腰髓（$L_1 \sim L_3$）还可见向外伸出细小的侧角。位于中央管周围、连接双侧的灰质称灰质连合。白质借脊髓的纵沟分为三个索。前正中裂与前外侧沟之间为前索，前、后外侧沟之间为外侧索，后外侧沟与后正中沟之间为后索。在中央管前方，左右前索间有纤维横越，称白质前连合。在灰质后角基底部外侧与外侧索白质之间，灰、白质混合交织，此处称为网状结构。

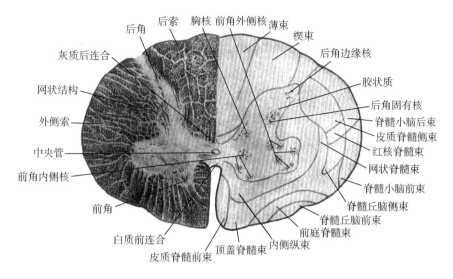

图 20-4 脊髓横切面模式图

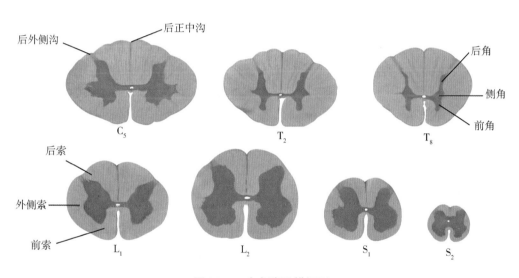

图 20-5 各部脊髓横切面

（一）灰质

脊髓灰质是各种不同大小、形态和功能的神经元的胞体和突起、神经胶质和血管等的复合体。神经元胞体往往集聚成群或成层，称为神经核或板层，在纵切面上灰质纵贯成柱。

1.前角 也称前柱，主要是较大的 α 运动神经元和小型的 γ 运动神经元，它们的轴突伸向前外穿过白质，经前外侧沟出脊髓形成前根，构成脊神经运动纤维，其末梢到达骨骼肌。α 纤维支配骨骼肌纤维，引起骨骼肌收缩，γ 纤维支配肌梭内的梭内肌纤维，调节骨骼肌纤维的张力。前角运动神经元可分为内侧、外侧群。内侧群几乎位于脊髓全长，支配躯干肌；外侧群主要见于颈膨大和腰骶膨大，主要支配四肢肌。

2.侧角 也称侧柱，存在于胸1~腰3脊髓节内，由交感神经节前神经元胞体集聚而成，其轴突与前角运动神经元的轴突共同构成前根。在骶2~4脊髓节内，虽无侧角，但在前角基底部的外侧有骶副交感核，其轴突加入前根，并参与盆内脏神经的构成。

考点提示

脊髓灰质前角、侧角及后角神经元的性质与功能。

3.后角 又称后柱，后角主要含联络神经元的胞体，它们接受脊神经后根传入的感觉冲动，发出的纤维或与前角运动神经元联系或沿同侧/对侧上行至脑。

（二）白质

脊髓白质主要由许多纤维束组成，纤维束一般按起止命名。纤维束可分为三类：长上行（感觉）纤维束，它们分别投射到丘脑、小脑和脑干的许多核团；长下行（运动）纤维束，从大脑皮质或脑干内的有关核团投射到脊髓；短的脊髓固有纤维，这些纤维把脊髓内部各节段联系起来。

1.上行纤维（传导）束

（1）薄束和楔束（图20-4） 此两束占据白质后索，是同侧后根内侧部纤维的直接延续。薄束成自同侧中胸部节段以下脊神经节细胞的中枢突，楔束成自同侧中胸部以上的脊神经节细胞的中枢突。因此，只有在颈髓及上胸髓的横切面上才能在后索看到位于内侧部的薄束和外侧部的楔束；在中胸部（约相当于T_4节段）以下，后索全由薄束所占据。薄束止于延髓的薄束核，楔束止于延髓的楔束核。薄束和楔束分别向脑部传导来自下肢和上肢的本体感觉（肌、腱、骨骼、关节的位置觉、运动觉和震动觉）以及精细或辨别性触觉（如辨别两点距离和物体纹理粗细）。

（2）脊髓小脑后束和脊髓小脑前束 位于外侧索周边的前部和后部（图20-4），分别经小脑上脚、下脚入小脑，传导来自躯干下部和下肢的非意识性本体感觉冲动。

（3）脊髓丘脑束 位于外侧索的前半部和前索中（图20-4）。此束纤维主要起自后角固有核，纤维大部斜经白质前连合交叉到对侧上一节段，在外侧索和前索内上行，行经脑干，终止于背侧丘脑。交叉至对侧外侧索上行的纤维束，称脊髓丘脑侧束，其功能是传导痛觉和温度觉冲动；交叉到对侧前索内上行的纤维束，称脊髓丘脑前束，其功能是传导粗触觉冲动。

一侧脊髓丘脑束损伤时，对侧病变水平1~2节以下的区域会表现有痛、温觉的减退或消失。

2.下行纤维（运动）束

（1）皮质脊髓束 是从大脑皮质至脊髓前角运动神经元的运动纤维束。它起自大脑皮质中央前回和其他一些皮质区域，此束纤维在到达延髓下份时，大部分交叉到对侧，下行于脊髓小脑后束的深面，称为皮质脊髓侧束，贯穿脊髓全长，沿途分出纤维至同侧脊髓前角（主要是支配肢体远端小肌肉的运动神经元）。皮质脊髓束小部分未交叉的纤维称为皮质脊髓前束，在前索前正中裂两侧下降至胸脊髓上部，沿途发出纤维，经白质前连合至对侧灰质，但也有纤维至本侧灰质。

（2）脊髓前角运动神经元 主要接受对侧大脑半球的纤维，但也接收来自同侧的少量纤维。支配上、下肢的前角运动神经元只接受对侧半球的纤维，而支配躯干肌的运动神经元接受双侧皮质脊髓束的支配。当一侧的皮质脊髓束损伤后，出现同侧肢体的肌肉瘫痪，而躯干肌不瘫痪。

此外，还有红核脊髓束、前庭脊髓束、顶盖脊髓束和网状脊髓束等。

三、脊髓的功能

（一）传导功能

脊髓是中枢神经系统的低级部分，其内的上、下行纤维束起着重要的传导功能。

（二）反射功能

脊髓灰质内有多种反射中枢，如腱反射、屈肌反射、牵张反射、排尿和排便反射中枢等。正常情况下，脊髓的反射活动始终在脑的控制下进行。

知识拓展

脊髓全横断

当脊髓突然受到严重损伤导致脊髓与高位脑中枢离断时，断面以下会暂时失去所有反射活动而进入无反应状态，称脊髓休克。此时，躯体运动和内脏反射活动消失，骨骼肌紧张性下降，外周血管扩张，血压下降，膀胱和直肠内尿粪潴留等。脊髓休克是暂时现象，以后一些反射可恢复，腱反射亢进，但骨骼肌不萎缩，排尿和排便反射失禁。因为脊髓失去高位脑中枢的控制。

第二节 脑 干

脑可分为延髓、脑桥、中脑、小脑、间脑和端脑6部分，其中延髓、脑桥和中脑合称脑干（图20-6、图20-7）。

脑干是中枢神经系统中位于脊髓和间脑之间的一个较小部分，自下而上由延髓、脑桥和中脑三部分组成。延髓向下与脊髓相连，中脑向上与间脑相续，延髓和脑桥背面与小脑相连（图20-9）。

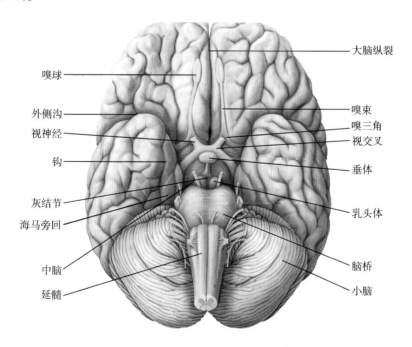

图 20-6 脑的底面

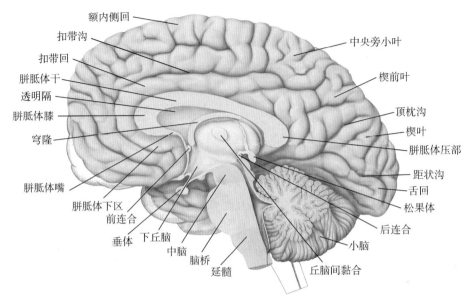

图 20-7　脑正中矢状切面

一、脑干的外形

（一）腹侧面

1. 延髓腹侧面　上部前正中裂的两侧各有一纵形隆起，称锥体，它由大脑皮质到脊髓的锥体束（又称皮质脊髓束）构成。在锥体的下端，皮质脊髓束的大部分纤维左、右交叉形成浅纹，称锥体交叉。锥体外侧有椭圆形的橄榄，内含橄榄核。脑桥与延髓之间以延髓脑桥沟为界。

2. 脑桥腹侧　面膨隆宽阔，称基底部，其正中线上有纵行浅沟，称基底沟。基底部的两侧逐渐缩窄，延为小脑中脚，连接小脑。

3. 中脑腹侧面　主要为一对柱状结构，称大脑脚，由锥体系的纤维构成，二者之间是脚间窝（图 20-8）。

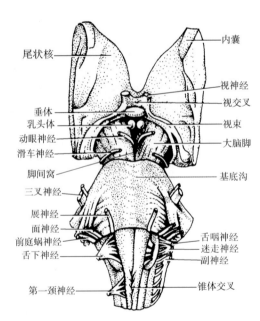

图 20-8　脑干（腹侧）

（二）背侧面

1.延髓背侧面　下部后正中沟的两侧各有两个纵行隆起，内侧的称薄束结节，内有薄束核，接受薄束传来的感觉冲动；外侧的称楔束结节，内有楔束核，接受楔束传来的感觉冲动。

2.延髓背侧面　上部和脑桥共同形成凹窝，呈菱形，称菱形窝，即第四脑室底部。

3.中脑背侧面　有四个隆起，称四叠体，下方的一对隆起称下丘，是听觉反射中枢；上方的一对隆起称上丘，是视觉反射中枢（图20-9）。

（三）第四脑室

第四脑室位于延髓、脑桥和小脑间。第四脑室脉络组织由室管膜上皮及其表面含有丰富血管的软脑膜共同组成。脉络组织的部分血管反复分支成丛，携带软脑膜和室管膜上皮突入第四脑室，形成第四脑室脉络丛，是产生脑脊液的结构（图20-10）。在第四脑室脉络组织分别有两个外侧孔和一个正中孔。第四脑室向上经中脑水管通第三脑室，向下经延髓中央管通脊髓中央管，并借正中孔和外侧孔与蛛网膜下隙相通。

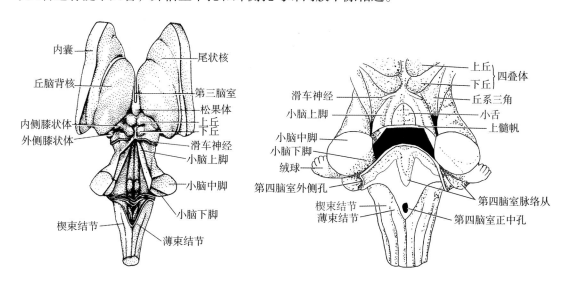

图20-9　脑干（背侧）　　　　图20-10　第四脑室脉络组织

（四）相连脑神经

脑干上连有10对脑神经根（图20-8、图20-9）。

二、脑干的内部结构

脑干内部结构主要包括：脑神经核、非脑神经核，长的上、下行纤维束和网状结构。

（一）灰质

1.脑神经核　脑神经核可分为7类：①躯体运动核，支配头面部发生自肌节的骨骼肌，包括舌肌和眼球外肌；②一般内脏运动核，支配平滑肌、心肌和腺体；③特殊内脏运动核，支配发生自鳃弓衍化的骨骼肌，如咀嚼肌、面肌和咽喉肌；④一般内脏感觉核，接受来自内脏、心血管的感觉纤维；⑤特殊内脏感觉核，接受来自味觉器官的感觉纤维；⑥一般躯体感觉核，接受来自头面部皮肤、骨骼肌、口鼻腔黏膜的躯体感觉纤维；⑦特殊躯体感觉核，接受来自内耳听器和平衡器的感觉纤维。在这7种核团中，一般内脏和特殊内脏感觉核实际上是同一个核，即孤束核。此核

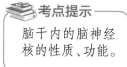

考点提示

脑干内的脑神经核的性质、功能。

的颅侧部接受味觉纤维，其余部分接受一般内脏感觉纤维。因此脑干中实际存在6种核团（图20-11）。

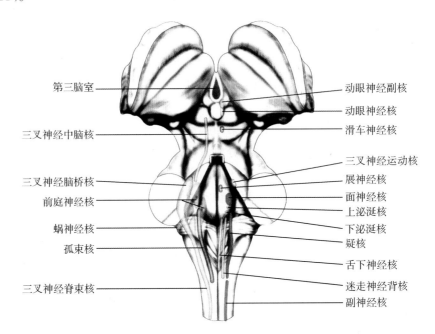

左侧标注：
第三脑室
三叉神经中脑核
三叉神经脑桥核
前庭神经核
蜗神经核
孤束核
三叉神经脊束核

右侧标注：
动眼神经副核
动眼神经核
滑车神经核
三叉神经运动核
展神经核
面神经核
上泌涎核
下泌涎核
疑核
舌下神经核
迷走神经背核
副神经核

图 20-11　脑神经核在脑干背侧面的投射

表 20-2　脑干内脑神经核的排列及其功能

功能柱	核的位置	脑神经核名称	功能
一般躯体运动柱	上丘平面	动眼神经核（Ⅲ）	支配上、下、内直肌，下斜肌，上睑提肌
	下丘平面	滑车神经核（Ⅳ）	支配上斜肌
	脑桥中下部	展神经核（Ⅴ）	支配外直肌
	延髓上部	舌下神经核（Ⅻ）	支配舌肌
特殊内脏运动柱	脑桥中部	三叉运动神经核（Ⅴ）	支配咀嚼肌等
	脑桥中下部	面神经核（Ⅶ）	支配面肌等
	延髓上部	疑核（Ⅸ、Ⅹ、Ⅺ）	支配咽、喉肌等
	延髓下部、C_{1-5}	副神经核（Ⅺ）	支配斜方肌、胸锁乳突肌
一般内脏运动柱	上丘平面	动眼神经副核（Ⅲ）	支配瞳孔括约肌、睫状肌
	脑桥下部	上泌涎核（Ⅶ）	支配泪腺、舌下腺和下颌下腺
	延髓上部	下泌涎核（Ⅸ）	支配腮腺
	延髓中下部	迷走神经背核（Ⅹ）	支配颈、胸、腹腔大部分脏器
内脏感觉柱	延髓中上部	孤束核（Ⅶ、Ⅸ、Ⅹ）	
一般躯体感觉柱	中央灰质外侧	三叉神经中脑核（Ⅴ）	接受面肌、咀嚼肌的本体觉
	脑桥中部	三叉神经脑桥核（Ⅴ）	接受头面部、口腔、鼻腔的触觉
	脑桥、延髓	三叉神经脊束核（Ⅴ）	接受头面部的痛温觉
特殊躯体感觉柱	延髓与脑桥交界处	前庭神经核（Ⅷ）	接受内耳的平衡觉
	延髓与脑桥交界处	蜗神经核（Ⅷ）	接受内耳的听觉

2.非脑神经核　参与构成各神经传导通路或反射通路。

（1）薄束核与楔束核　此二核分别位于延髓中下部背侧的薄束结节和楔束结节的深方，接受来自薄束和楔束的终止（图20-12），是向高级脑部传递躯干和四肢本体感觉和精细触觉的重要中继核团。

（2）下橄榄核　位于延髓橄榄的深方，下橄榄核参与修饰小脑对运动的控制，并参与小脑对运动的学习记忆和对反射的修饰。如：反映头部运动的前庭传入与眼球运动之间不匹配的信号，经下橄榄核传给绒球，后者调节前庭-眼反射，在凝视物体时，使眼球与头保持反向转动。

（3）脑桥核　位于脑桥基底部，是大脑皮质与小脑皮间的中继核。

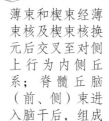

（4）红核　位于中脑上丘至间脑尾侧平面，黑质的背内侧（图20-13），红核参与对躯体运动的控制，其小细胞部是大脑与小脑之间多突触联系的重要环节。

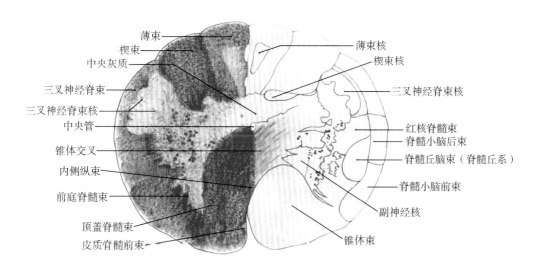

图20-12　平延髓内侧丘系交叉横切面

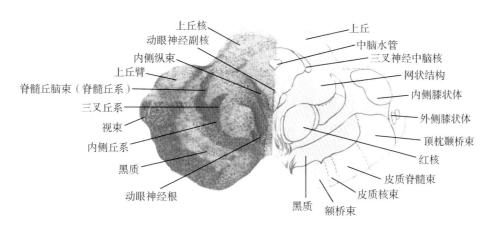

图20-13　平中脑上丘横切面

（5）黑质　位于整个中脑的脚底和被盖之间（图20-13），黑质是参与基底核调节随意运动的关键结构，此外，黑质致密部还参与中脑对边缘系统的多巴胺能投射。

（二）白质

1.上行（感觉）传导束

（1）内侧丘系　来自脊髓的薄束和楔束终止在延髓中下部背侧的薄束核及楔束核，由此二核发出的纤维在中央管腹侧交叉后上行，即称内侧丘系，止于背侧丘脑的腹后核。内侧丘系传递来自对侧躯干和上、下肢的精细触觉、本体觉和震动觉。

（2）脊髓丘系　脊髓丘脑束进入脑干后，组成脊髓丘系，上行于内侧丘系的背外侧，终于背侧丘脑的腹后外侧核，传导对侧躯干及上、下肢的痛、温、触觉。

（3）三叉丘系　来自牙齿、面部皮肤和口、鼻腔黏膜，传导痛、温、触觉（包括精细触觉）信息的纤维，止于三叉神经脊束核和三叉神经脑桥核。仅此二核发出上行纤维越边至对侧（也有少部分起于三叉神经脑桥核的纤维可行于同侧），组成三叉丘系。该纤维束行于内侧丘系的外方并与之毗邻，止于背侧丘脑腹后内侧核。

（4）外侧丘系　起于对侧蜗神经和双侧上橄榄核的纤维上行组成外侧丘系，行于脑桥和中脑被盖的外侧边缘部分。在形成外侧丘系以前，在脑桥被盖腹侧部横行越边的纤维中有一部分穿过上行的内侧丘系，这部分纤维组成斜方体。

2.下行（运动）传导束

（1）锥体束　起自大脑半球额、顶叶，躯体运动区和感觉区及附近的顶叶后部皮质，经端脑内囊至脑干。锥体束由至脑干脑神经运动核的皮质核（脑干）束和至脊髓的皮质脊髓束构成。锥体束主要与随意运动的控制有关，也参与对上行感觉信息的调制。

（2）皮质脑桥束　由大脑皮质额、顶、枕及颞叶发出的下行纤维，组成额桥束和顶枕桥束，止于脑桥核。

3.脑干的网状结构　在脑干中，除了脑神经核、境界明确的一些非脑神经核团和长的上、下行纤维束以外，还能看到分布相当宽广、胞体和纤维交错排列成"网状"的区域，称为网状结构。网状结构是中枢神经系统的整合中心，对于维持大脑皮质的清醒和警觉、调节躯体运动、内脏活动及参与睡眠发生和抑制等有着重要作用。

三、脑干的功能

脑干是端脑、间脑、小脑与脊髓之间信息传递的桥梁，是各种上、下行纤维束的必经之路，也是网状结构的主要部位，具有重要的传导作用。脑干内有一些重要的反射中枢，如中脑的瞳孔对光反射中枢、脑桥的角膜反射中枢等，同时也是心血管、呼吸等重要生命中枢的所在部位。

第三节　小　脑

小脑位于颅后窝，在延髓和脑桥后方，借上、中、下3对小脑脚分别与中脑、脑桥和延髓相连。

一、小脑的外形及分叶

（一）小脑的外形

小脑中间窄细，称小脑蚓，两侧部膨隆，称小脑半球。小脑的上面平坦，被大脑半球所覆盖；下面凹凸不平，近枕骨大孔处有椭圆形隆起，称小脑扁桃体。当颅内压升高时，小脑扁桃体易受挤而嵌入枕骨大孔，压迫延髓生命中枢，导致呼吸和循环障碍，危及生命，称小脑扁桃体疝（又称枕骨大孔疝）。

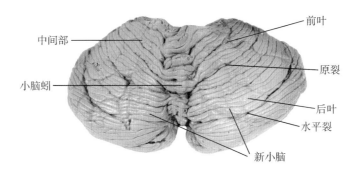

图 20-14 小脑（上面）

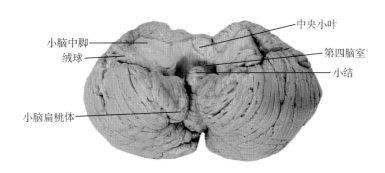

图 20-15 小脑（前面）

（二）小脑的分叶

小脑表面有许多平行浅沟，沟间的突起称为叶片。另有少数深沟裂，将小脑分成若干部分（图20-14 ~ 图20-16）。下蚓的前端为小结，小结向两侧伸出的白质带是绒球脚，其末端与绒球相连。绒球、绒球脚和小结合称为绒球小结叶，是在进化上出现最早的部分，又称为原小脑，绒球小结叶借其后方的后外侧裂与小脑其余部分相隔。在小脑上面前、中1/3之间的深裂为原裂，它由上蚓延向两侧的小脑半球。原裂前方的部分称为前叶，前叶在进化上晚于原小脑，故又称为旧小脑。位于原裂之后的小脑其余部分，称为后叶。此叶在进化上出现最晚，又称为新小脑。前叶和后叶占据了小脑的绝大部分，它们合称为小脑体，是随大脑皮质的发展而发展起来的。

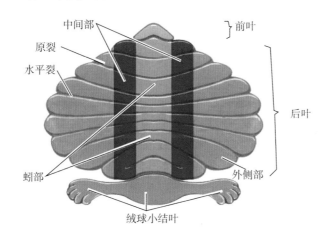

图 20-16 小脑分叶示意图

二、小脑的内部结构

小脑表面的灰质，称小脑皮质，深面的白质，称小脑髓质。小脑髓质中埋有灰质核团，称小脑核，主要有顶核、球状核、柱状核、齿状核等（图20-17）。

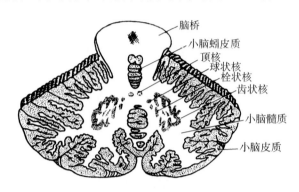

图 20-17　小脑的水平切面

三、小脑的功能

小脑的功能：①前庭小脑（原小脑），即绒球小结叶，与调控躯干肌及眼外肌运动，维持身体的平衡，协调眼球运动有关；②脊髓小脑（旧小脑）与控制肌张力和肌协调有关。③大脑小脑（新小脑）协调骨骼肌的随意运动。

考点提示

小脑的分叶及各部的功能。

第四节　间　脑

间脑位于中脑和大脑半球之间，两侧的大脑半球掩盖其背面及侧面。间脑呈楔形，其前缘垂直而薄，上面和下面均呈三角形，它们在后方相遇，形成光滑圆钝的底，上面正中有一很深的切迹延伸至底，将间脑分成左、右两部分（图20-18）。间脑下面的中份与中脑相续连。

间脑可区分为背侧丘脑（丘脑）、上丘脑、后丘脑、下丘脑和底丘脑。间脑内的腔为第三脑室，向下通于中脑水管，向上经室间孔通连端脑内的侧脑室。

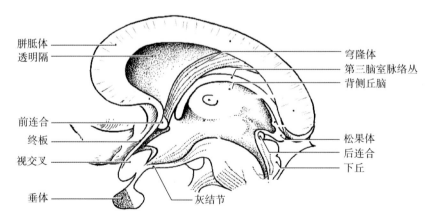

图 20-18　间脑正中矢状切面

一、背侧丘脑

（一）外形

背侧丘脑又称丘脑，由两个卵圆形的灰质团块借丘脑间黏合（中间块）连接而成，其前端的突出部为丘脑前结节，后端膨大，称丘脑枕。

（二）内部结构

丘脑被"Y"形纤维板—内髓板分为前核、内侧核和外侧核3部分（图20-19）。

考点提示

背侧丘脑腹后核为全身浅、深感觉的皮质下中枢。

1.前核群　位于内髓板分叉部的前上方，是边缘系统的一个重要中继站，其功能与内脏活动和近期记忆有关。

2.内侧核群　位于内髓板内侧，以背内侧核最为主要。该核纤维联系广泛，涉及多种内脏活动和内分泌功能，可能是联络躯体和内脏感觉冲动的整合中枢。

3.外侧核群　位于内髓板外侧，分为背侧核、腹侧核。腹侧核群是丘脑的主要部分，由前向后可分为腹前核、腹外侧核和腹后核。腹前核、腹外侧核主要接受小脑齿状核、苍白球与黑质的传入纤维，发出纤维投射至躯体运动中枢，调节躯体运动。腹后核又分为腹后内侧核和腹后外侧核，前者接受三叉丘系及味觉的纤维，后者接受内侧丘系和脊髓丘系的纤维。

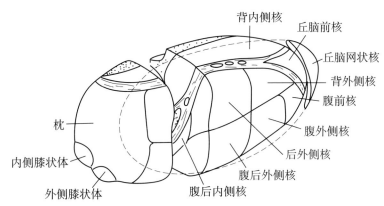

图 20-19　背侧丘脑核团模式图

二、后丘脑

后丘脑包括内侧、外侧膝状体。内侧膝状体接受下丘来的听觉纤维，外侧膝状体接受视束的传入纤维。

三、上丘脑

上丘脑由丘脑髓纹、缰三角、缰连合、松果体构成。

四、下丘脑

（一）外形及主要核团

1.外形　下丘脑位于背侧丘脑的下方，上方借下丘脑沟与背侧丘脑分界。下丘脑构成第三脑室底壁和侧壁的下半。此部前方为视交叉，向后延续为视束，视交叉后方为灰结节，灰结节向下移行于漏斗，漏斗下端与垂体相连。灰结节的后方有一对圆形隆起，称乳头体。

2.主要核团　视交叉外侧端的背侧面的视上核和紧靠第三脑室周围的室旁核，从二核发出的纤维终于垂体后叶；位于乳头体深面的是乳头体核（图20-20）。

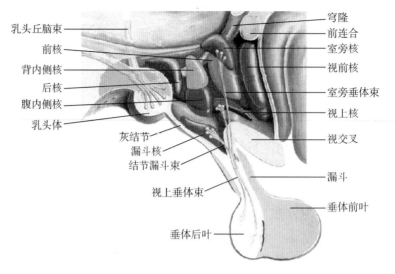

图 20-20　下丘脑的主要核团

（二）下丘脑的功能

下丘脑是调节内脏活动的皮质下中枢；也是调节内分泌的皮质下中枢。在机体内，对体温、摄食、水代谢平衡、内分泌等的调节主要依靠下丘脑，同时下丘脑也参与情绪反应活动。

五、底丘脑

位于间脑和中脑被盖的过渡地区，内含丘脑底核及部分黑质、红核，与纹状体有密切联系，属锥体外系的重要结构。

六、第三脑室

第三脑室位于两侧背侧丘脑和下丘脑间的狭窄腔隙。前方借左、右室间孔与侧脑室相通，后方借中脑水管与第四脑室相通，顶部为第三脑室脉络组织，底部为乳头体、灰结节和视交叉。

第五节　端　脑

案例讨论

[**案例**] 患者，男性，65 岁。有高血压病史 20 余年，在一次情绪激动后突然出现半身不遂，言语不清。入院检查发现：①左侧上、下肢瘫痪，肌张力增高；②左半身浅、深感觉消失；③双眼左半视野偏盲；④发笑时口角偏向右侧，伸舌时偏向左偏侧，舌肌无萎缩。

[**讨论**]

1. 患者是何原因引起的病变？

2. 患者病变在哪一侧的哪个部位？

3. 患者入院检查时发现的 4 个体征分别是损伤了何部位的何结构？

端脑是脑的最发达的部分，被大脑纵裂分为左、右两个大脑半球，借胼胝体相连。大脑半球与小脑间为大脑横裂。大脑半球内的空腔，称侧脑室。大脑半球表面灰质为大脑皮质，深部白质称髓质，位于髓质内的灰质核团，称基底核。

大脑半球表面有许多深浅不等的沟，沟与沟之间的隆起，称为脑回，重要的沟有：①外侧沟，位于半球上外侧面；②中央沟，位于上外侧面；③顶枕沟，位于内侧面。

大脑半球借上述的三沟，分为五叶：额叶是中央沟以前、外侧沟以上的部分，位于颅前窝内。枕叶，是顶枕沟以后的部分，位于小脑上方。顶叶，是中央沟与顶枕沟之间，外侧沟以上的部分、位于顶骨深方。颞叶，是外侧沟以下的部分，位于颅中窝内。脑岛，位于外侧沟深部，又称为岛叶（图20-21、图20-22）。各叶表面都有重要沟回。

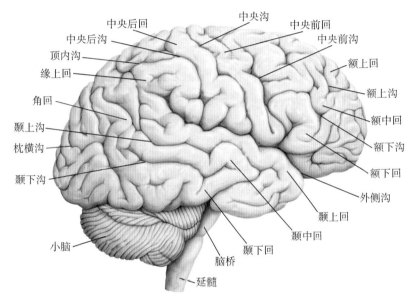

图 20-21　大脑半球（上外侧面）

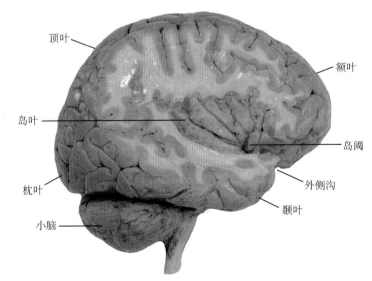

图 20-22　岛叶

（一）上外侧面

1.额叶　后份，有与中央沟相平行的中央前沟。从中央前沟的上份和下份，各向前伸出一沟，分别称为额上沟和额下沟。上述各沟将额叶分为以下的脑回：中央沟与中央前沟之间的中央前回；额上沟以上的额上回；额上、下沟之间为额中回；额下沟以下为额下回。

2.顶叶　顶叶前份，与中央沟平行的沟，为中央后沟，此沟中分有伸向后的沟，为顶间沟。中央沟与中央后沟之间为中央后回，顶间沟以上为顶上小叶、以下为顶下小叶。后者又分为围绕外侧沟末端的缘上回和围绕颞上沟末端的角回。

3.颞叶　有两条与外侧沟相平行的沟，即颞上沟和颞下沟。自外侧沟至颞下沟下方，由上而下依次为颞上回、颞中回、颞下回。颞上回的上面藏于外侧沟内，岛叶后方有二个横行的小回，称为颞横回。

4.枕叶、岛叶　最小，在外侧面有一些不规则的沟回。岛叶呈锥体状，位于外侧沟的底，被额、顶、颞三叶覆盖，并借环状沟与额、顶、颞叶分隔。

（二）内侧面

在半球的内侧面，自中央前、后回背外侧面延伸到内侧面的部分为中央旁小叶。在中部有前后方向上略呈弓形的胼胝体。在胼胝体后下方，有呈弓形的距状沟向后至枕叶后端，此沟中部与顶枕沟相连。距状沟与顶枕沟之间称楔叶，距状沟下方为舌回。在胼胝体背面有胼胝体沟，此沟绕过胼胝体后方，向前移行于海马沟。在胼胝体沟上方，有与之平行的扣带沟，扣带沟与胼胝体沟之间为扣带回（图20-23）。

（三）底面

在半球底面，额叶内有纵行的嗅束，其前端膨大为嗅球，后者与嗅神经相连。颞叶下方有与半球下缘平行的枕颞沟，在此沟内侧并与之平行的为侧副沟，侧副沟的内侧为海马旁回（又称海马回），后者的前端弯曲，称钩。在海马旁回的内侧为海马沟，在沟的上方有呈锯齿状的窄条皮质，称齿状回。从内面看，在齿状回的外侧，侧脑室下角底壁上有一弓形隆起，称海马，海马和齿状回构成海马结构。

（四）边缘系统

在大脑半球内侧面，扣带回、海马旁回、海马和齿状回等几乎围绕胼胝体一圈，共同组成边缘叶。边缘叶加上与它联系密切的皮质和皮质下结构如杏仁体、下丘脑、上丘脑等，共同组成边缘系统。由于它与内脏联系密切，故又称内脏脑。边缘系统管理内脏活动、情绪反应、性活动和记忆等。

一、端脑的内部结构

（一）灰质

1.大脑皮质　功能定位随着大脑皮质的发育和分化，不同的皮质区具有不同的功能，这些具有一定功能的脑区称为中枢。

（1）第Ⅰ躯体运动区　位于中央前回和中央旁小叶前部（图20-21）。该区对骨骼肌运动的管理有一定的局部定位关系，其特点为：①上下颠倒，但头部是正的。中央前回最上部和中央旁小叶前部与下肢运动有关，中部与躯干和上肢的运动有关，下部与面、舌、咽、喉的运动有关。②左右交叉，即一侧运动区支配对侧肢体的运动，但一些与联合运动有关的肌则受两侧运动区的支配，如面上部肌、眼球外肌、咽喉肌、咀嚼肌、呼吸肌和躯干、会阴肌，故在一侧运动区受损后这些肌不出现瘫痪。③身体各部投影区的大小与各部形体大小无关，而取决于功能的重要性和复杂程度（图20-23）。

（2）第Ⅰ躯体感觉区　位于中央后回和中央旁小叶后部（图20-21）。接受背侧丘脑腹后核传来的对侧半身痛、温、触、压以及位置觉和运动觉。身体各部在此区的投射特点是：①上下颠倒，但头部也是正的。中央旁小叶的后部与小腿和会阴部的感觉有关，中央后回的

扫码"看一看"

最下方与咽、舌的感觉有关。②左右交叉，一侧躯体感觉区管理对侧半身的感觉。③身体各部在该区投射范围的大小也与形体的大小无关，而取决于该部感觉的敏感程度（图20-24）。

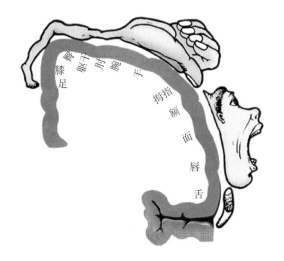

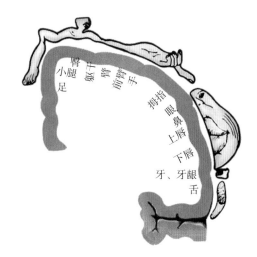

图 20-23　人体各部在躯体运动中枢的定位　　图 20-24　人体各部在躯体感觉中枢的定位

（3）视觉区　位于枕叶内侧面距状沟两侧的皮质。一侧视区接受同侧视网膜颞侧半和对侧视网膜鼻侧半的纤维经外侧膝状体中继传来的视觉信息。损伤一侧视区，可引起双眼视野同向性偏盲。

考点提示

大脑皮质各功能区的定位及功能。

（4）听觉区　位于大脑外侧沟下壁的颞横回上。每侧听区接受自内侧膝状体传来的两耳听觉冲动。因此，一侧听区受损，不致引起全聋。

（5）语言中枢　语言区域是人类大脑皮质所特有的。语言区域多在左侧。临床实践证明，右利者（惯用右手的人），其语言区在左侧半球，大部分左利者，其语言中枢也在左侧，只少数位于右侧半球。语言区所在的半球称为优势半球。有关语言的中枢：①视觉性语言中枢（阅读中枢）：位于角回。若此中枢受损伤，病人视觉虽然完好但不能阅读书报，临床上叫作失读症。②听觉性语言中枢（听话中枢）：位于颞上回后部。若此中枢受到损伤，病人能听到别人谈话，但不能理解谈话的意思。故称感觉性失语症。③运动性语言中枢（说话中枢）：在额下回后部（又名Broca区）。当其损伤后。患者将失去说话能力，但与发音说话有关的肌及结构并不瘫痪和异常。临床上称此为运动性失语症。④书写中枢：在额中回的后部，若受损，患者其他的运动功能仍然存在，但写字绘画等精细运动发生障碍，称为失写症。

2.基底核　基底核位于白质内，靠近脑底，包括尾状核、豆状核、屏状核和杏仁体（图20-25）。

（1）尾状核　呈"C"形弯曲的蝌蚪状，分头、体、尾3部，围绕豆状核和丘脑，伸延于侧脑室前角、中央部和下角的壁旁。

（2）豆状核　位于岛叶深部，在水平切面和额状切面上均呈尖向内侧的楔形，并被两个白质薄板分为3部：外侧部最大，称壳；内侧的2部

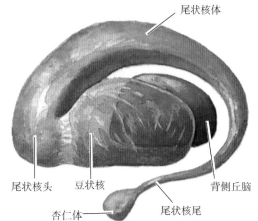

图 20-25　基底核

合称苍白球。尾状核头部与豆状核之间借灰质条索相连，外观呈条纹状，故两者合称纹状体。苍白球出现较早，称旧纹状体。壳和尾状核称新纹状体。

（3）屏状核　为岛叶与豆状核之间的一薄层灰质，其范围与壳相当。此核的内侧借外囊与壳相隔，外侧借最外囊与岛叶皮质相隔。

（4）杏仁体　位于侧脑室下角前端的上方、海马旁回钩的深面，属于边缘系统的一部分。杏仁体与嗅脑、大脑新皮质、隔核、丘脑和下丘脑等有丰富的纤维联系，其功能与内脏及内分泌的调节、情绪活动和学习记忆有关。

（二）白质

大脑半球内部的神经纤维可分为三种：联络纤维、联合纤维和投射纤维。

1.连合纤维　是连接左、右大脑半球皮质的纤维，包括胼胝体、前连合和穹窿连合（图20-26）。

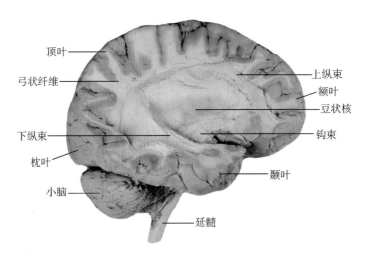

图20-26　大脑半球的联络纤维

2.联络纤维　是联系同侧半球内各部分皮质的纤维，其中短纤维联系相邻脑回称弓状纤维，长纤维联系本侧半球各叶。

3.投射纤维　是联系大脑皮质与下位中枢的纤维，包括下行的运动纤维和上行的感觉纤维，这些纤维共同组成一个尖朝下的扇形纤维束板。通过基底核与背侧丘脑之间，构成内囊。

内囊为一厚的白质板，位于内侧为尾状核、背侧丘脑与外侧为豆状核之间。在半球水平切面上，内囊呈开口向外侧的"＜"形折线。内囊分为3部：①内囊前肢较短，位于豆状核与尾状核之间；②内囊后肢较长，位于豆状核与背侧丘脑之间；③内囊膝，位于前后脚相交处（图20-27）。通过内囊各部的主要纤维束：①通过前肢的为额桥束、丘脑前辐射（由丘脑前核、背内侧核投射至额叶和扣带回的纤维）；②通过膝的是皮质核束；③通过后肢的为皮质脊髓束，丘脑上辐射纤维（来自丘脑腹后核的躯体感觉纤维），视辐射（来自外侧膝状体的视觉纤维）和顶枕桥束，听辐射（来自内侧膝状体的听觉纤维）和颞桥束（图20-28）。一侧内囊损伤会导致"三偏"综合征。

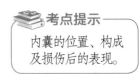

考点提示——
内囊的位置、构成及损伤后的表现。

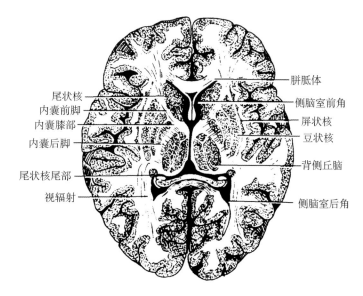

图 20-27　大脑半球水平切面（示内囊）

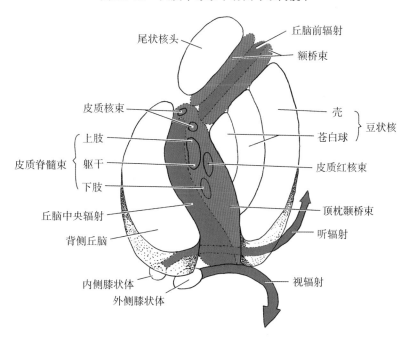

图 20-28　内囊模式图

知识链接

内囊损伤及"三偏"综合征

若一侧内囊运动神经纤维（锥体束纤维在内囊部最为集中）受损，引起较为完全的瘫痪，对侧偏身性瘫痪（传导束型或中枢性）。包括对侧舌肌、睑裂以下面肌、上肢肌和下肢肌中枢性瘫痪，但躯干肌瘫痪不明显。

若一侧内囊感觉神经纤维（丘脑皮质束）受损，引起对侧偏身深感觉和浅感觉障碍。若损伤传导两眼对侧视野的视辐射，可引起对侧同位性偏盲。以上合称"三偏"综合征。临床代表疾病有脑血管病，如内囊部脑出血。

（三）侧脑室

侧脑室位于半球内，左、右各一，形状不规则，可分为中央部、前角、后角和下角四部。中央部位于顶叶内；前角伸向额叶；后角伸入枕叶；下角伸至颞叶内。侧脑室经左、右室间孔与第三脑室相通。

二、端脑的功能

端脑的额叶与躯体运动、言语及高级思维活动有关；顶叶与躯体感觉、味觉和言语等有关；枕叶与视觉信息整合有关；颞叶与听觉、言语和学习记忆功能有关；岛叶与内脏感觉有关；边缘叶与情绪、行为和内脏活动有关。

本章小结

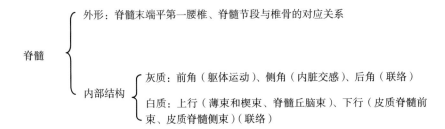

脊髓 ┤ 外形：脊髓末端平第一腰椎、脊髓节段与椎骨的对应关系

内部结构 ┤ 灰质：前角（躯体运动）、侧角（内脏交感）、后角（联络）

白质：上行（薄束和楔束、脊髓丘脑束）、下行（皮质脊髓前束、皮质脊髓侧束）（联络）

脑各部内部结构

	灰质	白质
脑干	脑神经核（各神经核的性质及功能） 非脑神经核（薄束核和楔束核，红核、黑质）	上行（内侧丘系、脊髓丘系、三叉丘系） 下行（锥体束）
小脑	小脑皮质和小脑核（古小脑、旧小脑及新小脑的功能）	
间脑	间脑各部核的功能	
端脑	大脑皮质功能定位、基底核的组成及功能	投射纤维（内囊）

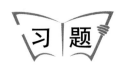

习 题

一、选择题

1.关于脊髓外形，下列何者正确

A.脊髓和椎管等长

B.成人脊髓下端平对第1腰椎下缘

C.颈、胸和腰神经根形成马尾

D.脊髓下端变细为终丝

扫码"练一练"

E.脊髓腹面有前正中沟，背面有后正中裂

2.躯体运动性脑神经核不包括

A.展神经核　　　　　　B.舌下神经核

C.滑车神经核　　　　　D.迷走神经背核

E.动眼神经核

3.副交感脑神经核不包括

A.上泌涎核　　　　　　B.疑核　　　　　　C.迷走神经背核

D.下泌涎核　　　　　　E.动眼神经副核

4.下丘脑的结构中不包括

A.视交叉　　　　　　　B.灰结节　　　　　C.乳头体

D.漏斗　　　　　　　　E.松果体

5.与脊髓的第7胸节相对应的椎骨是

A.第5胸椎体　　　　　B.第6胸椎体　　　　C.第7胸椎体

D.第8胸椎体　　　　　E.第9胸椎体

6.皮质脊髓侧束

A.传导痛、温觉冲动　　B.传导本体感觉冲动

C.传导内脏运动冲动　　D.传导躯体运动冲动

E.传导对侧躯体的深感觉

7.楔束

A.传导对侧下半身的意识性本体觉和精细触觉冲动

B.传导对侧上半身的意识性本体觉和精细触觉冲动

C.传导同侧上半身的意识性本体觉和精细触觉冲动

D.传导同侧下半身的意识性本体觉和精细触觉冲动

E.传导同侧上半身痛、温觉和粗糙触觉冲动

8.对第四脑室的叙述，错误的是

A.位于延髓、脑桥和小脑之间

B.向上经中脑水管与第三脑室相通

C.向下通脊髓中央管

D.只借第四脑室正中孔与蛛网膜下隙相通

E.向上借中脑水管和侧脑室直接相通

9.躯体运动区主要位于

A.中央后回和中央旁小叶的后部

B.中央后回和中央旁小叶的前部

C.中央前回和中央旁小叶的后部

D.中央前回和中央旁小叶的前部

E.中央前回和中央旁小叶的后部

10.视区位于

A.距状沟两侧　　　　　B.颞横回　　　　　C.额下回中部

D.角回　　　　　　　　E.额中回后部

11.内囊膝

A.含有皮质核束　　　　B.含有皮质脊髓束　　　　C.含有视辐射

D.含有听辐射　　　　　E.丘脑中央辐射

12.内侧膝状体

A.与听觉冲动传导有关　　B.与视觉冲动传导有关

C.与躯体运动传导有关　　D.与躯体感觉传导有关

E.与内脏觉传导有关

二、思考题

1.用图文结合的方式,归纳整理脊髓灰质。

2.重新以躯体运动柱、特殊内脏运动柱、一般内脏运动柱和感觉柱将脑干内脑神经核分为4组,每组4对。

3.归纳整理脊髓、脑干、背侧丘脑、内囊中各传导束整体走行。

4.归纳整理中枢神经系统中与躯体温、痛、粗触觉有关神经元及其分布的部位。

5.归纳整理中枢神经系统中与躯体本体觉、精细触觉有关神经元及其分布的部位。

6.归纳整理中枢神经系统中与躯体运动(包括头面部的特殊内脏运动)有关神经元及其分布的部位。

(韩中保)

第二十一章 周围神经系统

学习目标

1. **掌握** 脊神经的构成；颈丛、臂丛、腰丛和骶丛的位置、分支、分布及各分支损伤后的表现；胸神经前支的节段性分布；12对脑神经的名称、性质；视神经、动眼神经、滑车神经、三叉神经、展神经、面神经、副神经及舌下神经分支、分布及损伤后的表现。牵涉痛的特点。

2. **熟悉** 脊神经的纤维成分、典型分支；舌咽神经的分支、分布及损伤后的表现；内脏运动神经与躯体运动神经的区别；交感神经与副交感神经的区别；内脏痛的特点。

3. **了解** 迷走神经的分支、分布。交感神经节和副交感神经节的分布；交感神经节前纤维和节后纤维的3种去向。

第一节 脊 神 经

案例讨论

[案例] 患者女性，三个月前不慎跌倒，经检查诊断为腓骨颈骨折，采用石膏外固定保守治疗，近日该患者又出现如下症状：足不能背屈、足下垂、内翻、趾不能伸，行走呈跨阈步态；小腿前外侧、足背和趾背感觉障碍。

[讨论]
分析出现上述症状可能损伤的结构及原因。

一、概述

（一）脊神经构成、分部和纤维成分

每对脊神经都由前根和后根在椎间孔处汇合形成。前根属于运动性，后根属于感觉性，因此脊神经为混合性神经。后根在椎间孔附近有椭圆形膨大，称脊神经节，内含假单极神经元，其中枢突形成了脊神经的后根（图21-1）。

31对脊神经中包括8对颈神经，12对胸神经，5对腰神经，5对骶神经，1对尾神经。

根据脊神经的分布和功能，可将其组成的纤维成分分为4类（图21-1）：①躯体感觉纤维，分布于皮肤、骨骼肌、肌腱和关节；②内脏感觉纤维，分布于内脏、心血管和腺体；③躯体运动纤维，分布于骨骼肌；④内脏运动纤维，分布于内脏、心血管和腺体。

扫码"看一看"

331

（二）脊神经的典型分支

脊神经干很短，出椎间孔后立即分为4支：①脊膜支，细小，经椎间孔返回椎管，分布于脊髓被膜和脊柱的韧带。②交通支，为连于脊神经与交感神经节之间的细支。③后支，较细，经相邻椎骨横突之间或骶后孔向后走行，分布于脊柱附近的结构。④前支，混合性，粗大，分布于躯干前外侧及四肢的皮肤和骨骼肌。除胸神经前支保持明显的节段性分布外，其余脊神经前支形成神经丛，由神经丛再分支分布于相应区域（图21-2）。

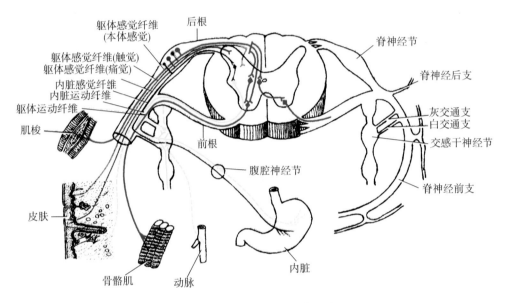

图 21-1　脊神经组成、分布示意图

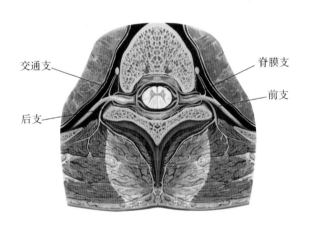

图 21-2　脊神经分支示意图

> **知识链接**
>
> **脊神经根压迫损伤**
>
> 在椎间孔处，脊神经前方为椎体和椎间盘，后方为关节突关节和黄韧带。当这些结构发生病变如椎间盘脱出等，常可使椎间孔变窄，累及脊神经，出现相应区域的感觉和运动障碍。

二、颈丛

（一）颈丛的组成和位置

颈丛由第1～4颈神经的前支构成，位于胸锁乳突肌上部的深方，中斜角肌和肩胛提肌起端的前方。

（二）颈丛的分支

1.皮支　主要分布于皮肤，由胸锁乳突肌后缘中点附近穿出，是颈部皮肤浸润麻醉的阻滞点。主要的浅支有：枕小神经、耳大神经、颈横神经和锁骨上神经，呈放射状分布于枕部、耳后、颈部和肩部的皮肤（图21-3）。

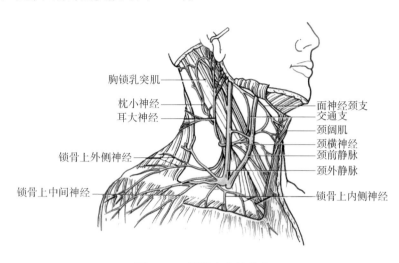

图 21-3　颈丛皮支的分布

2.肌支　最重要的肌支是膈神经，为混合性神经。发出后沿前斜角肌表面下行，在锁骨下动、静脉之间经胸廓上口进入胸腔，经过肺根前方，在纵隔胸膜与心包之间下行达膈肌，支配膈肌的运动。同时接受胸膜、心包、膈下面的部分腹膜、肝、胆囊和肝外胆道等感觉。

考点提示

颈丛最重要的肌支是膈神经，为混合性神经。

膈神经受损后表现为同侧的膈肌瘫痪，腹式呼吸减弱或消失，严重者可有窒息感。膈神经受刺激时可发生呃逆。

三、臂丛

（一）臂丛的组成和位置

臂丛是由第5～8颈神经前支和第1胸神经前支的大部分组成，向外穿过斜角肌间隙，经锁骨后方进入腋窝，组成臂丛的神经根先合成上、中、下3个干，每个干又分为前、后两股，由上、中干的前股合成外侧束，下干前股自成内侧束，三干后股汇合成后束，3个束从三面包围腋动脉（图21-4）。臂丛在锁骨中点后方比较集中，位置浅表，容易摸到，常作为臂丛阻滞麻醉的部位。

（二）臂丛的分支

1.锁骨上部

（1）胸长神经　起自神经根，经臂丛后方进入腋窝，沿前锯肌表面伴随胸外侧动脉下降，支配此肌，损伤此神经可导致前锯肌瘫痪，出现"翼状肩"。

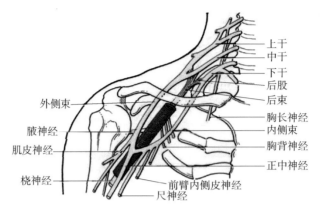

图 21-4 臂丛的组成

（2）肩胛背神经　起自神经根，穿中斜角肌，在肩胛骨与脊柱间下行，支配菱形肌和肩胛提肌。

（3）肩胛上神经　起自臂丛上干，向后经肩胛骨上缘入冈上窝，再转入冈下窝，支配冈上、下肌。

2.锁骨下部

（1）肩胛下神经　发自后束，沿肩胛下肌前面下降支配肩胛下肌和大圆肌。

（2）胸内、外侧神经　起自内侧束和外侧束，穿出锁胸筋膜，支配胸大肌、胸小肌。

（3）胸背神经　起自后束，循肩胛骨外侧缘伴肩胛下血管下降，支配背阔肌。在乳癌根治术中，清除腋淋巴结群时，应注意勿损伤此神经。

（4）腋神经　在腋窝发自臂丛后束，穿四边孔，绕肱骨外科颈至三角肌深面，发支分布于三角肌和小圆肌。余部（臂外侧上皮神经）由三角肌后缘穿出，分布于肩部和臂外侧上部的皮肤（图 21-5）。

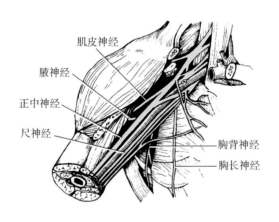

图 21-5 臂丛及其分支

肱骨外科颈骨折、肩关节脱位或被腋杖压迫，都可能损伤腋神经而导致三角肌瘫痪，臂不能外展，三角肌区皮肤感觉丧失。由于三角肌萎缩，肩部骨突耸起，称"方肩"。

（5）肌皮神经　自外侧束发出后斜穿喙肱肌，经肱二头肌和肱肌间下降并发支支配二肌，终支（皮支）在肘关节稍下方穿出深筋膜延续为前臂外侧皮神经，分布于前臂外侧皮肤。

（6）正中神经　发自臂丛内、外侧束，在臂部沿肱二头肌内侧沟下行，至肘窝后，经腕管至手掌。在肘部、前臂：发出许多肌支，支配除肱桡肌、尺侧腕屈肌和指深屈肌尺侧半以外的所有前臂的屈肌。在手部：分布于第1、2蚓状肌和鱼际肌（除拇收肌外），掌心、鱼际、桡侧三个半指的掌面及其中节和远节手指背面的皮肤（图21-6）。

在臂部受损伤，运动障碍表现为前臂不能旋前，屈腕能力减弱，拇、示指不能屈曲，拇指不能对掌。感觉障碍以拇指、示指和中指的远节最为显著（图21-7）。单正中神经损伤表现为"枪手"，如合并尺神经损伤，由于大、小鱼际肌萎缩，手掌显平坦：称为"猿手"。

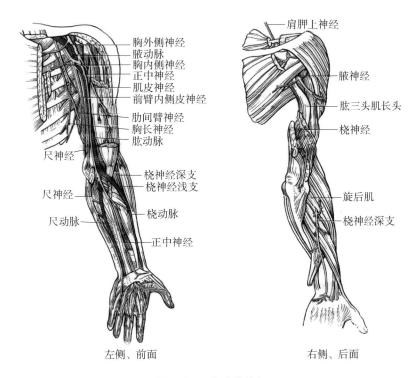

图 21-6　上肢的神经

左侧、前面　　　　　右侧、后面

（7）尺神经　发自臂丛内侧束，在肱动脉内侧下行至内上髁后方的尺神经沟。与尺动脉伴行至手掌。在前臂支配尺侧腕屈肌和指深屈肌的尺侧半。在手掌分为浅、深两支。浅支分布于小鱼际、小指和环指尺侧半掌面的皮肤。深支支配小鱼际肌、拇收肌、骨间肌及第3、4蚓状肌（图21-6）。

> **考点提示**
> 腋神经、正中神经、尺神经及桡神经损伤后的表现。

尺神经易损部位在肱骨内上髁后方的尺神经沟。尺神经受损时，运动障碍表现为屈腕能力减弱，环指和小指的远节指骨不能屈曲。小鱼际肌萎缩变平坦，拇指不能内收，骨间肌萎缩，各指不能互相靠拢，各掌指关节过伸，第4、5指的指间关节弯曲，出现"爪形手"。感觉丧失区域以手内侧缘为主（图21-7）。

（8）桡神经　发自臂丛的后束，行于腋动脉的后方，并与肱深动脉一同行向外下，沿桡神经沟绕肱骨中段背侧旋向外下，在此发出肌支支配肱三头肌、肱桡肌和桡侧腕长伸肌。在肱骨外上髁前方分为浅、深二支，臂部发出的分支有：浅支分布于手背桡侧半和桡侧两个半手指近节背面的皮肤。深支支配前臂的伸肌（图21-6）。

桡神经易损部位常见于肱骨中段或中、下1/3交界处。损伤后的主要运动障碍是前臂伸肌瘫痪，表现为抬前臂时呈"垂腕"状态。感觉障碍以第1、2掌骨间隙背面"虎口区"皮肤最为明显。桡骨颈骨折时，也可损伤桡神经深支，其主要症状是伸腕能力弱和不能伸指（图21-7）。

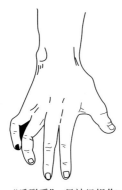 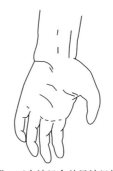 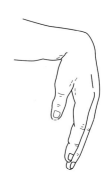

"爪形手"（尺神经损伤）　　　"猿手"（正中神经合并尺神经损伤）　　　垂腕（桡神经损伤）

图 21-7　尺神经及其手部皮肤分布

四、胸神经前支

（一）胸神经前支的组成和位置

胸神经前支共12对。第1至第11对各自位于相应的肋间隙中，称肋间神经（图21-8），第12对胸神经前支位于第12肋下方，故名肋下神经。

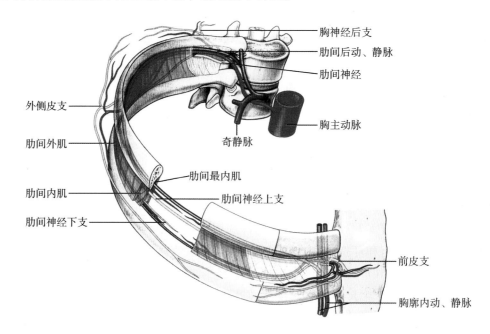

图 21-8　肋间神经

（二）胸神经前支的走行

肋间神经的肌支支配肋间肌和腹肌的前外侧群，皮支分布于胸、腹壁的皮肤以及胸腹膜壁层。胸神经前支具有明显的节段性分布，T_2相当胸骨角平面，T_4相当于乳头平面，T_6相当剑突平面，T_8相当肋弓平面，T_{10}相当于脐平面，T_{12}则分布于耻骨联合与脐连线中点平面（图21-9）。临床上常以上述胸骨角、肋弓、剑突、脐等为标志检查感觉障碍的节段。

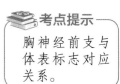
考点提示

胸神经前支与体表标志对应关系。

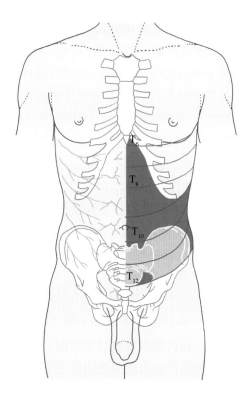

图 21-9　肋间神经前支的节段性分布

五、腰丛

（一）腰丛的组成和位置

腰丛由第12胸神经前支的一部分、第1至第3腰神经前支和第4腰神经前支的一部分组成；位于腰大肌深面，除发出肌支支配髂腰肌和腰方肌外，还发出下列分支分布于腹股沟区及大腿的前部和内侧部（图21-10）。

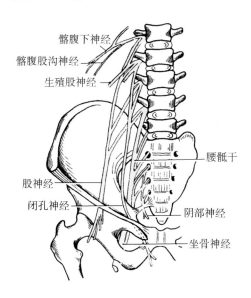

图 21-10　腰丛的组成及分支（前面）

（二）腰丛的分支

1.髂腹下神经　出腰大肌外缘，在髂嵴上方进入腹内斜肌和腹横肌之间，继而在腹内、外斜肌间前行，终支在腹股沟管浅环上方穿腹外斜肌腱膜至皮下。其皮支分布于臀外侧部、腹股沟区及下腹部皮肤，肌支支配腹壁肌。

2.**髂腹股沟神经** 在髂腹下神经的下方，走行方向与该神经略同，在腹壁肌之间并沿精索浅面前行，终支自腹股沟管浅环外出，皮支分布于腹股沟部和阴囊或大阴唇皮肤，肌支支配腹壁肌。

3.**股外侧皮神经** 分布于大腿外侧部的皮肤。

4.**股神经** 是腰丛中最大的分支，在腰大肌与髂肌之间下行，在腹股沟中点稍外侧，经腹股沟韧带深面、股动脉外侧到达股三角，随即分为数支（图21-11、图21-12）。①肌支：支配耻骨肌、股四头肌和缝匠肌。②皮支：有数条较短的前皮支，分布于大腿和膝关节前面的皮肤。最长的皮支称隐神经，伴随股动脉入收肌管下行，至膝关节内侧浅出至皮下后，伴随大隐静脉沿小腿内侧面下降达足内侧缘，分布于膝下、小腿内侧面和足内侧缘的皮肤。

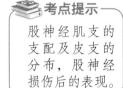

考点提示
股神经肌支的支配及皮支的分布，股神经损伤后的表现。

股神经受损表现：屈髋无力，坐位时，不能伸小腿，行走困难，股四头肌萎缩，髌骨突出，膝反射消失，大腿前面和小腿内侧面皮肤感觉障碍。

5.**闭孔神经** 分布于大腿内侧肌群和大腿内侧面的皮肤。

6.**生殖股神经** 皮支分布于阴囊（大阴唇）、股部及其附近的皮肤。股支支配提睾肌。

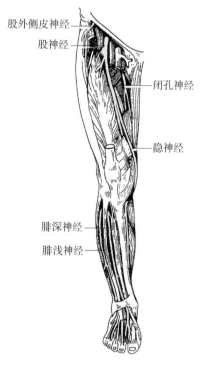

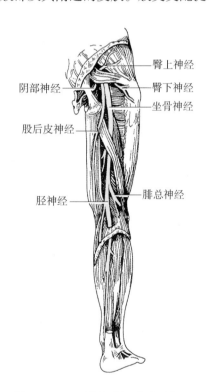

图21-11 下肢的神经（前面）　　图21-12 下肢的神经（后面）

六、骶丛

（一）骶丛的组成和位置

骶丛由腰骶干以及全部骶神经和尾神经的前支组成。骶丛位于盆腔内，在骶骨及梨状肌前面，髂内动脉的后方。

（二）骶丛的分支

1.**臀上神经**　伴臀上动、静脉经梨状肌上孔出盆腔，行于臀中、小肌间，支配臀中、小肌和阔筋膜张肌（图21-13）。

2.**臀下神经**　伴臀下动、静脉经梨状肌下孔出盆腔，达臀大肌深面，支配臀大肌（图21-13）。

3.**股后皮神经**　出梨状肌下孔，至臀大肌下缘浅出，主要分布于股后部和腘窝的皮肤。

4.**阴部神经**　伴阴部内动、静脉出梨状肌下孔，绕坐骨棘经坐骨小孔入坐骨直肠窝，向前分支分布于会阴部和外生殖器的肌和皮肤。

5.**坐骨神经**　是全身最粗大的神经。经梨状肌下孔出盆腔，在臀大肌深面，经坐骨结节与股骨大转子之间行至股后，在股二头肌深面下行，一般在腘窝上方分为胫神经和腓总神经。在股后部发出肌支支配大腿后群肌，同时发分支分布髋关节（图21-12）。

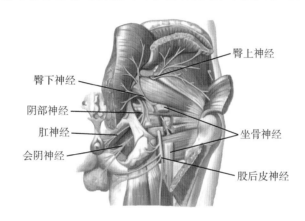

图21-13　臀部神经（后面）

知识链接

坐骨神经的体表投影

　　自坐骨结节与大转子之间的中点到股骨内、外侧髁之间中点连线的上2/3段为坐骨神经的体表投影。坐骨神经痛时，常在此投影线上出现压痛。

（1）**胫神经**　胫神经为坐骨神经本干的直接延续，伴胫后动脉下降，过内踝后方，在屈肌支持带深面分为足底内侧神经和足底外侧神经二终支入足底（图21-12）。肌支支配小腿后群和足底肌，皮支分布于小腿后部、足底和足背外侧缘的皮肤。

胫神经损伤的主要运动障碍是足不能跖屈，内翻力弱，不能以足尖站立。由于小腿前外侧群肌过度牵拉，致使足呈背屈及外翻位，出现"钩状足"畸形。感觉障碍区主要在足底面（图21-14）。

考点提示

胫神经及腓总神经损伤后的表现。

（2）**腓总神经**　自坐骨神经发出后沿股二头肌内侧走向外下，绕腓骨颈外侧向前，穿腓骨长肌分为腓浅和腓深神经。腓浅神经在腓骨长、短肌与趾伸肌之间下行，分出肌支支配腓骨长、短肌，在小腿下1/3处浅出为皮支，分布于小腿外侧，足背和第2~5趾背侧皮肤。腓深神经与胫前动脉相伴而行，先在胫骨前肌和趾长伸肌间，后在胫骨前肌与拇长伸肌之间下行至足背（图21-12）。分布于小腿肌前群、足背肌及第1、2趾背面的相对缘皮肤。

腓总神经在腓骨颈处位置最浅，易受损伤。腓总神经受损后的主要表现是足不能背屈，足下垂，并且内翻，趾不能伸，形成"马蹄"内翻足畸形。行走呈"跨阈步态"（图21-14）。感觉障碍在小腿外侧面和足背较为明显。

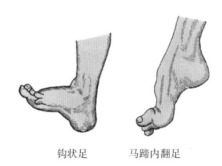

钩状足　　　　　马蹄内翻足

图21-14　病理性足形

第二节　脑　神　经

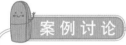

案例讨论

[**案例**] 患者女性，因自感2个月来右脸麻木伴阵发性刺痛入院。检查发现：患者右侧面部皮肤及口鼻腔黏膜感觉丧失，角膜反射消失，右侧咀嚼肌瘫痪和萎缩，张口时下颌偏向右侧。

[**讨论**]

1. 患者是何神经损伤？

2. 此神经的感觉区分布如何？

脑神经是与脑相连的周围神经，共有12对组成，其排列顺序通常用罗马字母表示，排列和名称是：Ⅰ嗅神经，Ⅱ视神经，Ⅲ动眼神经，Ⅳ滑车神经，Ⅴ三叉神经，Ⅵ展神经，Ⅶ面神经，Ⅷ前庭蜗神经，Ⅸ舌咽神经，Ⅹ迷走神经，Ⅺ副神经，Ⅻ舌下神经（图21-15）。12对脑神经记忆口诀如下：一嗅二视三动眼，四滑五叉六外展，七面八听九舌咽，第十迷走十一副，十二舌下紧相随。

脑神经含有7种纤维成分：①一般躯体感觉纤维，分布于皮肤、肌、肌腱和大部分口、鼻腔黏膜。②特殊躯体感觉纤维，分布于由外胚层分化形成的位听器和视器等特殊感觉器官。③一般内脏感觉纤维，分布于头、颈、胸腹的脏器。④特殊内脏感觉纤维，分布于味蕾和嗅器。⑤一般躯体运动纤维，支配眼球外肌、舌肌。⑥一般内脏运动纤维，支配平滑肌、心肌和腺体。⑦特殊内脏运动纤维，支配由鳃弓衍化的横纹肌，如咀嚼肌、面肌和咽喉肌等。

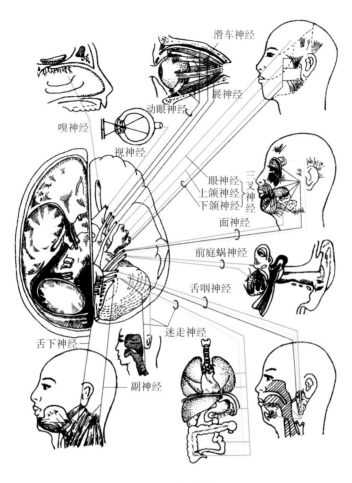

图 21-15　脑神经概观

一、嗅神经

嗅神经为特殊内脏感觉纤维，由上鼻甲上部和鼻中隔上部黏膜内的嗅细胞中枢突聚集成20多条嗅丝（即嗅神经），穿筛孔入颅，进入嗅球，传导嗅觉（图21-16）。颅前窝骨折延及筛板时，可撕脱嗅丝和脑膜，造成嗅觉障碍，脑脊液也可流入鼻腔。

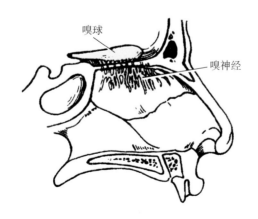

图 21-16　嗅神经

二、视神经

视神经由视网膜节细胞的轴突在视神经盘处会聚，再穿过巩膜而构成。视神经在眶内行向后内，穿视神经管入颅中窝，连于视交叉，再经视束连于间脑。

三、动眼神经

动眼神经为运动性神经，其躯体运动纤维起于动眼神经核，一般内脏运动纤维起于动眼神经副核。

（一）行程及其分布

动眼神经自脚间窝出脑，进入海绵窦侧壁上部，再经眶上裂入眶，分为上、下两支支配上直肌、上睑提肌、下直肌、内直肌和下斜肌。内脏运动（副交感）纤维在睫状神经节交换神经元后，分布于睫状肌和瞳孔括约肌，参与瞳孔对光反射和调节反射（图21-17）。

（二）受损表现

动眼神经受损后出现上睑下垂，瞳孔斜向外下方以及瞳孔对光反射消失，瞳孔散大等症状。

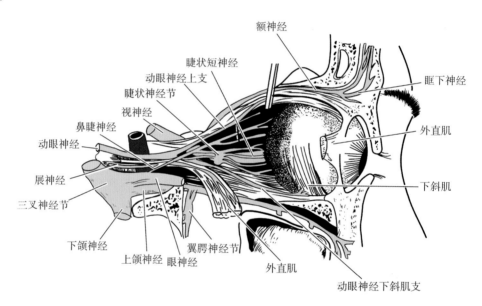

图 21-17　眼的神经（右外侧面观）

四、滑车神经

滑车神经为运动性神经。起于滑车神经核。

（一）行程及其分布

由下丘下方出脑后，绕大脑脚外侧前行，穿入海绵窦的外侧壁，经眶上裂入眶，支配上斜肌。

（二）受损表现

滑车神经受损后引起上斜肌瘫痪，眼不能外下斜视。

五、三叉神经

三叉神经为混合性神经，其特殊内脏运动纤维始于三叉神经运动核，躯体感觉纤维的胞体位于三叉神经节（半月神经节）内。

（一）行程及其分布

运动根由脑桥与脑桥臂交界处出脑，位于感觉根的前内侧，后并入下颌神经。三叉神经节中枢突聚集成粗大的三叉神经感觉根，由脑桥与脑桥臂交界处入脑，止于三叉神经脑桥核和三叉神经脊束核；其周围突组成三叉神经三条大的分支，称为眼神经、上颌神经和下颌神经（图21-18）。

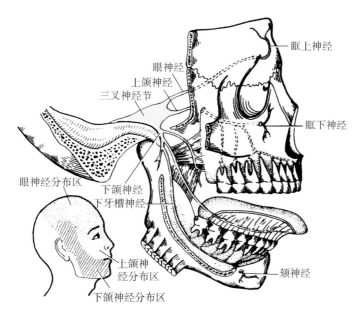

眶上神经
眼神经
上颌神经
三叉神经节
眶下神经
眼神经分布区
下颌神经
下牙槽神经
颏神经
上颌神经分布区
下颌神经分布区

图 21-18　三叉神经的分布

1.眼神经　自三叉神经节发出后，穿入海绵窦外侧壁，在动眼及滑车神经下方经眶上裂入眶，分支分布于硬脑膜、眼眶、眼球、泪腺、结膜和部分鼻腔黏膜及额顶部，以及上睑和鼻背的皮肤。

2.上颌神经　自三叉神经节发出后，进入海绵窦外侧壁，经圆孔出颅，进入翼腭窝，再经眶下裂入眶，延续为眶下神经。上颌神经分布于硬脑膜、眼裂和口裂间的皮肤、上颌牙齿以及鼻腔和口腔黏膜。

3.下颌神经　为混合性神经，自卵圆孔出颅后，在翼外肌的深面分为前、后两干。前干细小，除发肌支支配咀嚼肌、鼓膜张肌和腭帆张肌外，还分出一颊神经。后干粗大，除分布于硬脑膜、下颌牙及牙龈、舌前2/3及口腔底黏膜、耳颞区和口裂以下的皮肤外，尚有一支支配下颌舌骨肌和二腹肌前腹。

（二）受损表现

一侧三叉神经损伤出现同侧面部皮肤及眼、口和鼻黏膜一般感觉丧失；角膜反射消失，一侧咀嚼肌瘫痪和萎缩，张口时下颌偏同患侧。

六、展神经

展神经为躯体运动性神经，起于展神经核。

（一）行程及其分布

展神经从延髓脑桥沟中部出脑，前行至颞骨岩部尖端入海绵窦，经眶上裂入眶，支配外直肌。

考点提示

动眼神经、滑车神经、展神经的分布及损伤后的表现。

（二）受损表现

展神经受损可引起外直肌瘫痪，产生内斜视。

七、面神经

面神经为混合性神经，有四种纤维成分：①特殊内脏运动纤维起于面神经核，支配面肌的运动；②一般内脏运动纤维起于上泌涎核，分布于泪腺、舌下腺、下颌下腺及鼻、腭的黏膜腺；③特殊内脏感觉纤维，即味觉纤维，其胞体位于膝神经节，分布于舌前2/3味蕾，中枢突止于孤束核；④躯体感觉纤维，传导耳部皮肤的躯体感觉和表情肌的本体感觉。

（一）行程及其分布

面神经由两个根组成，一个是较大的运动根，另一个是较小的中间神经（感觉和副交感纤维），自小脑中脚下缘出脑后进入内耳门，两根合成一干，穿过内耳道底进入面神经管，由茎乳孔出颅，向前穿过腮腺到达面部（图21-19）。

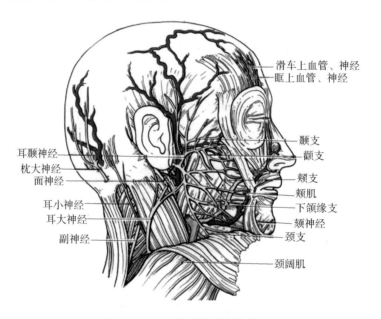

图 21-19　面神经在面部的分支

1.面神经管内的分支

（1）鼓索　鼓索含有二种纤维：味觉纤维随舌神经分布于舌前2/3的味蕾司味觉；副交感纤维进入下颌神经节，在节内交换神经元后，分布于下颌下腺和舌下腺，支配腺体分泌。

（2）岩大神经　含有副交感纤维，在翼腭神经节内交换神经元后，支配泪腺、腭及鼻腔黏膜的腺体分泌。

（3）镫骨肌神经　支配镫骨肌。

2.颅外的分支　①颞支：常为三支，支配额肌和眼轮匝肌等。②颧支：3~4支，至眼轮匝肌及颧肌。③颊支：3~4支，至颊肌、口轮匝肌及其他口周围肌。④下颌缘支：沿下颌下缘向前，至下唇诸肌。⑤颈支：在颈阔肌深面向前下，支配该肌。

知识链接

Bell 面瘫

Bell 面瘫是面神经损伤的常见症状。患者突然失去对一侧面部表情肌的控制，通常不伴有其他神经受损症状。这种周围神经瘫痪的病因不明确，常发生在面部受冷风吹袭时，如睡觉时开窗。症状多在几周后消失，但某些病例可持续 3 个月，且常不能完全恢复。

（二）受损表现

考点提示

面神经管外损伤后的表现。

面神经受损主要是面肌的瘫痪。颅外损伤具体表现：①伤侧额纹消失，不能闭眼，鼻唇沟变平坦；②发笑时，口角偏向健侧，不能鼓腮，说话时，唾液常从口角漏出；③因眼轮匝肌瘫痪不能闭眼，故角膜反射消失。面神经管内受损除了有颅外损伤的表现外，还有听觉过敏；舌前 2/3 味觉丧失；因泌泪障碍而引起角膜干燥；泌涎障碍等。

八、前庭蜗（位听）神经

由前庭神经和蜗神经组成，属特殊躯体感觉性纤维（图 21-20）。

（一）前庭神经

感觉神经元的胞体在内耳道底聚集成前庭神经节，周围突穿内耳道底入内耳，分布于内耳球囊斑、椭圆囊斑和壶腹嵴中的毛细胞。中枢突组成前庭神经，经内耳门入脑，终于脑干的前庭核群和小脑。前庭神经传导平衡觉。

（二）蜗神经

神经元的胞体在蜗轴内聚集成蜗神经节（蜗螺旋神经节），其周围突入内耳，分布至内耳螺旋器上的毛细胞。中枢突组成蜗神经，经内耳门入颅腔，于脑桥延髓沟入脑，终于脑干蜗神经前、后核。蜗神经传导听觉。

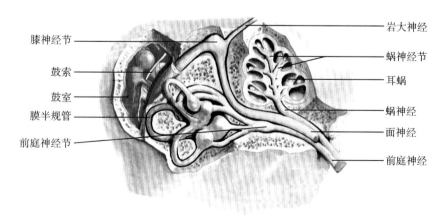

膝神经节　　岩大神经
鼓索　　蜗神经节
鼓室　　耳蜗
膜半规管　　蜗神经
前庭神经节　　面神经
　　前庭神经

图 21-20　前庭蜗神经

九、舌咽神经

舌咽神经为混合性神经。含五种纤维成分：①特殊内脏运动纤维起于疑核，支配茎突咽肌；②副交感纤维起于下泌涎核，进入耳神经节，换元后纤维支配腮腺分泌；③特殊内脏感觉纤维及一般内脏感觉纤维的胞体均位于下神经节，其周围突分布于舌后1/3味蕾和咽、舌后1/3、咽鼓管和鼓室等处黏膜及颈动脉窦和颈动脉小球，中枢突均至孤束核的下部；④躯体感觉纤维，分布于耳后皮肤（图21-21）。舌咽神经的主要分支如下。

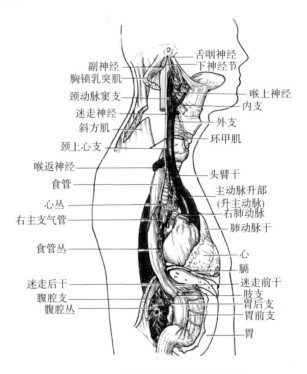

图 21-21　舌咽神经和迷走神经走行

1.鼓室神经　发自下神经节，穿入鼓室，在鼓室内侧壁的黏膜内与交感神经纤维共同形成鼓室丛，发出许多小支，分布至鼓室、乳突小房和咽鼓管的黏膜。鼓室神经的终支为岩小神经，含副交感纤维，出鼓室入耳神经节，换元后经耳颞神经分布于腮腺，控制其分泌。

2.颈动脉窦支　发自下神经节，在颈静脉孔下方发出，沿颈内动脉下降，分布于颈动脉窦和颈动脉小球。颈动脉窦是压力感受器，颈动脉小球是化学感受器，分别感受血压和血液中二氧化碳浓度的变化，反射性地调节血压和呼吸。

3.舌支　发自下神经节，经舌骨舌肌深面，进入舌后，分布于舌后 1/3 的黏膜和味蕾，司黏膜的一般感觉和味觉。此外，舌咽神经还出发咽支、扁桃体支和茎突咽肌支等。

十、迷走神经

迷走神经为混合性神经，是行程最长、分布最广的脑神经。含四种纤维成分：①副交感纤维起于迷走神经背核，进入器官旁或器官内的副交感神经节，换元后纤维控制颈、胸、腹部多数器官的平滑肌、心肌和腺体的活动；②特殊内脏运动纤维起于疑核，支配咽喉部肌；③一般内脏感觉纤维的胞体位于下神经节，周围突颈、胸、腹部多数器官，中枢突终止于孤束核；④一般躯体感觉纤维的胞体位于上神经节，其周围突分布于硬脑膜、耳郭及外耳道皮肤，中枢突终止于三叉神经脊束核。

迷走神经从橄榄后沟后部出脑，经颈静脉孔出颅，在此处有膨大的上、下神经节。迷走神经干在颈部位于颈动脉鞘内，在颈内静脉与颈内动脉或颈总动脉之间的后方下行达颈根部，由此向下，左、右迷走神经的行程略有差异。左迷走神经在颈总动脉与左锁骨下动脉间，越过主动脉弓的前方，经左肺根的后方至食管前面分散成若干细支，构成左肺丛和食管前丛，在食管下端延续为迷走神经前干。右迷走神经过锁骨下动脉前方，沿气管右侧下行，经右肺根后方达食管后面，分支构成右肺丛和食管后丛，向下延为迷走后干。迷走前、后干再向下与食管一起穿膈肌的食管裂孔进入腹腔，分布于胃前、后壁，其终支为腹腔支，参加腹腔丛（图21-21、图21-22）。迷走神经的主要分支如下。

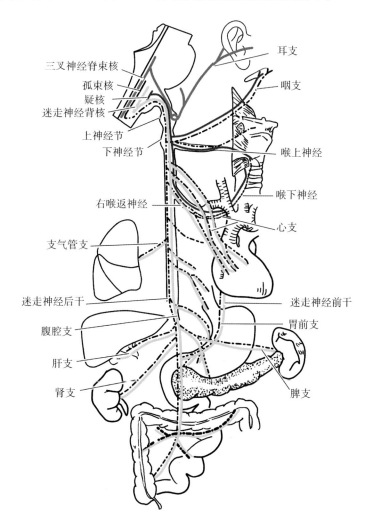

图 21-22　迷走神经的纤维成分及分布示意图

红色，特殊内脏运动纤维；黄色，一般内脏运动纤维；
蓝色，一般躯体感觉纤维；黑色，一般内脏感觉纤维

1.喉上神经　起自下神经节，沿颈内动脉内侧下行，在舌骨大角处分内、外支，外支支配环甲肌。内支与喉上动脉一同穿甲状舌骨膜入喉，分布于声门裂以上的喉黏膜以及会厌、舌根等。受损表现：单侧喉上神经损伤，可出现声音低、粗，且易疲劳。

2.颈心支　有上、下两支，下行入胸腔与交感神经一起构成心丛。上支有一支称主动脉神经或减压神经，分布至主动脉弓壁内，感受压力和化学刺激。

3.喉返神经　右喉返神经在右迷走神经经过锁骨下动脉前方处发出，并勾绕此动脉，返回至颈部。左喉返神经在左迷走神经经过主动脉弓前方处发出，并绕主动脉弓下方，返回至颈部。在颈部，两侧的喉返神经均上行于气管与食管之间的沟内，至甲状腺侧叶深面、环甲关节后方进入喉内称为喉下神经，分数支分布于喉，其运动纤维支配除环甲肌以外所

有的喉肌，感觉纤维分布至声门裂以下的喉黏膜。喉返神经在行程中发出心支、支气管支和食管支，分别参加心丛、肺丛和食管丛。

喉返神经在入喉前与甲状腺下动脉的终支相互交错。根据中国人资料，神经经过动脉分支之间的占多数，经过动脉后方的次之，经过动脉前方的较少。在甲状腺手术结扎或钳夹动脉时，如果损伤此神经，可导致声音嘶哑。若两侧同时损伤，可引起呼吸困难，甚至窒息。

4.胃前支和肝支 在贲门附近发自迷走前干。胃前支沿胃小弯向右，沿途发出4～6个小支，分布到胃前壁，其终支以"鸡爪"形的分支分布于幽门部前壁。有1～3条肝支，参加肝丛，随肝固有动脉分支分布于肝、胆囊等处。

5.胃后支和腹腔支 胃后支在贲门附近发自迷走后干。沿胃小弯深部走行，沿途发至胃后壁。终支与胃前支同样以"鸡爪"形分支，分布于幽门窦及幽门管的后壁。腹腔支发自迷走神经后干。向右行，与交感神经一起构成腹腔丛，伴随腹腔干、肠系膜上动脉及肾动脉等分布于脾、小肠、盲肠、结肠、横结肠、肝、胰和肾等大部分腹腔脏器。

十一、副神经

副神经为特殊内脏运动性神经，自延髓发出，经颈静脉孔出颅，向后斜穿胸锁乳突肌和斜方肌，支配此二肌（图21-21）。副神经受损可以引起胸锁乳突肌和斜方肌瘫痪，肩下垂。

十二、舌下神经

舌下神经为运动性神经，主要由一般躯体运动纤维组成，由舌下神经核发出。舌下神经自延髓的前外侧沟出脑，经舌下神经管出颅，下行于颈内动、静脉之间，弓形向前达舌骨舌肌的浅面，在舌神经和下颌下腺管的下方穿颏舌肌入舌，支配全部舌内肌和舌外肌。一侧舌下神经完全损伤时，患侧半舌肌瘫痪。伸舌时，舌尖偏向患侧；若舌肌瘫痪时间过长，可导致舌肌萎缩。

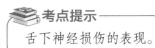

考点提示
舌下神经损伤的表现。

第三节 内脏神经

内脏神经为分布于内脏、心血管和腺体的神经。按性质可分为内脏运动神经和内脏感觉神经。内脏感觉神经分布于内脏黏膜、心血管壁和腺体的内脏感受器；内脏运动神经管理心肌、平滑肌和腺体的活动。

一、内脏运动神经

内脏运动神经又称植物性神经或自主神经。内脏运动神经自低级中枢至效应器的神经通路由两级神经元组成。第一级神经元称节前神经元，胞体位于脑和脊髓内，由它们发出的纤维称节前纤维；第二级神经元称节后神经元，胞体位于自主神经节内，由它们发出的纤维称节后纤维。

内脏运动神经根据其结构、生理功能和药理特点，分为交感神经和副交感神经。二者都可分为中枢部和周围部。

（一）交感神经

1.中枢部 交感神经低级中枢位于脊髓第1胸节～第3腰节灰质侧角内，为交感神经节前神经元胞体（图21-23）。

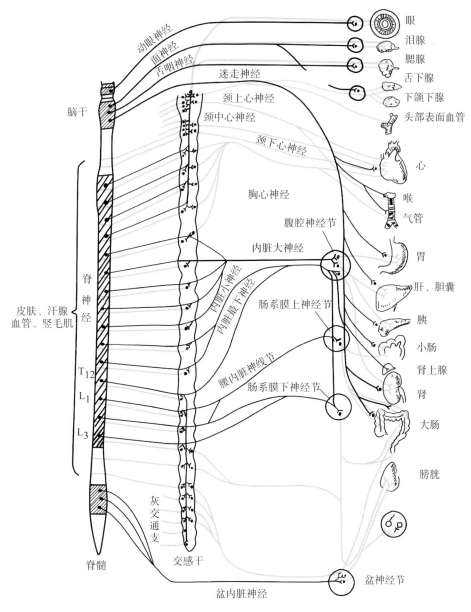

扫码"看一看"

图21-23　内脏运动神经分布、走行模式图

黑色，节前神经；黄色，节后神经

2.周围部　包括交感神经节、节前纤维和节后纤维。

（1）交感神经节　按其所在部位分：①椎旁节对称性地位于脊柱两侧，共有22～24对和一个奇节，经节间支连成两条交感干，上端达颅底，下端两干合并于尾骨前。②椎前节位于脊柱的前方，包括腹腔神经节、主动脉肾神经节各一对，肠系膜上神经节和肠系膜下神经节各一个。

（2）交感神经节前纤维　是脊髓侧角交感神经节前神经元发出的纤维。它们随脊神经前根出椎间孔后，到达椎旁节或椎前节换神经元。

（3）交感神经节后纤维　是椎旁节和椎前节内的节后神经元发出的纤维，分布于内脏、心血管和腺体。

扫码"看一看"

（二）副交感神经

1.中枢部 低级中枢位于脑干副交感核和脊髓骶副交感核内，为副交感神经节前神经元胞体（图21-23）。

2.周围部 包括副交感神经节、节前纤维和节后纤维。

（1）副交感神经节 按其所在位置分：①器官旁节，位于所支配器官的附近（见Ⅲ、Ⅶ、Ⅸ、Ⅹ对脑神经）；②器官内节，位丁所支配器官的壁内，数量较多。

（2）副交感神经节前纤维 是脑干副交感核和脊髓骶副交感核内的节前神经元发出的纤维。脑干副交感核发出的节前纤维分别加入Ⅲ、Ⅶ、Ⅸ、Ⅹ对脑神经，至副交感神经节换神经元；脊髓骶副交感核发出的节前纤维加入盆内脏神经，到达副交感神经节换神经元。

（3）副交感神经节后纤维 是器官旁节或器官内节的节后神经元发出的纤维，分布于相应器官。其中：颅部副交感神经节后纤维的分布见脑神经；骶部副交感神经的节后纤维分布于结肠左曲以下的消化管、盆腔器官及外生殖器等。

3.交感神经和副交感神经的比较 交感神经和副交感神经共同支配体内绝大多数器官，构成双重神经支配。但又有所不同（表12-3）。

表12-3　交感神经与副交感神经比较

	交感神经	副交感神经
低级中枢位置	脊髓 T_1 ~ L_2 或 L_3 节段侧柱	脑干副交感核，脊髓 S_2 ~ S_4 节段的骶副交感核
神经节的位置	椎旁神经节和椎前神经节	器官旁节和器官内节
节前、节后纤维	节前纤维短，节后纤维长	节前纤维长，节后纤维短
神经元的联系	一个节前神经元可与许多节后神经元形成突触	一个节前神经元只与少数节后神经元形成突触
分布范围	广泛（头颈部、胸、腹腔脏器和全身血管、腺体和竖毛肌）	局部（大部分血管、汗腺、竖毛肌、肾上腺髓质等处无分布）

二、内脏感觉神经

内脏感觉神经在形态上与躯体感觉神经大致相同，但在功能上有其自身特点。

1.痛阈较高，对切割等刺激不敏感，对牵拉、冷热、痉挛、化学物质等刺激敏感，可产生不同程度的感觉或内脏痛。

2.弥散的内脏痛，感觉冲动的传入途径比较分散，即一个脏器的感觉纤维经过多个节段的脊神经进入中枢，而一条脊神经中包含来自多个脏器的感觉纤维，且定位不准确。

三、牵涉性痛

当某些内脏器官发生病变时，常在体表一定区域产生疼痛或感觉过敏，这种现象称为牵涉痛。牵涉性痛有时发生患病脏器邻近皮肤区，有时发生在距离患病脏器较远的皮肤区。例如，心绞痛时常感觉胸前区疼痛并向左肩、左臂内侧部放射；胆道系统疾患时，常在右肩部感到疼痛等。了解牵涉性痛的发生部位，对某些内脏器疾病的诊断具有一定的意义。

本章小结

脊神经

		分支		分布	损伤后表现
颈丛	皮支	枕小神经 耳大神经等		分布于枕部、耳郭、颈前区和肩部的皮肤	膈神经损伤可致同侧膈肌瘫痪，呼吸困难。膈神经受刺激膈肌痉挛性收缩，产生呃逆
		膈神经	运动	膈肌	
			感	心包、纵隔胸膜、膈胸膜和膈下的腹膜	
	肌皮神经			肱二头肌、前臂外侧皮肤	
臂丛	正中神经	皮支		手掌桡侧 2/3 区和桡侧三个半指掌面及指背面末两节的皮肤	正中神经损伤时，运动障碍表现为不能旋前，屈腕能力减弱，鱼际肌萎缩；感觉障碍以桡侧三指的远节最明显，如合并尺神经损伤时，由于鱼际肌和小鱼际肌全萎缩，整个手掌平坦，类似"猿手"
		肌支		除尺神经支配肌以外的前臂肌前群和手肌。	
	尺神经	皮支		手掌尺侧 1/3 区及尺侧一个半指的皮肤，手背尺侧 1/2 区及尺侧二个半指的皮肤（第 3、4 两指毗邻侧只分布于近节）	尺神经在尺神经沟部位置最浅，易受损伤。尺神经损伤时，屈腕能力减弱，小鱼际肌萎缩，各掌指关节过伸，第 4、5 指的指间关节屈曲，表现为"爪形手"；感觉障碍区以手的内缘为主
		肌支		前臂尺侧腕屈肌全肌和指深屈肌的尺侧半以及手肌内侧大部	
	桡神经	浅支		手背桡侧半和桡侧两个半指近节背面的皮肤。	桡神经损伤时，前臂伸肌瘫痪，表现为抬前臂时呈"垂腕"姿态；感觉障碍以手背第 1、2 掌骨之间区皮肤最明显
		深支		支配前臂所有的伸肌	
	腋神经	皮支		肩部和臂部上 1/3 外侧皮肤	肱骨外科颈骨折时，可损伤腋神经而至肩关节外展障碍，三角肌区感觉障碍和"方形肩"
		肌支		三角肌和小圆肌	
腰丛	髂腹下神经			腹股沟区皮肤	
	髂腹股沟神经			阴茎根部及阴囊或大阴唇皮肤	
	股神经	肌支		支配耻骨肌、股四头肌及缝匠肌	股神经损伤后，由于股四头肌瘫痪，不能伸小腿和膝跳反射消失，大腿前面和小腿内侧面皮肤感觉障碍
		皮支		分布于股前皮肤，其中最长的一支为隐神经分布于小腿内侧及足内侧缘皮肤	
	闭孔神经			大腿肌内侧群和大腿内侧面的皮肤	闭孔神经损伤表现为股内侧肌瘫痪，大腿内收力减弱，仰卧时患肢不能置于健侧大腿之上；股内侧皮肤感觉障碍
骶丛	坐骨神经	股后支		支配大腿肌后群	
		胫神经		分布于小腿肌后群和足底肌，以及小腿后面和足底的皮肤	胫神经损伤引起的主要障碍是不能跖屈，内翻无力，不能以足尖站立。由于小腿前外侧肌过度牵拉，致使病人足呈背屈及外翻位，出现"勾状足"畸形，感觉障碍区主要在足底
		腓总神经	浅支	支配小腿肌外侧群及小腿外侧，足背和第 2～5 趾背侧皮肤	腓总神经在腓骨颈处，位置最浅，易受损伤。受损后的主要表现是足不能背屈，足下垂并有内翻，因为足下垂，病人行走时呈"跨阈步态"；感觉障碍在小腿前外侧面下部和足背较明显
	阴部神经		深支	支配小腿肌前群及足背肌，其末支至第 1、2 趾毗邻侧背面皮肤 尿生殖三角区的结构和皮肤	

脑神经

顺序和名称	核的名称和性	分布范围	损伤后主要表现
Ⅰ 嗅神经 Ⅱ 视神经		鼻腔嗅黏膜 眼球视网膜	嗅觉障碍 视觉障碍
Ⅲ 动眼神经	动眼神经核（运） 动眼神经副核（副）	上、下、内直、下斜肌，上睑提肌 瞳孔括约肌、睫状肌	眼外下斜视、上睑下垂 对光反射消失
Ⅳ 滑车神经	滑车神经核（运）	上斜肌	眼不能向外下斜视
Ⅴ 三叉神经	三叉神经脑桥核（感） 三叉神经脊束核（感） 三叉神经运动核（运）	额、顶及颜面部皮肤，眼球及眶内结构，口、鼻黏膜，舌前 2/3 黏膜，牙及牙龈 咀嚼肌	面部皮肤、口鼻腔黏膜感觉障碍，角膜反射消失 咀嚼肌瘫痪，张口时下颌偏向患侧
Ⅵ 展神经	展神经核（运）	外直肌	眼内斜视
Ⅶ 面神经	面神经核（运） 上泌涎核（副） 孤束核（感）	面肌、颈阔肌 泪腺、下颌下腺、舌下腺等 舌前 2/3 味蕾	面肌瘫痪，额纹消失，眼睑不能闭合，口角歪向健侧，角膜反射消失 腺体分泌障碍，角膜干燥 舌前 2/3 味觉障碍
Ⅷ 前庭蜗神经	前庭蜗神经核（感） 蜗神经核（感）	半规管壶腹嵴、球囊斑及椭圆囊斑 螺旋器	眩晕、眼球震颤 听觉障碍
Ⅸ 舌咽神经	疑核（运） 下泌涎核（副） 孤束核（感） 三叉神经脊束核（感）	咽肌 腮腺 咽壁、鼓室黏膜、颈动脉窦、颈动脉小球，舌后 1/3 黏膜及味蕾 耳后皮肤	咽反射消失 分泌障碍 咽、舌后 1/3 味觉、感觉障碍 感觉障碍
Ⅹ 迷走神经	疑核（运） 迷走神经背核（副） 孤束核（感） 三叉神经脊束核（感） 疑核（运）	咽、喉肌 胸腹腔脏器的平滑肌、腺体、心肌 胸腹腔脏器及咽、喉的黏膜 硬脑膜、耳郭及外耳道皮肤 随迷走神经至咽喉肌	发音困难、声音嘶哑、吞咽困难 内脏运动障碍、腺体分泌障碍、心率加快 内脏感觉障碍 耳郭、外耳道皮肤感觉障碍
Ⅺ 副神经	副神经脊髓核（运）	胸锁乳突肌、斜方肌	面不能转向健侧
Ⅻ 舌下神经	舌下神经核（运）	舌内肌和舌外肌	舌肌瘫痪、萎缩，伸舌时舌尖偏向患侧

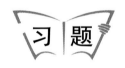

一、选择题

1.腕不能伸直是何神经损伤

  A.桡神经   B.尺神经   C.正中神经

  D.腋神经   E.肌皮神经

2.关于胸神经支配的节段性描述，错误的是

　　A.胸2相当于胸骨角平面　　　B.胸6相当于剑突平面

　　C.胸8相当于肋弓平面　　　　D.胸10相当于脐平面

　　E.胸12相当于耻骨联合上缘平面

扫码"练一练"

3.内脏运动神经

　　A.分交感神经和副交感神经

　　B.受意识支配

　　C.不分节前、节后纤维

　　D.分布于骨骼肌

　　E.低级中枢位于骶2~4灰质侧角

4.支配肱二头肌的神经是

　　A.正中神经　　　　　　　　B.尺神经　　　　　　　　C.肌皮神经

　　D.腋神经　　　　　　　　　E.桡神经

5.支配肱三头肌的神经是

　　A.桡神经　　　　　　　　　B.肌皮神经　　　　　　　C.腋神经

　　D.正中神经　　　　　　　　E.尺神经

6.肱骨中段骨折易伤及

　　A.腋神经　　　　　　　　　B.正中神经　　　　　　　C.桡神经

　　D.尺神经　　　　　　　　　E.肌皮神经

7.动眼神经的内脏运动纤维支配

　　A.眼球的大部分肌肉　　　　B.腮腺　　　　　　　　　C.瞳孔括约肌

　　D.舌下腺　　　　　　　　　E.下颌下腺

8.舌前2/3味觉障碍，多见于损伤

　　A.三叉神经　　　　　　　　B.面神经　　　　　　　　C.舌咽神经

　　D.舌下神经　　　　　　　　E.迷走神经

9.支配咀嚼肌的神经是

　　A.面神经　　　　　　　　　B.上颌神经　　　　　　　C.舌咽神经

　　D.舌下神经　　　　　　　　E.下颌神经

10.只有交感神经支配而没有副交感神经支配的器官是

　　A.肝　　　　　　　　　　　B.横结肠　　　　　　　　C.心

　　D.胃　　　　　　　　　　　E.肾上腺髓质

11.脊神经

　　A.共31支　　　　　　　　　B.管理躯体骨骼肌的运动

　　C.前支较粗大　　　　　　　D.神经丛左、右不对称

　　E.只含有躯体感觉和躯体运动纤维

12.副交感脑神经核不包括

　　A.上泌涎核　　　　　　　　B.疑核　　　　　　　　　C.迷走神经背核

　　D.下泌涎核　　　　　　　　E.动眼神经副核

13.下列哪些结构是混合性的（既有感觉纤维又有运动纤维）

　　A.脊神经　　　　　　　　　B.脊神经前根　　　　　　C.脊神经后根

D.动眼神经　　　　　　　　　　E.眼神经

14.患者瞳孔向外斜视是损伤了

A.动眼神经　　　　　　B.展神经　　　　　　　　C.滑车神经

D.眼神经　　　　　　　E.三叉神经

15.患者足尖下垂并有内翻可能损伤了

A.股神经　　　　　　　B.腓总神经　　　　　　　C.胫神经

D.闭孔神经　　　　　　E.坐骨神经

二、思考题

1.肱骨外科颈、肱骨中段、肱骨髁上骨折和腓骨颈骨折可分别损伤哪些神经？产生哪些相应的临床表现？为什么？

2.简述视器和舌的神经支配以及各神经损伤后的表现。

3.交感神经和副交感神经的异同点及临床意义。

4.简述坐骨神经的体表投影。

（韩中保）

第二十二章 神经传导通路

学习目标

1. **掌握** 躯干与四肢温、痛和粗触觉传导通路；躯干及四肢意识性本体觉和精细触觉传导通路；头面部及躯干四肢运动传导通路（锥体系）；头面部痛、温觉传导通路。

2. **熟悉** 视觉传导通路；瞳孔对光反射通路；上运动神经元瘫痪和下运动神经瘫痪。

3. **了解** 锥体外系的概念、组成及功能；视觉传导通路不同部位损伤后的视野变化。

神经传导通路指从感受器到大脑皮质或从大脑皮质到效应器的神经元链。从感受器到大脑皮质的神经传导通路，称感觉（上行）传导通路；从大脑皮质到效应器的神经传导通路，称运动（下行）传导通路。

第一节 感觉传导通路

感觉包括：①肌、腱、关节的位置觉、运动觉、振动觉，又称本体觉或深感觉；②皮肤和黏膜内的痛觉、温度觉、粗略触觉，又称浅感觉；③辨别两点之间的距离和物体纹理的感觉，称精细触觉；④听觉；⑤视觉等。

感觉传导通路的共性：①一般由三级神经元组成；②第2级神经元发出的神经纤维交叉至对侧上行；③大多数在背侧丘脑换最后的神经元；④均经过内囊；⑤投射到大脑皮质特定的感觉功能区，产生清晰的特定的感觉。

一、本体感觉与精细触觉传导通路

第1级神经元胞体为脊神经节细胞，其周围突分布于躯干和四肢的肌、腱、关节及皮肤感受器，中枢突经后根进入脊髓，组成薄束和楔束上行至延髓（图22-1）；第2级神经元胞体为延髓的薄束核和楔束核，发出的纤维交叉至对侧组成内侧丘系，上行到达背侧丘脑；第3级神经元胞体在背侧丘脑腹后外侧核，发出的纤维经内囊投射到大脑皮质中央后回上2/3和中央旁小叶后部躯体感觉区。

考点提示

本体感觉与精细触觉传导通路的交叉部位在延髓上端。

扫码"看一看"

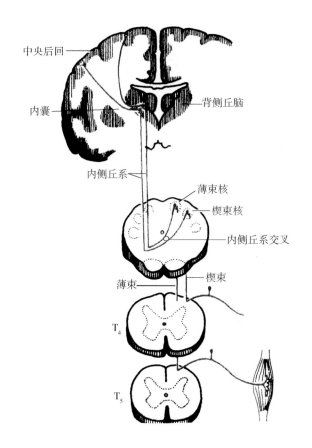

图 22-1 躯干、四肢意识性本体感觉和精细触觉传导通路

二、痛温度、粗略触觉和压觉传导通路

（一）躯干、四肢痛温度、粗略触觉和压觉传导通路

第1级神经元胞体在脊神经节内，其周围突分布于躯干和四肢皮肤的痛、温度粗触觉感受器，中枢突经后根进入脊髓，上升1～2个脊髓节段；第2级神经元胞体即脊髓后角联络神经元，发出的纤维经白质前联合交叉至对侧外侧索和前索，组成脊髓丘脑侧束（传导痛、温觉）和脊髓丘脑前束（传导粗略触觉和压觉），两者合称为脊髓丘脑束，向上止于背侧丘脑；第3级神经元胞体在背侧丘脑腹后外侧核，发出的纤维经内囊投射到大脑皮质中央后回上2/3和中央旁小叶后部躯体感觉区（图22-2）。

📖 **考点提示**

躯干、四肢痛温度、粗略触觉和压觉传导通路的交叉部位在脊髓内白质前联合。

（二）头面部的痛温觉、触压觉传导通路

第1级神经元胞体位于三叉神经节内，其周围突分别组成三分支，分布于头面部的皮肤和黏膜，中枢突进入脑干；第2级神经元胞体即三叉神经中脑核和三叉神经脊束核，发出的纤维交叉至对侧组成三叉丘系，在内侧丘系背侧上升到达背侧丘脑；第3级神经元胞体在背侧丘脑腹后核，发出的纤维经内囊投射到中央后回下1/3躯体感觉区（图22-3）。

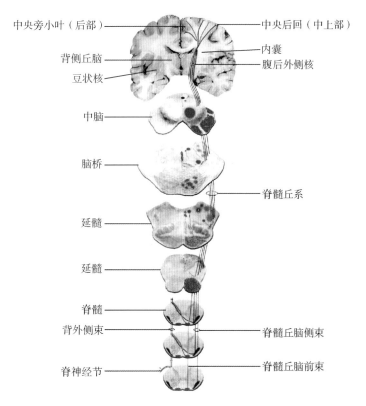

中央旁小叶（后部）
中央后回（中上部）
背侧丘脑
内囊
豆状核
腹后外侧核
中脑
脑桥
脊髓丘系
延髓
延髓
脊髓
背外侧束
脊髓丘脑侧束
脊神经节
脊髓丘脑前束

图 22-2　躯干、四肢痛温觉、粗略触觉和压觉传导通路

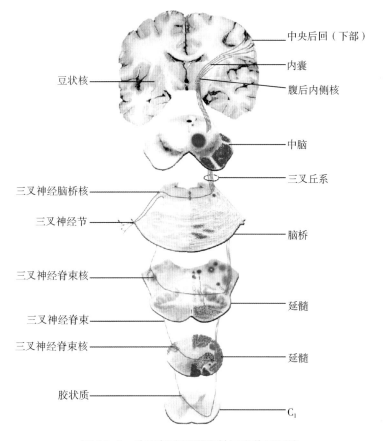

中央后回（下部）
内囊
豆状核
腹后内侧核
中脑
三叉丘系
三叉神经脑桥核
三叉神经节
脑桥
三叉神经脊束核
延髓
三叉神经脊束
三叉神经脊束核
延髓
胶状质
C₁

图 22-3　头面部痛温觉和触压觉传导通路

三、视觉传导通路和瞳孔对光反射通路

（一）视觉传导通路

视网膜的感光细胞受到光刺激后，产生电变化，经第1级神经元双极细胞传给第2级神经元节细胞；节细胞发出的纤维组成视神经进入颅腔，来自视网膜鼻侧半的纤维左、右相互交叉，构成视交叉，来自视网膜颞侧半的纤维不交叉，交叉的纤维和不交叉的纤维合成视束，到达后丘脑；第3级神经元胞体在外侧膝状体，发出的纤维组成视辐射，经内囊投射到枕叶距状沟上下缘视区。

> **知识链接**
>
> **视野与视觉通路损伤**
>
> 视野是指眼球固定向前平视时所能看到的空间范围。
>
> 视觉传导通路不同部位损伤，可引起不同的视野缺陷。①一侧视神经损伤，出现同侧眼视野全盲。②视交叉中间部交叉的纤维损伤，可导致双眼视野颞侧半偏盲。③一侧视束或以后部位如视辐射/大脑皮质视区损伤，出现双眼视野对侧同向偏盲。④视交叉外侧部未交叉的纤维（双侧）损伤，可导致双眼视野鼻侧半偏盲。

（二）瞳孔对光反射通路

光照一侧瞳孔，引起两眼瞳孔都缩小，称瞳孔对光反射。其中光照侧的反应称直接对光反射；未照侧的反应称间接对光反射。瞳孔对光反射通路如下：光线→视网膜→视神经→视交叉→视束→部分纤维经上丘臂→顶盖前区→双侧动眼神经副核→动眼神经→睫状神经节→瞳孔括约肌（图22-4）。

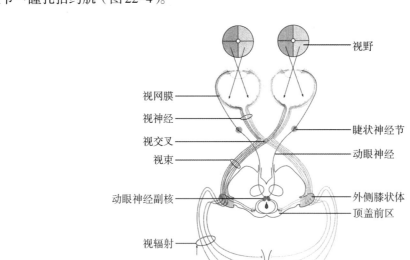

图22-4　视觉传导通路及瞳孔对光反射通路

瞳孔对光反射在临床上有重要意义，反射消失可能是病危的表现。但视神经或动眼神经损伤也可引起对光反射改变：如一侧视经受损，传入中断，患侧直接对光反射消失，而间接对光反射存在；如一侧动眼神经受损，传出中断，则患侧直接、间接对光反射都消失。

第二节　运动传导通路

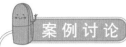

案例讨论

[案例] 某高血压患者因激动突然出现半身不遂，语言不清。入院检查时发现：①左侧上、下肢瘫痪，肌张力增高；②左半身浅、深感觉消失；③双眼左半视野偏盲；④发笑时口角偏向右侧，伸舌时偏向左侧，舌肌无萎缩。

[讨论]

1.患者是何原因引起的病变？

2.患者病变在哪一侧的哪个部位？

3.患者入院检查时发现的 4 个体征分别是损伤了何部位的何结构？

运动传导通路包括锥体系和锥体外系。锥体系的功能是支配各种随意运动；锥体外系是锥体系以外的运动传导通路，主要是调节随意运动。正常情况下两者相互协调，共同完成复杂而精巧的随意运动。

一、锥体系

锥体系由上、下两级运动神经元组成。上运动神经元胞体即大脑皮质内的巨型锥体细胞和其他锥体细胞，发出的纤维组成下行纤维束，因大部分纤维通过延髓锥体故名锥体束；下运动神经元胞体即脑神经运动核及脊髓前角运动细胞。锥体系包括皮质核（脑干）束和皮质脊髓束。

扫码"看一看"

（一）皮质核束

上运动神经元胞体位于大脑皮质中央前回下 1/3，发出的纤维组成皮质核束，经内囊下行至脑干，陆续止于双侧脑神经运动核（图 22-5），但面神经核的下部（支配睑裂以下面肌）和舌下神经核（支配舌内、外肌）只接受对侧皮质核束的纤维。下运动神经元胞体即脑神经运动核，发出的纤维随脑神经分布到头、颈、咽和喉的骨骼肌。

考点提示

由于面神经核下半部分及舌下神经核只接收对侧皮质核束的支配，因此，一侧皮质核束损伤，只表现为对侧睑裂以下面肌和对侧舌肌痉挛性瘫痪。

一侧皮质核束或相应的上运动神经元损伤时，对侧睑裂以下面肌和对侧舌肌痉挛性瘫痪，表现为对侧鼻唇沟消失，口角低垂，流涎，不能鼓腮，面歪向病灶侧；伸舌时舌尖偏向病灶对侧，但舌肌不萎缩，称核上瘫。一侧面神经核或面神经损伤，可导致病灶侧面肌全瘫，表现为额纹消失，不能闭眼、口角下垂、鼻唇沟消失等；一侧舌下神经核或舌下神经受损，可导致病灶侧舌瘫痪，表现为伸舌时舌尖偏向患侧，伴舌肌萎缩。两者统称核下瘫（图 22-6）。

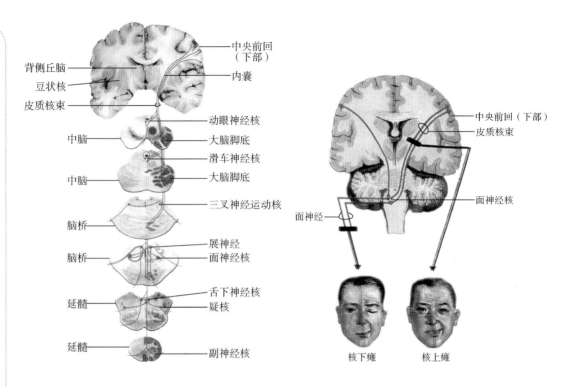

图22-5　皮质核束与脑神经运动核的联系　　　图22-6　核上瘫和核下瘫

（二）皮质脊髓束

上运动神经元胞体位于中央前回上2/3和中央旁小叶前部，发出的纤维组成皮质脊髓束，经内囊下行聚成延髓锥体。在锥体交叉处，大部分纤维左、右相互交叉，交叉后的纤维称皮质脊髓侧束，走在脊髓外侧索内；不交叉的纤维称皮质脊髓前束，走在脊髓前索内。皮质脊髓束双侧控制支配躯干肌的脊髓前角运动细胞，对侧控制支配上、下肢肌的脊髓前角运动细胞（图22-7）。下运动神经元胞体即脊髓前角内的运动细胞，发出的纤维随脊神经支配躯干和四肢的骨骼肌。

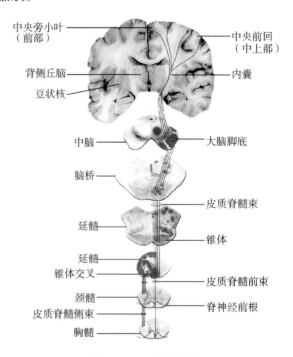

图22-7　皮质脊髓束

　　锥体系的任何部位损伤都可引起支配区的随意运动障碍（瘫痪）。上、下神经元损伤后的临床表现相同（表22-1）。

表 22-1　上运动神经元和下运动神经元损伤后瘫痪表现的区别

	上运动神经元（硬）瘫	下运动神经元（软）瘫
损害部位	皮质运动区	脊髓前角运动神经元，脑干躯体运动核及其轴突
瘫痪范围	较广泛，全身肌群	较局限，单一或几块肌
肌萎缩	无或失用性肌萎缩	明显，早期即可出现
肌张力	增高，呈折刀样	减低
反射	腱反射亢进，浅反射消失	腱反射、浅反射均消失
病理反射	有	无
肌纤维颤动	无	有

二、锥体外系

　　锥体系以外的控制骨骼肌运动的下行纤维束称锥体外系，主要功能是调节肌紧张，协调肌群的运动，维持体态姿势和习惯性动作（如走路时双臂自然协调的摆动，就是锥体外系协调作用的结果），以协助锥体系完成精细的随意运动。

　　锥体外系包括大脑皮质、纹状体、背侧丘脑、底丘脑、红核、黑质、脑桥核、前庭神经核、小脑和脑干网状结构等以及它们的纤维联系。

本章小结

感觉传导通路

传导通路	感受器	第一节神经元	第二节神经元	交叉部位	第三节神经元	内囊部位	大脑皮质
本体感觉与精细触觉	肌、腱、关节感受器及皮肤的触压觉感受器	脊神经节	薄束核 楔束核	延髓	背侧丘脑腹后外侧核	内囊后肢	中央后回上2/3和中央旁小叶后部
躯干、四肢痛温度、粗略触觉和压觉	躯干和四肢皮肤的痛、温度粗触觉感受器	脊神经节	脊髓后角联络神经元	脊髓	背侧丘脑腹后外侧核	内囊后肢	中央后回上2/3和中央旁小叶后部
头面部的痛温觉、触压觉	头面部的皮肤和黏膜	三叉神经节	三叉神经中脑核和三叉神经脊束核	延髓	背侧丘脑腹后内侧核	内囊后肢	中央后回下1/3躯体
视觉	感光细胞	双极细胞	节细胞	视神经交叉	外侧膝状体	内囊后肢	枕叶距状沟上下缘

运动传导通路

传导通路	上运动神经元	传导束	下运动神经元	神经	效应器
锥体束	中央前回下 1/3	皮质核束	脑神经运动核（躯体运动和特殊内脏运动）	Ⅲ、Ⅳ、Ⅴ、Ⅵ、Ⅶ、Ⅸ、Ⅹ、Ⅺ、Ⅻ脑神经	眼外肌、咀嚼肌、面肌、咽喉肌、胸锁乳突肌、斜方肌及舌肌等。
	中央前回上 2/3 和中央旁小叶前部	皮质脊髓束	脊髓前角运动神经元	脊神经	躯干及四肢骨骼肌

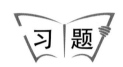

习 题

扫码"练一练"

一、选择题

1. 楔束

    A. 传导对侧下半身的意识性本体觉和精细触觉冲动

    B. 传导对侧上半身的意识性本体觉和精细触觉冲动

    C. 传导同侧上半身的意识性本体觉和精细触觉冲动

    D. 传导同侧下半身的意识性本体觉和精细触觉冲动

    E. 传导同侧上半身痛、温觉和粗糙触觉冲动

2. 皮质脊髓侧束

    A. 传导痛、温觉冲动   B. 传导本体感觉冲动

    C. 传导内脏运动冲动   D. 传导躯体运动冲动

    E. 传导对侧躯体的深感觉

3. 视觉传导通路的第一神经元是

    A. 视网膜的节细胞   B. 视网膜的双极细胞

    C. 视锥细胞   D. 视杆细胞

    E. 外侧膝状体

4. 传导头面部痛温觉和触压觉的是

    A. 内侧丘系   B. 外侧丘系   C. 三叉丘系

    D. 脊髓丘系   E. 锥体系

5. 视交叉中间部损伤，可致视野

    A. 单眼偏盲   B. 双眼颞侧半偏盲   C. 双眼鼻侧半偏盲

    D. 双眼对侧同向性偏盲   E. 双眼全盲

6. 一侧视束损伤，可致视野

    A. 单眼偏盲   B. 双眼颞侧半偏盲

    C. 双眼鼻侧半偏盲   D. 双眼对侧同向性偏盲

    E. 双眼全盲

7. 关于硬瘫描述错误的是

A.为上位运动神经损伤　　B.肌萎缩无或失用性萎缩

C.肌萎缩明显　　　　　　D.肌张力增高

E.腱反射亢进

8.关于软瘫描述错误的是

A.为下位运动神经损伤　　B.无肌萎缩或失用性萎缩

C.肌萎缩明显　　　　　　D.肌张力减低

E.腱反射消失

9.关于面肌核上瘫描述错误的是

A.为上运动神经元损伤　　B.患者额纹消失

C.对侧鼻唇沟消失　　　　D.口角向患侧偏斜

E.对侧额纹消失

10.关于舌肌核下瘫描述错误的是

A.为舌下神经核或舌下神经受损

B.患侧舌肌萎缩

C.对侧舌肌萎缩

D.伸舌时，舌尖偏向患侧

E.舌肌无萎缩

二、思考题

1.手接触高温物体后回缩，请描述传导通路的组成。

2.患者左侧动眼神经受损，请描述患者的视觉、眼球运动和瞳孔对光反射有何改变。

（韩中保）

第二十三章 脑和脊髓的被膜、血管及脑脊液循环

📖 **学习目标**

1.**掌握** 脊髓被膜的层次结构及其腔隙的特点、临床意义；颈内动脉和椎－基底动脉的行程及主要分布；豆纹动脉的特点及临床意义；脑脊液的产生及循环途径。

2.**熟悉** 硬脑膜形成的结构及硬脑膜窦的名称、位置；海绵窦的位置及穿行结构；大脑动脉环的构成及临床意义；蛛网膜粒和蛛网膜下池的位置及临床意义。

3.**了解** 脑的静脉回流。

第一节 脑和脊髓的被膜

脑和脊髓的表面包有三层被膜，三层被膜相互连续，由外向内依次为硬膜、蛛网膜和软膜，有支持、保护脑和脊髓的作用。

一、脊髓的被膜

（一）硬脊膜

硬脊膜（图23-1）由致密结缔组织构成，厚而坚韧，包裹着脊髓。上端附于枕骨大孔边缘，与硬脑膜相延续；下部在第2骶椎水平逐渐变细，包裹马尾；末端附于尾骨。硬脊膜与椎管内面的骨膜之间的疏松间隙称硬膜外隙，内含疏松结缔组织、脂肪、淋巴管和静脉丛，此隙略呈负压，有脊神经根通过。临床上进行硬膜外麻醉，就是将药物注入此隙，以阻滞脊神经根内的神经传导。在硬脊膜与脊髓蛛网膜之间有潜在的硬膜下隙。硬脊膜在椎间孔处与脊神经的外膜相延续。

（二）脊髓蛛网膜

脊髓蛛网膜为半透明的薄膜，位于硬脊膜与软脊膜之间，与脑蛛网膜相延续。脊髓蛛网膜与软脊膜之间有较宽阔的间隙称蛛网膜下隙，两层间有许多结缔组织小梁相连，隙内充满清亮的脑脊液。蛛网膜下隙

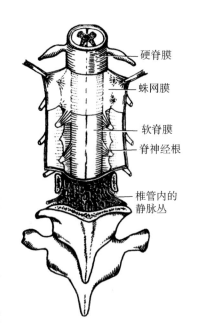

图23-1 脊髓的被膜

的下部，自脊髓下端至第2骶椎水平扩大，称为终池，内有马尾。因此临床上常在第3、4或第4、5腰椎间进行腰椎穿刺，以抽取脑脊液或注入药物而不伤及脊髓。脊髓蛛网膜下隙向上与脑蛛网膜下隙相通。

📖 **考点提示**

成人脊髓末端平第1腰椎，故临床腰椎穿刺常在第3、4或第4、5腰椎间进行。

（三）软脊膜

软脊膜薄而富有血管，紧贴脊髓表面，并延伸至脊髓的沟裂中，在脊髓下端移行为终丝。

二、脑的被膜

（一）硬脑膜

硬脑膜（图23-2 ～图23-6）坚韧而有光泽，由两层合成，外层兼具颅骨内骨膜的作用，内层较外层坚厚，两层之间有丰富的血管和神经。硬脑膜与颅盖骨连接疏松，易于分离，当硬脑膜血管损伤时，可在硬脑膜与颅骨之间形成硬膜外血肿。硬脑膜在颅底处则与颅骨结合紧密，故颅底骨折时，易将硬脑膜与脑蛛网膜同时撕裂，使脑脊液外漏。如颅前窝骨折时，脑脊液可流入鼻腔，形成鼻漏。硬脑膜在脑神经出颅处移行为神经外膜，在枕骨大孔的周围与硬脊膜相延续。

扫码"看一看"

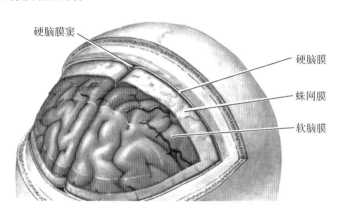

图 23-2 脑的被膜

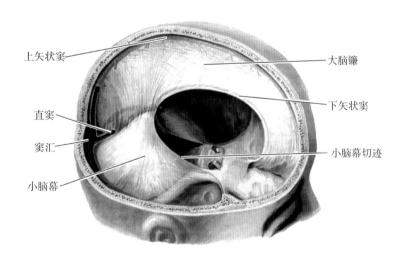

图 23-3 硬脑膜及其形成的结构

硬脑膜不仅包被在脑的表面，而且其内层折叠形成若干板状突起，深入脑各部之间，以更好地保护脑。这些由硬脑膜形成的特殊结构有：

1.大脑镰 呈镰刀形，伸入两侧大脑半球之间，后端连于小脑幕的上面，下缘游离于胼胝体上方。

2.小脑幕 形似幕帐，伸入大脑和小脑之间。后外侧缘附于枕骨横沟和颞骨岩部上缘，前内缘游离形成幕切迹。切迹与鞍背形成一环形孔，内有中脑通过。小脑幕将颅腔不完全地分隔成上下两部。当上部颅脑病变引起颅内压增高时，位于小脑幕切迹上方的海马旁回和钩可能被挤入小脑幕切迹，形成小脑幕切迹疝而压迫大脑脚和动眼神经。

3.小脑镰 自小脑幕下面正中伸入两小脑半球之间。

4.硬脑膜窦 硬脑膜的某些部位内、外两层分开，内衬内皮细胞，形成特殊的颅内静脉管道，称硬脑膜窦。较大的硬脑膜窦有：上矢状窦、横窦、乙状窦和海绵窦等。硬脑膜窦收集脑的静脉血经乙状窦入颈内静脉（图23-3、图23-4）。

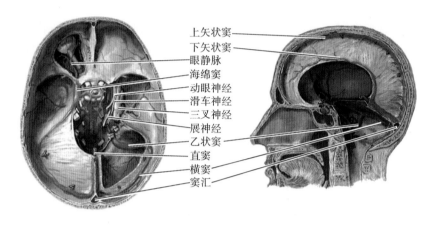

图 23-4　硬脑膜窦

海绵窦（图23-4、图23-5）位于蝶鞍两侧，为硬脑膜两层间的不规则腔隙，形似海绵，故得名，两侧海绵窦借横支相连。窦内有颈内动脉和展神经通过，在窦的外侧壁内，自上而下有动眼神经、滑车神经、眼神经（V1）和上颌神经（V1）通过。

海绵窦与周围的静脉有广泛联系和交通：

$$下矢状窦 \longrightarrow 直窦 \xrightarrow{\quad上矢状窦\quad} 窦汇 \longrightarrow 横窦 \longrightarrow 乙状窦 \longrightarrow 颈内静脉$$

海绵窦 → 岩上窦 ⤴

海绵窦 → 岩下窦 ⤴

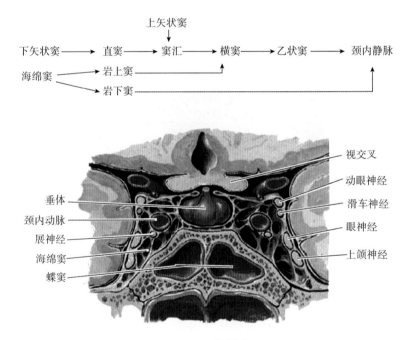

图 23-5　海绵窦

海绵窦血栓形成

多由眶周、鼻部及面部的化脓性感染或全身性感染所致。病变累及一侧或两侧海绵窦。急性起病，发热头痛、恶心呕吐、意识障碍等感染中毒症状。眼眶静脉回流障碍可致眶周、眼睑、结膜水肿和眼球突出。动眼神经、滑车神经、展神经和三叉神经第1、2支受损，瞳孔散大、对光反射消失、眼睑下垂、复视、眼球向各个方向运动受限或固定、三叉神经第1、2支分布区痛觉减退、角膜反射消失等。颈内动脉海绵窦段感染和血栓形成，出现颈动脉触痛及颈内动脉闭塞的临床表现，如对侧偏瘫和偏身感觉障碍，并发脑膜炎。

（二）脑蛛网膜

脑蛛网膜薄而透明，缺乏血管和神经，与硬脑膜之间有硬膜下隙，与软脑膜之间有蛛网膜下隙，内充满脑脊液，此隙向下与脊髓蛛网膜下隙相通。脑蛛网膜除在大脑纵裂和大脑横裂处以外，均跨越脑的沟裂而不伸入沟内，故蛛网膜下隙的大小不一，此隙在某些部位扩大称蛛网膜下池。在小脑与延髓之间有小脑延髓池，临床上可在此进行穿刺，抽取脑脊液进行检查。此外，在视交叉前方有交叉池，两大脑脚之间有脚间池，脑桥腹侧有桥池，胼胝体压部与小脑上面之间有上池，松果体突入此池。蛛网膜靠近硬脑膜，特别是在上矢状窦处形成许多绒毛状突起，突入上矢状窦内，称蛛网膜粒（图23-6）。脑脊液经这些蛛网膜粒渗入硬脑膜窦内，回流入静脉。

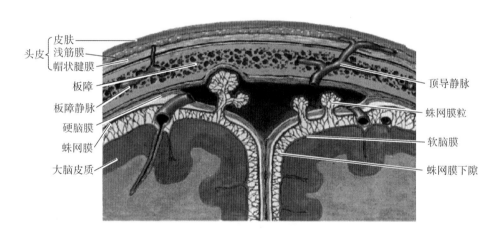

图23-6 脑的被膜、蛛网膜粒和硬脑膜窦

（三）软脑膜

软脑膜薄而富有血管，覆盖于脑的表面并深入沟、裂内。在脑室的一定部位，软脑膜及其血管与该部位的室管膜上皮共同构成脉络组织，某些部位，脉络组织的血管反复分支成丛，连同其表面的软脑膜和室管膜上皮一起突入脑室，形成脉络丛，是产生脑脊液的主要结构。

第二节　脑和脊髓的血管

案例讨论

[案例] 患者，女性，42岁。3天前突发剧烈头痛，继而嗜睡、神志恍惚，被家人急送医院。经腰穿和头部 CT 检查，提示可能为蛛网膜下隙出血。医生立即在全麻下为患者进行了脑血管造影，确诊为左侧大脑后动脉起始部动脉瘤破裂，随之为其进行了急诊介入栓塞术。

[讨论]

1. 腰穿从皮下到蛛网膜下隙穿过了哪些结构？

2. 介入手术从颈总动脉插管经过了哪些动脉才能到达病变部位实行栓塞？

3. 栓塞手术后左侧大脑后动脉中的血液主要从何处而来？

一、脑的血管

（一）脑的动脉

脑的动脉来源于颈内动脉和椎动脉（图23-7）。以顶枕裂为界，大脑半球的前2/3和部分间脑由颈内动脉分支供应，大脑半球后1/3及部分间脑、脑干和小脑由椎动脉供应。故可将脑的动脉归纳为颈内动脉系和椎-基底动脉系。此两系动脉在大脑的分支可分为皮质支和中央支，前者营养大脑皮质及其深面的髓质，后者供应基底核、内囊及间脑等。

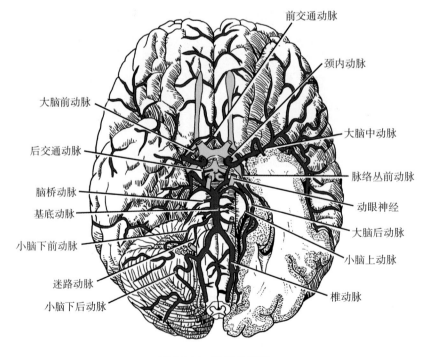

图 23-7　脑底的动脉

1.颈内动脉　起自颈总动脉，自颈部向上至颅底，经颞骨岩部的颈动脉管进入颅内，紧贴海绵窦的内侧壁向前上，至前床突的内侧又向上弯转并穿出海绵窦而分支。故颈内动脉按其行程可分为4段：颈部、岩部、海绵窦部和前床突上部。其中海绵窦部和前床突上部合称虹吸部，常呈"U"形或"V"形弯曲，是动脉硬化的好发部位。颈内动脉在穿出海绵窦处发出眼动脉，颈内动脉供应脑部的主要分支有：

（1）大脑前动脉　在视神经上方向前内行，进入大脑纵裂，与对侧的同名动脉借前交通动脉相连，然后沿胼胝体沟向后行（图23-8）。皮质支分布于顶枕沟以前的半球内侧面、额叶底面的一部分和额、顶两叶上外侧面的上部；中央支自大脑前动脉的近侧段发出，经前穿支入脑实质，供应尾状核、豆状核前部和内囊前肢。

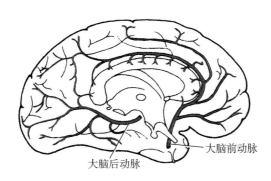

图 23-8　大脑半球内侧面的动脉

（2）大脑中动脉　可视为颈内动脉的直接延续，向外行进入外侧沟内，分为数支皮质支，营养大脑半球上外侧面的大部分和岛叶（图23-9、图23-10），其中包括躯体运动中枢、躯体感觉中枢和语言中枢。若该动脉发生阻塞，将出现严重的功能障碍。大脑中动脉途经前穿支时，发出一些细小的中央支，又称豆纹动脉，垂直向上进入脑实质，营养尾状核、豆状核、内囊前肢上部、内囊膝和后肢的前上部（图23-10）。豆纹动脉行程呈"S"形弯曲，因血流动力学关系，在高血压动脉硬化时容易破裂（故又名出血动脉）而导致脑溢血，出现严重的功能障碍。

> **考点提示**
> 硬脑膜血管损伤可致硬膜外血肿，脑动脉皮质支损伤可致硬膜下血肿，豆纹动脉损伤可致至脑内血肿。

（3）脉络丛前动脉　沿视束下面向后外行，经大脑脚与海马回钩之间进入侧脑室下脚，终止于脉络丛。沿途发出分支供应外侧膝状体、内囊后肢的后下部、大脑脚底的中1/3及苍白球等结构。此动脉细小且行程又长，易被血栓阻塞。

（4）后交通动脉　在视束下面行向后，与大脑后动脉吻合，是颈内动脉系与椎－基底动脉系的吻合支。

2.椎－基底动脉　起自锁骨下动脉第1段，穿第6至第1颈椎横突孔，经枕骨大孔进入颅腔，入颅后，左、右椎动脉逐渐靠拢，在脑桥与延髓交界处合成一条基底动脉，后者沿脑桥腹侧的基底沟上行，至脑桥上缘分为左、右大脑后动脉两大终支。

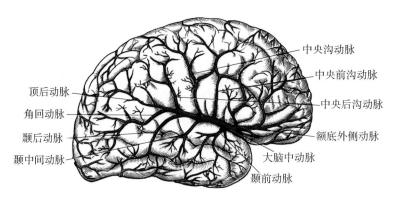

图 23-9　大脑半球上外侧面的动脉

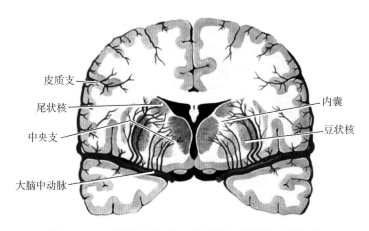

图 23-10　大脑半球中部、纹状体和内囊的动脉分布

（1）小脑下后动脉　是椎动脉最大的分支，通常平橄榄下端附近发出，向后外行经延髓与小脑扁桃体之间，行程弯曲，供应小脑下面后部和延髓后外侧部。该动脉行程弯曲，易发生栓塞而出现同侧面部浅感觉障碍，对侧躯体浅感觉障碍（交叉性麻痹）和小脑共济失调等。该动脉还发出脉络膜支组成第4脑室脉络丛。

（2）大脑后动脉　是基底动脉的终末分支，绕大脑脚向后，沿海马回钩转至颞叶和枕叶内侧面。皮质支分布于颞叶的内侧面和底面及枕叶，中央支由起始部发出，经脚间窝入脑实质，供应背侧丘脑、内外侧膝状体、下丘脑和底丘脑等。大脑后动脉起始部与小脑上动脉根部之间夹有动眼神经，当颅内高压时，海马旁回钩移至小脑幕切迹下方，使大脑后动脉向下移位，压迫并牵拉动眼神经，可导致动眼神经麻痹。

3.大脑动脉环（Willis环）　由两侧大脑前动脉起始段、两侧颈内动脉末端、两侧大脑后动脉借前、后交通动脉连通而共同组成。位于脑底下方，蝶鞍上方，环绕视交叉、灰结节及乳头体周围。此环使两侧颈内动脉系与椎-基底动脉系相交通。在正常情况下大脑动脉环两侧的血液不相混合，而是作为一种代偿的潜在装置。当此环的某一处发育不良或被阻断时，可在一定程度上通过大脑动脉环使血液重新分配和代偿，以维持脑的血液供应。不正常的动脉环易出现动脉瘤，前交通动脉和大脑前动脉的连结处是动脉瘤的好发部位。

（二）脑的静脉

主要收集脑和眼的静脉血，最后汇入颈内静脉。

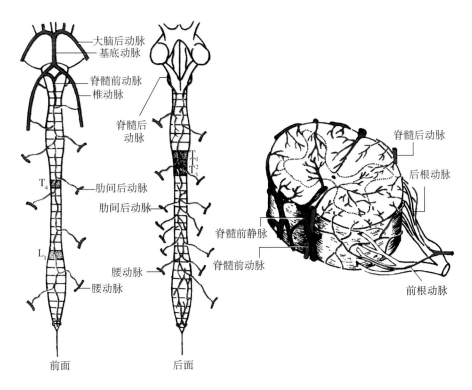

前面　　　　　后面

图 23-11　脊髓的动脉

二、脊髓的血管

（一）动脉

脊髓的动脉包括从椎动脉发出的一条脊髓前动脉、两条脊髓后动脉以及从降主动脉发出的节段性动脉等（图23-11）。

（二）静脉

脊髓的静脉血集中于脊髓前、后静脉，再注入硬膜外隙内的静脉丛。

第三节　脑脊液及其循环

脑脊液是充满脑室系统、蛛网膜下隙和脊髓中央管内的无色透明液体，内含各种浓度不等的无机离子、葡萄糖、微量蛋白和少量淋巴细胞，功能上相当于外周组织中的淋巴，对中枢神经系统起缓冲、保护、运输代谢产物和调节颅内压等作用。脑脊液总量在成人平均约150ml，它处于不断产生、循环和回流的平衡状态，其循环途径：脑脊液主要由脑室脉络丛产生，少量由室管膜上皮和毛细血管产生。由侧脑室脉络丛产生的脑脊液经室间孔流至第三脑室，与第三脑室脉络丛产生的脑脊液一起，经中脑水管流入第四脑室，再汇合第四脑室脉络丛产生的脑脊液一起经第四脑室正中孔和两个外侧孔流入蛛网膜下隙，然后，脑脊液再沿蛛网膜下隙流向大脑背面，经蛛网膜粒渗透到硬脑膜窦（主要是上矢状窦）内，回流入血液中。若在脑脊液循环途径中发生阻塞，可导致脑积水和颅内压升高，使脑组织受压移位，甚至形成脑疝而危及生命。此外，有少量脑脊液可经室管膜上皮、蛛网膜下隙的毛细血管、脑膜的淋巴管和脑、脊神经周围的淋巴管回流（图23-12）。

扫码"看一看"

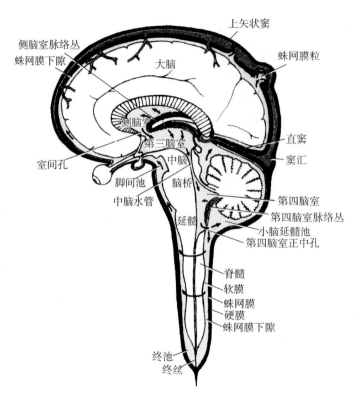

图 23-12　脑脊液循环模式图

知识链接

脑积水

　　当脑脊液循环障碍时，可使脑脊液在颅腔内过多蓄积，其部位常发生在脑室，也可发生在蛛网膜下隙，统称为脑积水。儿童脑积水分为先天性脑积水和获得性脑积水；成人脑积水可分为高颅压性脑积水和正常颅压脑积水。脑积水可使颅腔内压增高，致使脑组织受压移位而形成脑疝；发生脑室或蛛网膜下隙的扩大，导致脑皮质萎缩，从而出现不同程度的精神和神经障碍。

本章小结

```
          ┌ 硬脊膜：硬膜外隙
脊髓被膜  ┤ 脊髓蛛网膜：蛛网膜下隙
          └ 软脊膜

          ┌          ┌ 大脑镰
          │ 硬脑膜   ┤ 小脑幕：小脑幕切迹疝
          │          └ 硬脑膜窦：上矢状窦、窦汇、下矢状窦、直窦、横窦、乙状窦、海绵窦
脑被膜    ┤
          │ 脑蛛网膜：蛛网膜下池（脑池），蛛网膜粒
          └ 软脑膜：脉络丛
```

脑的动脉分布

	主要分支		分布
颈内 动脉	大脑前动脉	皮支	顶枕沟以前的大脑半球内侧面、额叶底面一部分、顶叶上外侧的上部 尾状核、豆状核前部和内囊前肢下部
	大脑中动脉	中央支	大脑半球上外侧面的大部分和岛叶（躯体运动中枢、躯体感觉中枢和语言中枢）
	脉络丛前动脉	皮支	（又称豆纹动脉）尾状核、豆状核、内囊膝和后肢的前部
	后交通支	中央支	外侧膝状体、内囊后肢的后下部、大脑脚底的中 1/3 及苍白球等
椎 – 基底 动脉	小脑下后动脉	皮支	小脑下面后部和延髓后外侧部 颞叶的内侧面和底面及枕叶
	大脑后动脉	中央支	背侧丘脑、内外侧膝状体、下丘脑和底丘脑等
	小脑上动脉		小脑的上面

脑脊液循环

室间孔　　　　中脑水管　　　1个正中孔

左、右侧脑室 ⟶ 第三脑室 ⟶ 第四脑室 ⟶ 蛛网膜下隙 ⟶ 蛛网膜粒 ⟶ 上矢状窦 ⟶ 颈内静脉

2个外侧孔

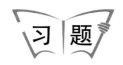

习题

一、选择题

1.关于硬膜外隙描述错误的是

　A.于硬脊膜与软脊膜之间

　B.呈负压

　C.于硬脊膜与骨膜及黄韧带之间

　D.内有脊神经通过

　E.此隙与颅腔不相交通

2.关于蛛网膜下隙描述错误的是

　A.内有脑脊液

　B.于硬脊膜与蛛网膜之间

　C.于蛛网膜与软脊髓之间

　D.不呈负压

　E.马尾于蛛网膜下隙的下部

3.硬脑膜描述错误的是

　A.由两层构成

　B.硬脑膜与颅顶骨连接疏松

　C.硬膜脑与颅底骨结合紧密

　D.硬脑膜与颅顶、颅底骨连接疏松

　E.硬脑膜在某些部位内、外层分开，形成硬脑膜窦

4.下列哪一个结构不是硬脑膜形成的

扫码"练一练"

A.大脑镰　　　　　　　B.小脑幕　　　　　　　C.蛛网膜粒

D.硬脑膜窦　　　　　　E.小脑镰

5.豆纹动脉供给不包括

A.背侧丘脑　　　　　　B.尾状核　　　　　　　C.豆状核

D.内囊膝　　　　　　　E.内囊前肢上部

6.关于椎动脉供给描述错误的是

A.大脑半球后1/3　　　B.小部分间脑　　　　　C.脑干

D.小脑　　　　　　　　E.大部分间脑

7.不经过海绵窦的结构是

A.颈内动脉　　　　　　B.展神经　　　　　　　C.颈内静脉

D.动眼神经　　　　　　E.滑车神经

8.关于硬脑膜窦描述错误的是

A.管壁无平滑肌　　　　　　B.管壁内衬内皮细胞

C.内含静脉血　　　　　　　D.为硬脑膜在某些部位的内、外层分开形成

E.管壁有少量平滑肌

9.不参与大脑动脉环构成的是

A.大脑前动脉　　　　　　B.前、后交通支　　　　C.颈内动脉末端

D.小脑上动脉　　　　　　E.大脑后动脉

10.关于脑脊液描述错误的是

A.由各脑室的脉络丛产生

B.充满于脑室系统、硬膜外隙和脊髓中央管

C.无色透明

D.充满于脑室系统、蛛网膜下隙和脊髓中央管

E.最终返回静脉

二、思考题

1.硬膜外隙与蛛网膜下隙的特点及临床麻醉施行穿刺的部位、层次及注意事项。

2.临床上常见的脑溢血和脑梗死的病变血管及临床表现。

3.描述脑脊液的产生和循环途径。

（韩中保）

第八篇　人体胚胎学概要

第二十四章　人体胚胎早期发育

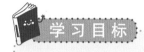

学习目标

   1. 掌握　受精、植入的概念；胚泡的结构；三胚层的形成与分化；胎盘的结构与功能；胎膜的组成；先天畸形的发生原因。

   2. 熟悉　生殖细胞的发育和成熟；二胚层胚盘的形成；胎膜的功能；致畸敏感期。

   3. 了解　蜕膜形成；胚体的形成；双胎与多胎。

   人体胚胎学是研究人体出生前的发生、发育过程及其规律的一门科学，由胚胎发育异常引起的先天性畸形也是人体胚胎学的重要研究内容。人胚胎在母体内发育是一个连续而复杂的过程，经历38周（约266天）。可分为两个时期：①胚期，从受精卵形成到第8周末，包括受精、卵裂、胚层形成和器官原基的建立；②胎期，从第9周至出生，此期胎儿逐渐长大，各器官的结构和功能逐渐完善。

第一节　生殖细胞与受精

一、生殖细胞

   生殖细胞又称配子，包括精子和卵子。在其发生过程中经过两次减数分裂形成单倍体，染色体数目为23条，其中22条是常染色体，1条是性染色体（图24-1）。

   （一）精子的成熟和获能

   精子在生精小管内发生，转运至附睾时，在附睾液的作用下精子获得运动能力，达到功能上的成熟。精子在附睾内贮存及在男性生殖管道运行过程中，精液内有一种糖蛋白黏附于精子头部，阻止了顶体酶的释放，因此，射出的精子虽有运动能力，却无受精能力。精子在女性生殖管道运行过程中，精子头部的糖蛋白被子宫和输卵管上皮细胞分泌的酶降解，从而使精子获得受精能力，此现象称获能。精子在女性生殖管道内的受精能力一般可维持1天。目前已可以将某些特殊物质加入精液内，使精子在体外获能。

（二）卵子的发生和成熟

卵子发生于卵巢中的卵泡，成熟于受精过程。胎儿期卵巢中的卵原细胞全部分化为初级卵母细胞，并开始第一次成熟分裂，但停止在分裂前期。进入青春期，在垂体促性腺激素的作用下，初级卵母细胞分期分批地发育，于排卵前完成第一次减数分裂，生成次级卵母细胞，随即开始第二次成熟分裂并停止在分裂中期。从卵巢排出的次级卵母细胞随卵泡液流入输卵管，在受精时才完成第二次减数分裂而变为成熟的卵子。若未受精，卵细胞则不能成熟，于排卵后12～24小时退化消失。

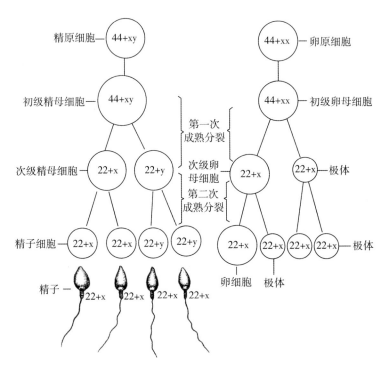

图 24-1　精子和卵子发生

二、受精

成熟的精子与卵子结合形成受精卵的过程，称受精。受精部位多在输卵管壶腹部。成年男性一次可排出3亿～5亿个精子，其中有300～500个强壮的精子到达输卵管壶腹部。

（一）受精过程

大量获能的精子接触到卵子周围的放射冠时，即开始释放顶体酶，先解离放射冠，继而溶解透明带，形成只能容许一个精子穿过的通道，使精子与卵子直接接触，两者的细胞膜融合，随即精子的胞质与胞核进入卵子内。在精-卵质膜接触的瞬间，次级卵母细胞活化，卵皮质颗粒释放，水解透明带的精子受体，使透明带结构发生变化，阻止了其他精子穿越，保证了单精受精，这一过程称透明带反应。

精子的穿越激发次级卵母细胞启动并完成第二次成熟分裂，形成1个卵子和1个第二极体。此时精子和卵子的细胞核膨大，分别称为雄原核和雌原核。2个原核相互靠拢，核膜消失，染色体混合，形成二倍体的受精卵，又称合子（图24-2）。

考点提示
受精是成熟的精子与卵子结合形成受精卵的过程。

扫码"看一看"

（二）受精的意义

受精启动了细胞分裂；精子与卵子的结合，恢复了细胞的二倍体核型；同时，来自双亲的遗传物质随机组合，加之生殖细胞在成熟分裂时曾发生染色体联合和片段交换，因而由受精卵发育来的新个体既维持了双亲遗传特点，又具有与亲代不完全相同的形状。受精决定遗传性别，带有 Y 染色体的精子与卵子结合，发育为男性；带有 X 染色体的精子与卵子结合，发育为女性。

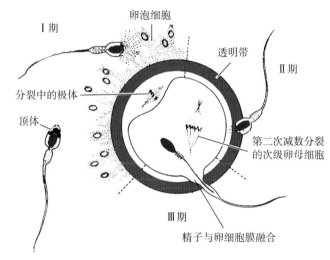

图 24-2 受精过程

第二节 植入前的发育

一、卵裂

受精卵形成后，在细胞分裂的同时逐步向子宫腔方向运行。受精卵外包透明带，细胞在分裂间期无生长过程，随着细胞数目的增加，细胞体积逐渐变小，这种特殊的有丝分裂，称卵裂。卵裂产生的子细胞，称卵裂球。受精后第3天时，形成一个含12～16个卵裂球的实心细胞团，称桑葚胚（图24-3）。在卵裂的同时，由于输卵管平滑肌的节律性收缩，黏膜上皮细胞纤毛摆动和输卵管腔内液体的流动，使受精卵逐渐向子宫方向移动，于受精后第4天到达子宫腔。

扫码"看一看"

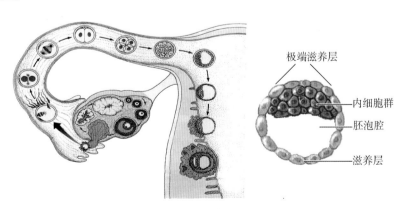

图 24-3 排卵、受精与植入过程及胚泡结构

二、胚泡形成

桑葚胚细胞继续分裂，当卵裂球增至100个左右时，细胞间开始出现小的腔隙，后来融合成一个大腔，称胚泡腔。此时，实心的桑葚胚变为中空的泡状，称胚泡。胚泡壁为一层扁平细胞，与吸收营养有关，称滋养层；腔内一侧的细胞团称内细胞群，内细胞群的细胞即为胚胎干细胞，将来分化为胚胎的各种组织和器官系统。覆盖在内细胞群外面的滋养层，称极端滋养层（图24-3）。胚泡于受精后第4天形成并到达子宫腔，胚泡不断增大，第4天末透明带变薄、消失，胚泡逐渐与子宫内膜互相识别、接触，开始植入。

考点提示

胚泡包括内细胞群、滋养层和胚泡腔。

知识链接

胚胎干细胞

胚胎干细胞是从胚泡的内细胞群或胎儿原始生殖细胞中经分离、体外分化培养得到的具有发育全能性的一类干细胞。具有体外培养无限增殖、自我更新和多向分化的特性。胚胎干细胞成为早期胚胎发生、组织分化、基因表达调控等发育生物学基础研究的理想模型和工具，也是进行动物胚胎工程开发和用于治疗各种疾病，修复受损伤的组织和器官的重要途径，具有广泛的应用前景。

第三节　植入和植入后的发育

一、植入

胚泡埋入子宫内膜功能层的过程称植入，又称着床。植入于受精后第5～6天开始，第11～12天完成。在胚泡植入子宫内膜的过程中，子宫内膜及胚泡均发生迅速的分化与发育。

（一）植入过程

胚泡第4天到达子宫腔，随后透明带变薄、消失，外露的极端滋养层与子宫内膜接触，并分泌蛋白酶将子宫内膜溶解出一个缺口，胚泡逐渐埋入子宫内膜功能层，当胚泡全部埋入子宫内膜后，缺口修复，植入完成（图24-4）。

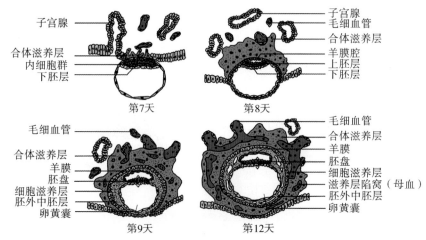

图24-4　植入过程

"试管婴儿"技术

　　"试管婴儿"即体外授精－胚胎移植技术，是卵子和精子经体外受精，培养至2～8个卵裂球时再移植到女性子宫内着床，发育成胎儿，直至成熟分娩。它不仅是不孕不育症治疗史上的里程碑，而且在生殖医学、胚胎学、遗传学、分子生物学等基础研究具有广阔的前景，对计划生育和优生具有重要意义。试管婴儿技术是一项影响深远的技术，为人类辅助生育技术带来了重大变革。2010年诺贝尔生理学或医学奖授予了"试管婴儿之父"罗伯特－爱德华兹。

（二）植入部位

　　通常在子宫体或底部。若植入近子宫颈处并形成胎盘，称前置胎盘。前置胎盘于妊娠晚期易发生胎盘早剥而导致大出血，于分娩时可阻塞产道，导致胎儿娩出困难。胚泡在子宫以外部位植入，称宫外孕，常见于输卵管，也可发生于腹膜腔、肠系膜、卵巢等处（图24-5）。宫外孕的胚胎多数因营养供应不良早期死亡，少数植入输卵管的胚胎发育到较大后，引起输卵管破裂，导致母体严重内出血。

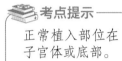

考点提示

正常植入部位在子宫体或底部。

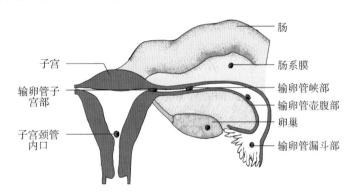

图24-5　异常植入部位

肠
子宫
肠系膜
输卵管子宫部
输卵管峡部
输卵管壶腹部
卵巢
子宫颈管内口
输卵管漏斗部

（三）植入条件

　　正常植入需要同时满足以下条件：①子宫内环境正常；②雌激素、孕激素分泌正常；③胚泡准时进入子宫腔，透明带及时溶解消失；④子宫内膜发育阶段与胚泡发育同步。

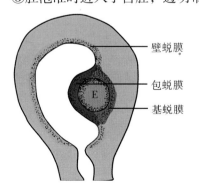

壁蜕膜
包蜕膜
E
基蜕膜

图24-6　蜕膜与胚的关系

二、蜕膜形成

　　植入后，分泌期子宫内膜进一步增厚，血液供应更加丰富，腺体分泌更旺盛，基质细胞变肥大并含丰富的糖原和脂滴，子宫内膜的这些变化称蜕膜反应。发生了蜕膜反应的子宫内膜，称蜕膜。依据蜕膜与胚的关系，蜕膜分3部分：位于胚深部的蜕膜称基蜕膜，将来参与胎盘形成；覆盖在胚宫腔侧的为包蜕膜；其余部分的蜕膜称壁蜕膜。壁蜕膜与包蜕膜之间为子宫腔（图24-6）。

三、二胚层胚盘及三胚层胚盘

（一）二胚层胚盘及相关结构的发生

1. 滋养层的分化 植入过程中，极端滋养层迅速增生，滋养层增厚并分化为两层。外层细胞相互融合，细胞界限消失，称合体滋养层；内层细胞界限清楚，称细胞滋养层（图24-4）。合体滋养层内出现一些小的腔隙，称滋养层陷窝，与蜕膜的小血管连通，其内充满母体血液。滋养层向外长出许多突起侵入蜕膜，与母体血液直接接触，并进行物质交换，为胚泡发育提供营养。

2. 内细胞群的分化 植入同时，内细胞群的细胞增殖、分化为两层，邻近滋养层的一层柱状细胞称上胚层；靠近胚泡腔一侧的一层立方形细胞称下胚层。继之，在上胚层细胞与滋养层之间出现一个腔隙，称羊膜腔，上胚层构成羊膜腔的底。下胚层周边的细胞向腹侧生长、延伸，形成卵黄囊，下胚层构成卵黄囊的顶。上胚层和下胚层紧密相贴，逐渐形成一圆盘状结构，称胚盘（图24-7），又称二胚层胚盘。胚盘是人体发生的原基，胚盘以外的结构形成胚的附属成分，对胚盘起营养和保护作用。

> **考点提示**
> 二胚层包括上胚层和下胚层。

在卵黄囊和羊膜腔形成的同时，其与细胞滋养层之间出现松散分布的星状细胞和细胞外基质，称胚外中胚层。继而胚外中胚层细胞间出现小腔隙，并逐渐汇合增大，在胚外中胚层内形成一个大腔，称胚外体腔。胚外中胚层则分别附着于滋养层内面及卵黄囊和羊膜腔的外侧。随着胚外体腔的扩大，有少部分胚外中胚层连于胚盘尾端与滋养层之间，称体蒂（图24-4）。体蒂将发育为脐带的主要成分。

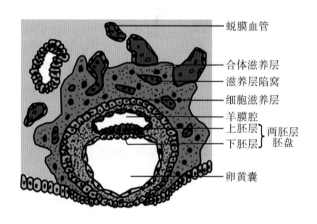

图24-7 二胚层胚盘及相关结构示意图

右侧标注（自上而下）：蜕膜血管、合体滋养层、滋养层陷窝、细胞滋养层、羊膜腔、上胚层、下胚层（上胚层、下胚层合称两胚层胚盘）、卵黄囊

（二）三胚层胚盘及相关结构的形成

第3周初，上胚层部分细胞迅速增生，在胚盘一端中轴汇聚，形成一条增厚的细胞索，称原条。它的形成决定了胚盘的头尾方向，即原条出现的一端为胚盘尾端。原条头端略膨大，称原结（图24-8）。原条的细胞继续增殖，并向深部迁移，形成沟状凹陷，称原沟。原沟底部的细胞在上、下胚层间呈翼状扩展迁移，部分细胞在上、下胚层间形成新的细胞层，称中胚层（图24-8）；中胚层在胚盘边缘与胚外中胚层衔接；部分细胞迁入下胚层，逐渐替换下胚层细胞，形成的新细胞层称为内胚层；当内胚层和中胚层形成后，上胚层改称外胚层。第3周末，形成头端大、尾

> **考点提示**
> 三胚层胚盘包括外胚层、中胚层和内胚层。

端小的三胚层胚盘，三个胚层均起源于上胚层。

原结细胞增殖、下陷形成原凹。原凹处的上胚层细胞继续向头端迁移，在内、外胚层之间形成一条独立的细胞索，称脊索。原条和脊索构成了胚盘的中轴，对胚起支持作用。后来脊索逐渐退化，形成椎间盘的髓核。

在脊索的头端和原条尾端各有一个无中胚层组织的区域，此处内、外胚层直接相贴，分别称口咽膜和泄殖腔膜。口咽膜前端的中胚层为生心区，是心发生的原基。

随着胚体发育，脊索向胚盘头端增长迅速，原条生长缓慢，相对缩短，最终消失。若原条细胞残留，胎儿出生后在骶尾部继续增殖分化，形成源于三个胚层组织的肿瘤，称畸胎瘤。

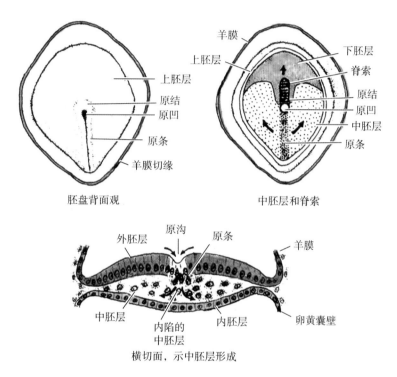

图 24-8　胚盘，示原条、中胚层的形成

（三）三胚层的分化和胚体形成

在第 4 ~ 8 周，三个胚层逐渐分化形成各器官的原基。

1.外胚层的分化　在脊索诱导下，脊索背侧的外胚层中间部分细胞增厚形成神经板，神经板中央沿胚体长轴生长并下陷形成神经沟，两侧边缘隆起形成神经褶。外胚层其余部分称表面外胚层。第3周末，神经沟加深并愈合形成神经管，将来发育成中枢神经系统。神经管由胚体中段向两端延伸，此时神经管的头端和尾端分别留有前神经孔和后神经孔（图24-9）。神经孔在第4周末闭合，头端发育为脑的原基，尾端发育为脊髓的原基；中央的管腔将演化为脑室和中央管；神经管还发育形成松果体、神经垂体和视网膜等。若前神经孔不闭合，将形成无脑畸形，常伴有颅顶骨发育不全；若后神经孔不闭合，将形成脊髓裂，常伴有相应节段的脊柱裂。

神经褶将分化形成脑神经节、脊神经节、自主神经节及周围神经，并能远距离迁移，形成肾上腺髓质及某些神经内分泌细胞等。表面外胚层将分化为表皮及其附属结构、釉质、角膜上皮、晶状体、内耳迷路和腺垂体等。

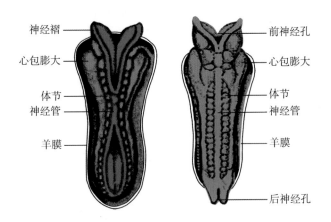

图24-9 神经管及体节的形成

2.中胚层的分化 第3周初，靠近脊索两侧的中胚层细胞快速增殖，从脊索两侧从内向外依次形成轴旁中胚层、间介中胚层和侧中胚层，轴旁中胚层随后形成体节；其余散在的中胚层细胞称为间充质（图24-10）。

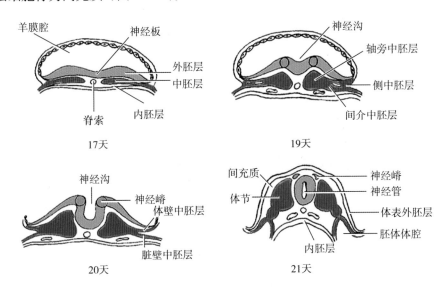

图24-10 外胚层和中胚层的早期分化

轴旁中胚层分化为背部的真皮及皮下组织、大部分中轴骨（如脊柱、肋骨）及骨骼肌。间介中胚层分化为泌尿生殖系统的主要器官。侧中胚层分化为腹膜、消化与呼吸系统器官管壁的平滑肌和结缔组织及胸腹部和四肢的真皮、骨、骨骼肌、结缔组织等。间充质分化为结缔组织、肌组织和血管。

3.内胚层的分化 当胚胎逐渐由盘状卷折成桶状时，内胚层逐渐被包卷入胚体内形成原始消化管，又称原肠（图24-11），将来发育为消化系统与呼吸系统黏膜上皮与腺体，以及中耳、甲状腺、甲状旁腺、胸腺、膀胱等器官的上皮组织。

4.胚体形成 早期胚盘为扁平的盘状结构，原

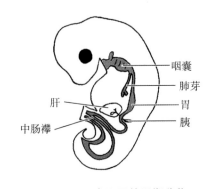

图24-11 内胚层的早期分化

条、脊索、神经管相继形成并位于中轴线上，是促使胚体变成圆柱体的因素之一。第4周初，由于体节及神经管生长迅速，胚盘中央的生长速度较快，致使边缘向腹侧卷折，胚盘向羊膜腔内隆起；同时头、尾两端逐渐向腹侧脐部卷折并合拢，外胚层包于体表，内胚层卷入胚体内，至第4周末，胚体由圆盘状变为"C"字形的圆柱状，并突入羊膜腔内。随后，上肢芽和下肢芽逐渐出现并发育成上下肢，颜面部形成并发育，至第8周末胚体初具人形，主要器官和系统在此期间形成。

知识拓展

预产期的推算

临床上预产期是指对胎儿出生日期的预计。根据受精时间和胚胎发育的时限，推导出了预产期的计算公式：年 +1，月 −3（或当年月 +9），日 +7，即末次月经的年份加1，月份减3，日加7。例如某孕妇末次月经的第1天为2017年12月11日，其预产期应为2018年9月18日。此公式是按照月经周期为28天推导的，若月经周期多于（或少于）28天，则应后推（或提前）相应的天数。当然，预产期并非绝对准确，受多种因素影响，在前后2周分娩均属正常。

第四节 胎膜与胎盘

案例讨论

[案例]患者,女性,28岁,已婚。因腹痛、阴道流血,排出水泡状物半小时收入住院。体格检查：子宫软,孕10周大小。B超显示子宫增大，无妊娠囊，宫腔内充满大小不等的回声区。实验室检查测 HCG：1096ku/L。

[讨论]

1. 根据所学知识，初步诊断是什么？

2. 葡萄胎是怎样形成的？

一、胎膜

胎膜与胎盘是胚胎发育过程中的附属结构，对胚胎起保护、营养、呼吸和排泄作用，胎盘有内分泌功能。胎儿娩出后，胎膜和胎盘一并排出，总称衣胞。

胎膜包括绒毛膜、羊膜、卵黄囊、尿囊和脐带（图24-12）。

考点提示

胎膜包括绒毛膜、羊膜、卵黄囊、尿囊和脐带。

1.**绒毛膜** 胚泡植入子宫内膜后，滋养层逐渐增厚并分化为两层，继而向外周形成不规则有分支的绒毛，连同胚外中胚层统称绒毛膜。胚胎早期，绒毛分布均匀，第8周后，基蜕膜侧的绒毛因营养丰富而生长旺盛，形成丛密绒毛膜，与基蜕膜共同构成胎盘。包蜕膜侧的绒毛因营养不良而退化，称平滑绒毛膜。

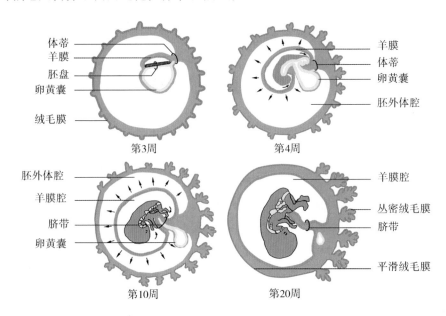

图24-12 胎膜的演变

2.羊膜 为半透明薄膜，由单层羊膜上皮和薄层胚外中胚层构成。随着圆柱形胚体的形成，羊膜逐渐在胚体腹侧汇集并包裹于体蒂表面，将胎儿封闭于羊膜腔。羊膜腔内充满羊水，妊娠早期的羊水无色透明，由羊膜上皮细胞不断分泌和吸收；妊娠中期以后，胎儿开始吞咽羊水，其消化和泌尿系统的排泄物及脱落的上皮细胞进入羊水，羊水变浑浊。羊水为胚胎的发育提供适宜的微环境，并具有保护胎儿免受外力损伤、防止粘连的作用。

3.卵黄囊 人胚卵黄囊不发达，退化早，它的出现只是生物进化过程的重演。卵黄囊顶壁的内胚层随胚盘向腹侧包卷，形成原始消化管；留在胚外的部分被包入脐带成为卵黄蒂，于第5周闭锁退化。卵黄囊壁的胚外中胚层密集排列形成血岛，产生原始的造血干细胞；卵黄囊尾侧壁的内胚层是原始生殖细胞的发生部位。

> ### 知识拓展
>
> **脐 粪 瘘**
>
> 胚胎发育过程中，若卵黄蒂不闭锁，则肠道与脐相通，出生后婴儿腹压增高时，肠道内粪便可从脐部溢出，称脐粪瘘。若卵黄蒂基部未退化消失，则在成人回肠壁上保留一个盲囊，称麦克尔憩室。

4.尿囊 是卵黄囊尾侧的内胚层向体蒂内长入的一个盲管。尿囊根部参与形成膀胱顶部，其余部分称脐尿管，卷入脐带内并退化，体内部分闭锁为脐正中韧带。若脐尿管不闭锁，出生后腹压增高时，膀胱内的尿液可经脐尿管从脐部漏出，称脐尿瘘。尿囊壁的胚外中胚层组织以后演变为脐动脉和脐静脉。

5.脐带 是胎儿与胎盘间物质运输的通道，内有2条脐动脉和1条脐静脉以及黏液组织。胎儿出生时，脐带长约55cm。脐带过短可影响胎儿娩出或分娩时引起胎盘早期剥离而出血过多。脐带过长可能缠绕胎儿颈部或其他部位，影响胎儿发育甚至导致胎儿死亡。

二、胎盘

胎盘是进行物质交换、营养、代谢、分泌激素和屏障外来微生物或毒素入侵、保证胎儿正常发育的重要器官。

1.胎盘的结构　胎盘是由胎儿的丛密绒毛膜与母体的基蜕膜共同组成的圆盘形结构。足月胎儿的胎盘重约500g，直径15 ~ 20cm，中央厚，周边薄。胎盘的胎儿面光滑，表面覆有羊膜，脐带附于中央或稍偏；胎盘的母体面粗糙（图24-13）。

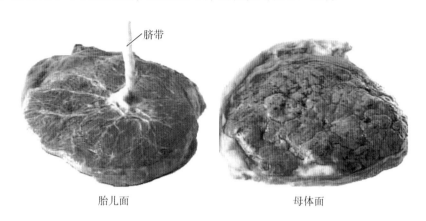

脐带

胎儿面　　　　　　　　母体面

图 24-13　胎盘整体观

2.胎盘的血液循环和胎盘膜　胎盘内有母体和胎儿两套血液循环，两者的血在各自的封闭管道内循环，互不相混，但可进行物质交换。胎儿血与母体血在胎盘内进行物质交换所通过的结构，称胎盘膜或胎盘屏障。胎盘屏障由合体滋养层、细胞滋养层及其基膜、绒毛内结缔组织、毛细血管基膜及内皮构成（图24-14）。早期胎盘膜较厚，随着胎儿的发育长大逐渐变薄，更有利于胎血与母血间的物质交换。

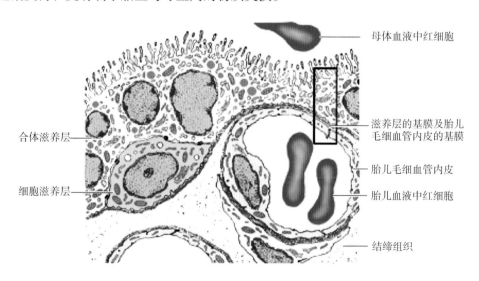

母体血液中红细胞

合体滋养层

滋养层的基膜及胎儿毛细血管内皮的基膜

胎儿毛细血管内皮

细胞滋养层

胎儿血液中红细胞

结缔组织

图 24-14　胎盘屏障

3.胎盘的功能

（1）物质交换和屏障作用　选择性物质交换是胎盘的主要功能。胎儿通过胎盘从母体血中获取营养和O_2，排出代谢废物和CO_2。胎盘膜具有屏障作用，可以阻挡母血中的大分子物质进入胎儿血液，但某些小分子药物、病毒和激素可以透过胎盘屏障进入胎儿体内，影响胎儿发育，故孕妇用药需慎重。

（2）内分泌功能　胎盘形成后逐步取代黄体，对妊娠的维持起重要作用。胎盘分泌的激素主要有：①人绒毛膜促性腺激素，促进黄体的生长发育，维持妊娠；抑制母体对胎儿、胎盘的免疫排斥作用。该激素在受精后2周末即开始分泌，9~11周达高峰，常作为早孕诊断的指标之一。②人胎盘催乳素，既能促进母体乳腺的生长发育，又能促进胎儿的代谢和生长发育。③孕激素和雌激素，妊娠第4个月开始分泌，维持继续妊娠。

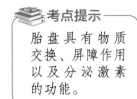

> **考点提示**
> 胎盘具有物质交换、屏障作用以及分泌激素的功能。

第五节　双胎、多胎与联胎

一、双胎

双胎又称孪生，双胎的发生率占新生儿的1%。双胎有两种。

1.双卵双胎　又称假孪生，是来自两个受精卵的双胎，占双胎的大多数。它们性别相同或不同，相貌和生理特性的差异如同一般的同胞兄妹。

2.单卵双胎　又称真孪生，指来自一个受精卵的双胎，故此种双胎儿的遗传基因完全一样。单卵双胎的发生有以下情况：①形成2个卵裂球，由两个卵裂球各自发育成一个胎儿。②形成2个内细胞群，2个内细胞群各自发育成一个胎儿。③形成2个原条与脊索，诱导形成2个神经管，分别发育为2个胎儿。孪生儿同位于一个羊膜腔内，两个胎儿可能局部联接，形成联胎（图24-15）。

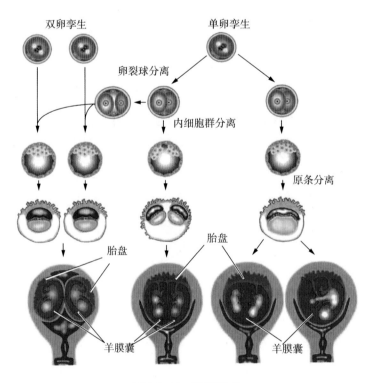

图 24-15　双胎形成

二、多胎

多胎是指一次分娩出生两个以上的新生儿。多胎形成的原因与孪生相同，有单卵多胎、多卵多胎及混合多胎3种类型，混合性多胎最常见。多胎自然发生率极低，但近年随着临床应用促性腺激素治疗不孕症以及试管婴儿技术的应用，其发生率有所增高。

三、联体双胎

联体双胎是指两个未完全分离的单卵双胎。当一个胚盘出现两个原条并分别发育为两个胚胎时，若两原条靠近，胚体形成时发生局部联接，则导致联体双胎。联体双胎有对称型和不对称型两类。对称型指两个胚胎大小差不多，根据联接的部位可分为头联体、臀联体、胸膜联体等。不对称型指两个胚胎大小差异较大，小者常发育不全，形成寄生胎；如果小而发育不全的胚胎被包裹在大的胎体内则称胎中胎。

第六节　先天畸形

先天畸形是由于胚胎发育紊乱所致的出生时即可见的形态结构异常。器官内部的结构异常或生化代谢异常，则在出生后一段时间或相当长时间内才显现。故将形态结构、功能、代谢和行为等方面的先天性异常，统称出生缺陷。

一、先天畸形的发生原因

先天畸形是胚胎发育紊乱的结果。在胚胎发育全过程中，都有可能因为遗传因素调控或者环境因素刺激导致发育异常。多数先天畸形是遗传因素和环境因素相互作用的结果。

1.遗传因素　包括基因突变和染色体畸变。若这些遗传改变累及了生殖细胞，由此引起的畸形就会遗传给后代。

2.环境因素　能引起出生缺陷的环境因素，统称致畸因子。影响胚胎发育的环境因素包括母体周围环境、母体内环境和胚胎周围的微环境。

二、致畸敏感期

胚期第3~8周，胚体内细胞增殖分化活跃，最易受致畸因子的干扰而发生畸形，所以此时期称致畸敏感期，孕妇在此期应特别注意避免与致畸因子接触。胚期2周以内，受致畸形因素损伤后多致早期流产或胚胎死亡、吸收；若能存活，则说明胚未受损或已由未受损细胞代偿而不产畸形，临床上，常把受精后的前2周称"安全期"。如损伤发生在8周以后，则造成畸形较轻。由于各器官的发生与分化时间不同，故致畸敏感期也不尽相同。

本章小结

人胚发育 {
受精：受精的过程、部位与意义
胚泡：由内细胞群、滋养层和胚泡组成
植入：植入的过程、部位与条件
二胚层胚盘：上胚层和下胚层
三胚层胚盘：外胚层、中胚层和内胚层
胚体形成：盘状胚层包卷成圆柱形胚体
胎膜：绒毛膜、羊膜、卵黄囊、尿囊、脐带
胎盘：物质交换、内分泌功能
}

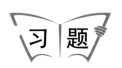

习 | 题

扫码"练一练"

一、选择题

1. 受精的部位是在
   A. 输卵管壶腹部 　　　　B. 输卵管峡部 　　　　C. 输卵管漏斗部
   D. 子宫底部 　　　　　　E. 卵巢

2. 一般情况下，植入开始的时间是
   A. 受精后的 3 ~ 4 天 　　B. 受精后的 4 ~ 5 天
   C. 受精后的 5 ~ 6 天 　　D. 受精后的 10 ~ 11 天
   E. 排卵时

3. 参与形成胎盘的结构是
   A. 基蜕膜 　　　　　　　B. 包蜕膜 　　　　　　C. 壁蜕膜
   D. 平滑绒毛膜 　　　　　E. 羊膜

4. 下列哪种结构诱导神经板的形成
   A. 原条 　　　　　　　　B. 脊索 　　　　　　　C. 原结
   D. 原肠 　　　　　　　　E. 神经管

5. 正常植入的部位是
   A. 子宫颈部 　　　　　　B. 子宫体或底部 　　　C. 输卵管壶腹部
   D. 卵巢 　　　　　　　　E. 肠系膜

6. 致畸敏感期是在胚胎发育的
   A. 第 3 ~ 8 周 　　　　　B. 第 3 ~ 8 月 　　　　C. 第 10 ~ 14 周
   D. 第 1 ~ 3 周 　　　　　E. 前 8 周

7. 下列哪一项参与绒毛膜的形成
   A. 外胚层 　　　　　　　B. 内胚层 　　　　　　C. 中胚层
   D. 胚外中胚层 　　　　　E. 神经管

8.属于胎膜的结构是

    A.体蒂、羊膜、卵黄囊、尿囊和胎盘

    B.绒毛膜、羊膜、卵黄囊、尿囊和胎盘

    C.绒毛膜、羊膜、卵黄囊、体蒂和脐带

    D.绒毛膜、羊膜、包蜕膜、尿囊和脐带

    E.绒毛膜、羊膜、卵黄囊、尿囊和脐带

9.下列哪些结构来源于神经嵴

    A.中枢神经系统   B.周围神经系统   C.皮肤及其附属器

    D.神经垂体和腺垂体   E.神经管

10.正常情况下，足月胎儿的脐带长约

    A.40 cm   B.55 cm   C.70 cm

    D.85 cm   E.15cm

11.不是受精卵发育而来的组织结构是

    A.绒毛膜   B.脐带   C.羊膜

    D.蜕膜   E.神经管

12.胎盘不产生

    A.人绒毛膜促性腺激素   B.人胎盘催乳素   C.雄激素

    D.雌激素   E.孕激素

13.关于单卵双胎结果的描述，哪一项不可能

    A.性别相同   B.可能发生寄生胎   C.性别各异

    D.可能发生联体畸形   E.性格相近

14.人胚初具人形的时间是

    A.第4周末   B.第6周末   C.第8周末

    D.第10周末   E.第12周末

二、思考题

1.简述受精的部位、过程、条件和意义。

2.简述胚泡植入的时间、部位、过程和条件。

3.试述胎盘结构和功能。

（马永臻）

参考答案

绪论

1. B 　2. C 　3. D 　4. A 　5. B

第一章

1. D 　2. D 　3. E 　4. A 　5. C 　6. C 　7. D 　8. E 　9. E 　10. C

第二章

1. D 　2. E 　3. B 　4. C 　5. B 　6. E 　7. E 　8. B 　9. C 　10. E
11. C 　12. B 　13. D 　14. B 　15. E 　16. D 　17. E 　18. C 　19. B
20. D 　21. E

第三章

1. B 　2. C 　3. C 　4. D 　5. E 　6. B 　7. E 　8. E

第四章

1. D 　2. C 　3. A 　4. B 　5. C 　6. C 　7. D 　8. E 　9. A 　10. D
11. B

第五章

1. C 　2. A 　3. A 　4. B 　5. B 　6. C 　7. B 　8. C 　9. D 　10. C
11. D 　12. A 　13. D 　14. C 　15. D 　16. C 　17. B 　18. B

第六章

1. E 　2. E 　3. C 　4. D 　5. A 　6. C 　7. C 　8. B 　9. B 　10. A
11. C 　12. B 　13. B 　14. B 　15. B 　16. E 　17. C 　18. D
19. E 　20. E

第七章

1. E 　2. C 　3. E 　4. D 　5. B 　6. E 　7. A 　8. B 　9. B 　10. B
11. A 　12. D 　13. B 　14. C 　15. D 　16. E 　17. E 　18. D 　19. E
20. C 　21. D 　22. E 　23. C 　24. E 　25. B 　26. C 　27. D 　28. B
29. B 　30. C

第八章

1. C 　2. D 　3. C 　4. B 　5. A 　6. A 　7. E 　8. C 　9. B 　10. B

第九章

1. C 　2. D 　3. B 　4. B 　5. C 　6. D 　7. C 　8. D 　9. A 　10. B
11. A 　12. A 　13. C 　14. C 　15. B 　16. C

第十章

1. E 　2. E 　3. D 　4. E 　5. D 　6. C 　7. B 　8. D 　9. A 　10. B
11. D 　12. A 　13. B 　14. A 　15. D 　16. D 　17. B 　18. E

第十一章

1. A 　2. D 　3. E 　4. D 　5. E 　6. D 　7. B 　8. B 　9. E 　10. C
11. B 　12. B 　13. C 　14. D 　15. D 　16. D

第十二章

1. E 　2. D 　3. E 　4. D 　5. B 　6. A 　7. B 　8. C 　9. C 　10. B
11. D 　12. E 　13. C 　14. C 　15. A 　16. B 　17. D 　18. D 　19. A
20. C 　21. B 　22. B 　23. C 　24. B 　25. C

第十三章

1. A 　2. D 　3. C 　4. C 　5. E 　6. E 　7. A 　8. D 　9. B 　10. A
11. C 　12. D 　13. A 　14. E 　15. D 　16. D 　17. E

第十四章

1. C 　2. A 　3. B 　4. E 　5. C 　6. E 　7. E 　8. C 　9. C 　10. E
11. A 　12. A 　13. D 　14. C 　15. C 　16. A 　17. A 　18. B 　19. A
20. B

第十五章

1. C 　2. B 　3. C 　4. C 　5. C 　6. A 　7. B 　8. C 　9. B 　10. D
11. A 　12. D 　13. B 　14. C 　15. B

第十六章

1. D 　2. E 　3. B 　4. B 　5. C 　6. B 　7. B 　8. D 　9. B 　10. A
11. D

第十七章

1. C 　2. B 　3. D 　4. B 　5. C 　6. E 　7. C 　8. B 　9. B 　10. D
11. B 　12. E

第十八章

1. A 　2. C 　3. C 　4. B 　5. C 　6. B 　7. A 　8. B 　9. B 　10. A
11. B 　12. C

第十九章

1. D 　2. C 　3. C 　4. A 　5. E 　6. D 　7. B 　8. A 　9. C 　10. D
11. B 　12. D 　13. B 　14. B 　15. B

第二十章

1. B   2. D   3. B   4. E   5. A   6. D   7. C   8. D   9. C   10. A
11. A   12. A

第二十一章

1. A   2. E   3. B   4. C   5. A   6. C   7. C   8. B   9. E   10. E
11. C   12. B   13. A   14. A   15. B

第二十二章

1. C   2. D   3. B   4. C   5. B   6. D   7. C   8 . B   9. B   10. E

第二十三章

1 . A   2. B   3. D   4. C   5. A   6. B   7. C   8. E   9. D   10. B

第二十四章

1. A   2. C   3. A   4. B   5. B   6. A   7. D   8. . E   9. B   10. B
11. D   12. C   13. C   14. C

参考文献

[1] 付升旗，游言文，汪永锋．系统解剖学．北京：中国医药科技出版社，2017．

[2] 段斐，任明姬．组织学与胚胎学．北京：中国医药科技出版社，2017．

[3] 米健．正常人体结构．北京：人民卫生出版社，2016．

[4] 窦肇华，吴建清．人体解剖学与组织胚胎学．6 版．北京：人民卫生出版社，2010．

[5] 柏树令．系统解剖学．7 版．北京：人民卫生出版社，2006．

[6] 柏树令．组织学与胚胎学．7 版．北京：人民卫生出版社，2008．